100 Enfermedades Infecciosas

Apuntes visuales

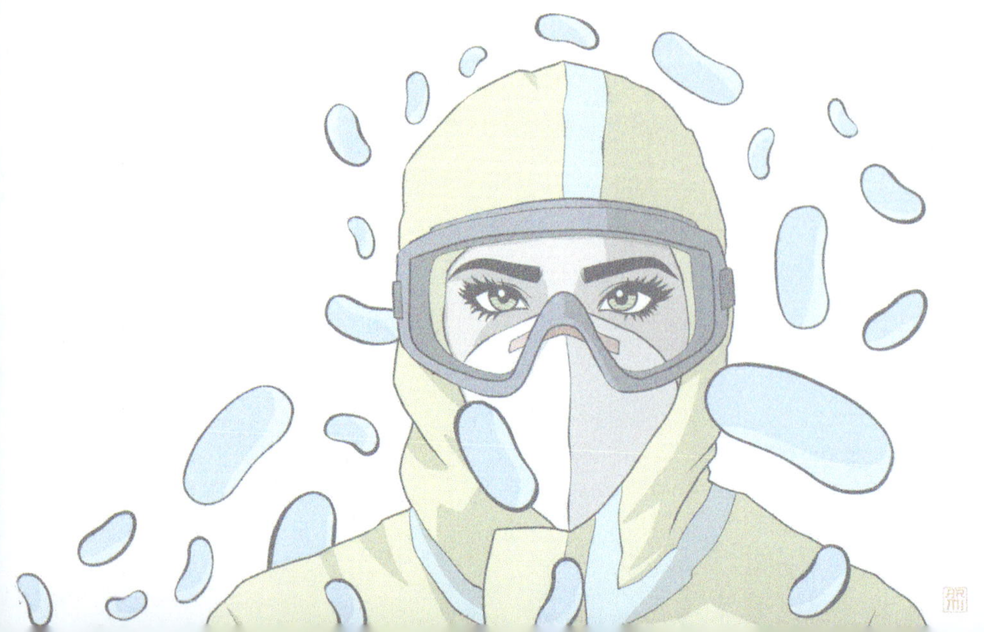

100 Enfermedades Infecciosas

Apuntes visuales

Carlos Armiñanzas Castillo

Facultativo Especialista de Área
Servicio de Enfermedades Infecciosas
Hospital Universitario Marqués de Valdecilla
Santander, Cantabria.

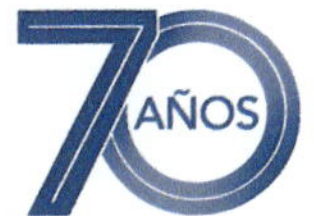

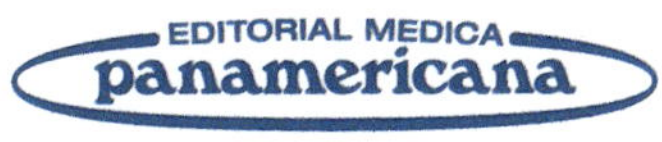

Desde 1953 formando Profesionales de la Salud

Buenos Aires - Bogotá - Madrid - México
www.medicapanamericana.com

Los editores han hecho todos los esfuerzos para localizar a los poseedores del *copyright* del material fuente utilizado. Si inadvertidamente hubieran omitido alguno, con gusto harán los arreglos necesarios en la primera oportunidad que se les presente para tal fin.

Gracias por comprar el original. Este libro es el fruto del esfuerzo de profesionales que, con su dedicación en el arte y la ciencia de curar o enseñar, han encontrado tiempo para escribir esta obra.
Respetar la propiedad intelectual es evitar reproducir, descargar, distribuir o compartir estos contenidos a través de cualquier medio sin el permiso del autor y del editor.

Las ciencias de la salud están en permanente cambio. A medida que las nuevas investigaciones y la experiencia clínica amplían nuestro conocimiento, se requieren modificaciones en las modalidades terapéuticas y en los tratamientos farmacológicos. Los autores de esta obra han verificado toda la información con fuentes confiables para asegurarse de que ésta sea completa y acorde con los estándares aceptados en el momento de la publicación. Sin embargo, en vista de la posibilidad de un error humano o de cambios en las ciencias de la salud, ni los autores, ni la editorial o cualquier otra persona implicada en la preparación o la publicación de este trabajo garantizan que la totalidad de la información aquí contenida sea exacta o completa y no se responsabilizan de errores u omisiones o de los resultados obtenidos del uso de esta información. Se aconseja a los lectores confirmarla con otras fuentes. Por ejemplo, y en particular, se recomienda a los lectores revisar el prospecto de cada fármaco que planean administrar para cerciorarse de que la información contenida en este libro sea correcta y que no se hayan producido cambios en las dosis sugeridas o en las contraindicaciones para su administración. Esta recomendación cobra especial importancia con relación a fármacos nuevos o de uso infrecuente.

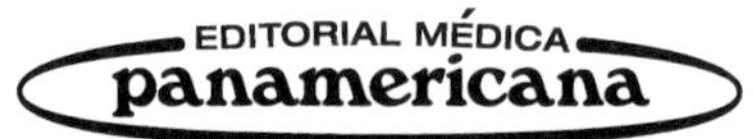

Visite nuestra página web:
http://www.medicapanamericana.com

ARGENTINA
Maipú 1300, piso 3 (C1006ACT)
Ciudad Autónoma de Buenos Aires, Argentina
Tel.: (54-11) 5031-6919
e-mail: cinfo@medicapanamericana.com

COLOMBIA
Carrera 7a A n° 69-19 - Bogotá DC - Colombia
Tel.: (57-1) 235-4068
e-mail: infomp@medicapanamericana.com.co

ESPAÑA
Sauceda, 10, 5ª planta - 28050 Madrid, España
Tel.: (34-91) 131 78 00
e-mail: info@medicapanamericana.es

MÉXICO
Av. Miguel de Cervantes Saavedra, 233, piso 8, oficina 801
Col. Granada, Delegación Miguel Hidalgo
CP 11520, Ciudad de México, México
Tel.: (52-55) 5262-9470/5203-0176
e-mail: infomp@medicapanamericana.com.mx

ISBN: 978-84-1106-341-8 (Versión impresa + Versión digital)
ISBN: 978-84-1106-342-5 (Versión digital)

A todos los pacientes que he atendido.

A los estudiantes de Medicina.

A los médicos residentes.

A mis compañeros del Servicio de Enfermedades Infecciosas, y a todos los profesionales del Hospital Universitario Marqués de Valdecilla, del Hospital Río Carrión y del Hospital Sierrallana. Entre ellos, un especial recuerdo para Daniel García Palomo y para Mikel Zabaleta, a los que creo que les hubiera encantado echar un vistazo a estas páginas.

A mis compañeros de la Facultad de Medicina.

A todos los que han soportado pacientemente revisar los primeros bocetos de este libro.

A mi hermano Jorge, un entusiasta del manga. A mi padre, mi primer profesor de dibujo. Y a mi madre, que me enseñó a dibujar corderos.

Prólogo

Conocí al Dr. Carlos Armiñanzas, cuando se incorporó a nuestro Servicio de Enfermedades Infecciosas durante 3 meses como residente de Medicina Interna. Como parte de su formación tenía la tarea de impartir tres sesiones clínicas. Mi sorpresa fue mayúscula cuando en la primera sesión, dedicada al tétanos, explicó todo, desde la etiología pasando por la clínica, el diagnóstico y el tratamiento de la enfermedad, utilizando un único dibujo. Presenciar una presentación de 20 minutos basada en un solo dibujo fue una experiencia completamente novedosa para mí.

Más tarde, cuando el Dr. Armiñanzas se convirtió en adjunto del Servicio y solicitó permiso para asistir a un congreso de dibujo, descubrí que, además de médico, tenía una pasión secreta por ese arte.

Tengo el placer de presentar este excepcional libro sobre las 100 enfermedades infecciosas más relevantes, que se distingue no solo por su exhaustividad y rigor científico, sino también por la creatividad y originalidad que lo caracterizan. En estas páginas, cada enfermedad es tratada como una obra única, con su propia página y acompañada de dibujos meticulosamente elaborados que capturan la esencia y la complejidad de cada entidad nosológica.

Este enfoque innovador nos invita a contemplar las enfermedades infecciosas desde una perspectiva nueva y fascinante. Los dibujos creados no solo son estéticamente impresionantes, sino que también transmiten información crucial sobre la etiología, la patogenia, las manifestaciones clínicas, el diagnóstico y el tratamiento de cada enfermedad. Desde la estructura molecular de un virus hasta la interacción entre un patógeno y su huésped, cada imagen está cuidadosamente diseñada para enriquecer nuestra comprensión de estos fascinantes microcosmos.

Además de su aspecto visual, este libro sobresale por su contenido informativo y didáctico. Organizado en secciones clásicas que incluyen bacterias, micobacterias, virus, hongos y parásitos, cada página ha sido investigada y redactada minuciosamente por un experto en el campo de las enfermedades infecciosas, lo que garantiza la precisión y relevancia clínica de la información proporcionada. Desde las enfermedades infecciosas más comunes hasta aquellas menos conocidas, pero igualmente importantes, se abordan con un enfoque claro y accesible.

Es importante destacar que este libro es más que una mera recopilación de datos científicos. Es una obra que busca despertar la curiosidad y el asombro ante la complejidad del mundo de la infectología y su impacto en la salud humana. A través de sus dibujos y su texto informativo, nos invita a reflexionar sobre la interacción entre el hombre y los microorganismos, así como sobre la importancia de la prevención, el diagnóstico precoz y el tratamiento adecuado en la lucha contra las enfermedades infecciosas.

En resumen, este libro es una valiosa adición a la biblioteca de cualquier persona interesada en la medicina, la microbiología o la salud pública. Su combinación única de arte y ciencia lo convierte en una herramienta educativa poderosa y cautivadora, que sin duda inspirará a estudiantes, profesionales de la salud y entusiastas de la ciencia por igual.

Carmen Fariñas Álvarez
Jefa del Servicio de Enfermedades Infecciosas
del Hospital Universitario Marqués de Valdecilla
Catedrática de Medicina de la Universidad de Cantabria

Prefacio

Este libro surgió durante la pandemia, mientras trataba de aprovechar las largas tardes del confinamiento. Cada día, al regresar del hospital después de atender a los pacientes con COVID, me encerraba en mi cuarto de trabajo para intentar poner un poco de orden. Allí se amontonaban los apuntes de la carrera, los libros de la academia MIR, electrocardiogramas y radiografías, anotaciones de la residencia, recortes de revistas, manuales con las páginas marcadas por pegatinas de colores e incluso una calavera de plástico con algunas anotaciones anatómicas en rotulador permanente.

Muchos de esos materiales acabaron en los contenedores de reciclaje, pero algunos se convirtieron en las piezas de un puzle que poco a poco, sin darme cuenta, se iba completando en mi cabeza. O, más bien, se iba dibujando.

A mí siempre me ha gustado dibujar. Ya cuando era pequeñito garabateaba desde una servilleta de papel hasta los márgenes de un libro. Tal vez por eso se me ocurrió que sería mejor convertir en imágenes toda la información que había recopilado.

Lo cierto es que la cuestión no era tan sencilla. La calidad que exigía ese proyecto me supuso meses de estudio y de práctica, tanto para mejorar mi estilo como para adaptarme al entorno digital, donde nunca había trabajado. Me ayudaron muchísimas personas, y también fue de gran ayuda el I Máster de Medicina Gráfica, que casualmente comenzaba por esas fechas —otro astro alineado en mi camino—. Entre todos me mostraron recursos y conocimientos que yo ni siquiera imaginaba.

Por aquellas fechas, la Dra. Ana Gutiérrez fue invitada al Colegio de Médicos de Santander, donde relató el increíble trabajo que realiza la fundación PROACIS en Camerún. Terminé aquella conferencia decidido a colaborar de alguna manera en esa iniciativa. Me puse en contacto con la Dra. Gutiérrez y finalmente acordamos que la parte de los derechos de autor de *100 Enfermedades Infecciosas* sería donada íntegramente al proyecto «Tratamiento de paludismo para niñas» de la fundación PROACIS, que ayuda a la subvención del diagnóstico y tratamiento de paludismo de las niñas menores de 15 años que acuden al Centro de Salud de Bikop de Camerún.

Y así ha surgido este libro, que pretende ser un apoyo para adentrarse en las enfermedades infecciosas, a la vez que sirve para participar en un proyecto de cooperación. Espero que los lectores —estudiantes, docentes, personal sanitario y cualquier persona interesada en este campo— disfruten leyéndolo tanto como yo he disfrutado dibujándolo.

Carlos Armiñanzas Castillo

¿Cómo leer este libro?

0 En cada página se recogen de manera sintética los datos más relevantes de cada infección. La información se clasifica en cinco apartados:

4   Enfermedad por arañazo de gato

1. ETIOLOGÍA

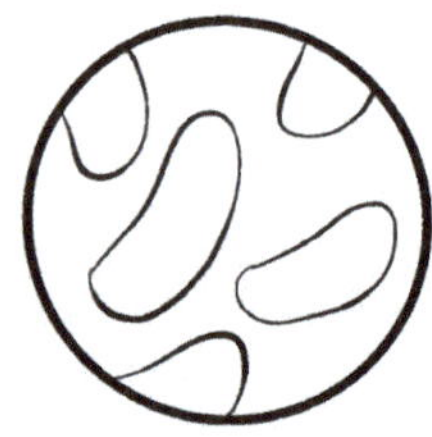

La enfermedad por arañazo de gato, o linforreticulosis benigna, está producida principalmente por *Bartonella henselae*, un bacilo gramnegativo intracelular de crecimiento lento.

El principal reservorio son los gatos, que la transmiten a los humanos por arañazos y mordeduras. La pulga del gato parece transmitirlo entre los gatos. Tiene distribución mundial, con máxima incidencia en otoño-invierno en los climas templados.

1 **Etiología.** Resume las principales características de cada microorganismo, su área de distribución, algunos detalles epidemiológicos, los factores de riesgo para la adquisición de la infección, etc.

2. PATOGENIA

C Las células dendríticas y las quimiocinas participan en la respuesta inflamatoria y en la formación del granuloma.

B Los hospedadores con buena función inmune producen respuesta Th1 en los ganglios linfáticos regionales, lo que da lugar a una linfadenitis granulomatosa necrosante.

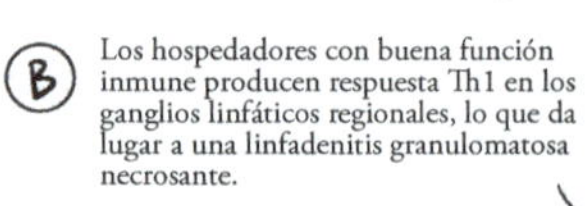
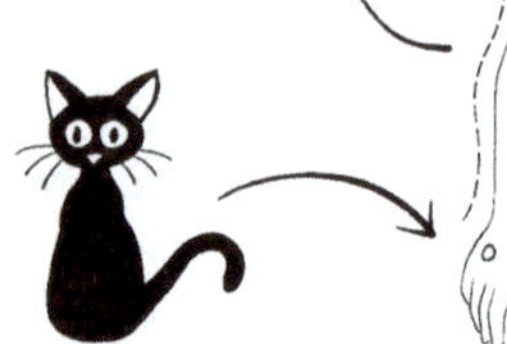
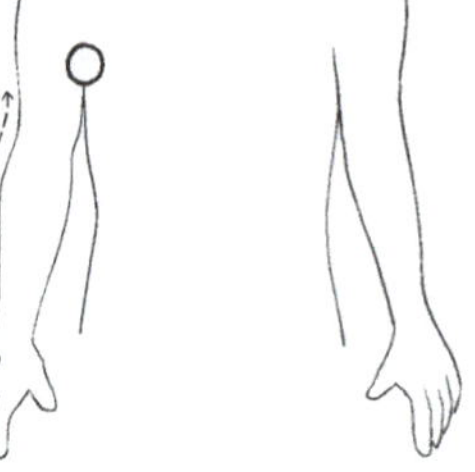

A La enfermedad se transmite a los humanos por los arañazos y mordeduras de los gatos.

2 **Patogenia.** Expone los mecanismos de actuación de cada microorganismo para el desarrollo de las enfermedades. El orden de lectura se indica mediante letras mayúsculas. En algunos de los capítulos este apartado puede haberse omitido.

(3) **Clínica.** Refleja las principales manifestaciones de cada enfermedad. El orden de lectura de este apartado se indica mediante números. Las ilustraciones no pretenden mostrar todos los síntomas de manera exhaustiva: en muchos casos las referencias serán sutiles. Se deja a la imaginación del lector profundizar en la historia clínica de cada personaje.

3. CLÍNICA

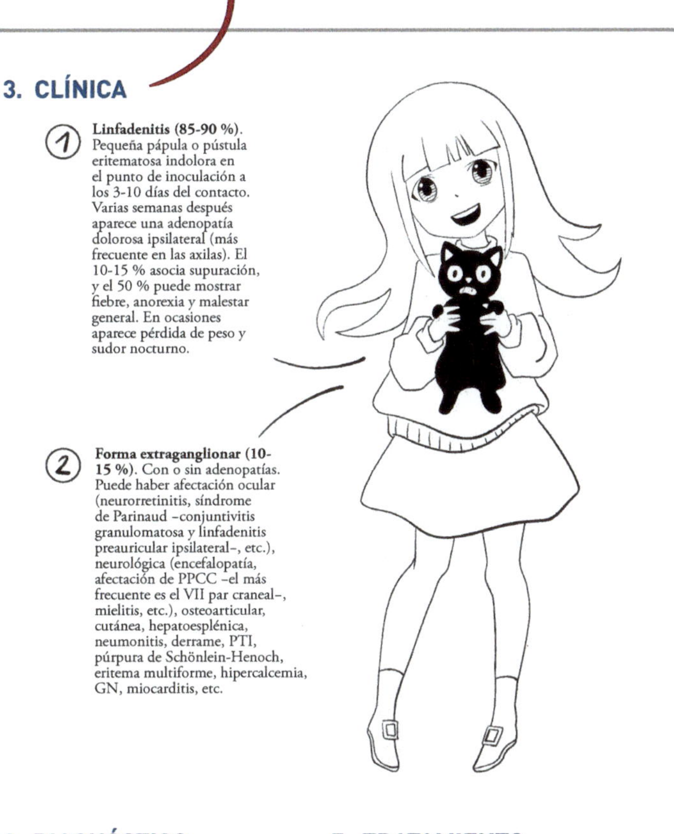

(1) **Linfadenitis (85-90 %).** Pequeña pápula o pústula eritematosa indolora en el punto de inoculación a los 3-10 días del contacto. Varias semanas después aparece una adenopatía dolorosa ipsilateral (más frecuente en las axilas). El 10-15 % asocia supuración, y el 50 % puede mostrar fiebre, anorexia y malestar general. En ocasiones aparece pérdida de peso y sudor nocturno.

(2) **Forma extraganglionar (10-15 %).** Con o sin adenopatías. Puede haber afectación ocular (neurorretinitis, síndrome de Parinaud –conjuntivitis granulomatosa y linfadenitis preauricular ipsilateral–, etc.), neurológica (encefalopatía, afectación de PPCC –el más frecuente es el VII par craneal–, mielitis, etc.), osteoarticular, cutánea, hepatoesplénica, neumonitis, derrame, PTI, púrpura de Schönlein-Henoch, eritema multiforme, hipercalcemia, GN, miocarditis, etc.

(7) Y al final del libro, el apartado **Bibliografía** recoge las principales fuentes bibliográficas para la redacción del libro y la bibliografía específica empleada en cada capítulo.

(6) Al principio del libro, el apartado **Abreviaturas** detalla las abreviaturas y siglas que se han empleado en los diferentes textos.

4. DIAGNÓSTICO

- Clínica y epidemiología compatibles.
- Serología.
- Histopatología.
- PCR o cultivos.

5. TRATAMIENTO

- En función del cuadro clínico el tratamiento de elección es azitromicina o doxiciclina, pudiendo requerir la combinación con gentamicina o rifampicina.
- También puede ser preciso asociar corticoides o realizar el drenaje de las adenopatías.

 (4) **Diagnóstico.** Recoge las herramientas disponibles para ayudarnos a establecer la etiología de cada infección.

 (5) **Tratamiento.** Sintetiza los principales abordajes terapéuticos disponibles para cada una de las enfermedades infecciosas expuestas.

Abreviaturas

Para liberar de texto las páginas y facilitar su lectura, se han empleado las abreviaturas y siglas que se recogen a continuación:

ADN: ácido desoxirribonucleico.

ARN: ácido ribonucleico.

BAAR: bacilo ácido-alcohol resistente.

BAV: bloqueo auriculoventricular.

BLEE: β-lactamasa de espectro extendido.

CID: coagulación intravascular diseminada.

CMV: citomegalovirus.

CPK: creatina-fosfocinasa.

CRP: proteína C reactiva (del inglés *C-reactive protein*).

DD: dímero D.

DIU: dispositivo intrauterino.

DM: diabetes mellitus.

EEF: estudio electrofisiológico.

EEG: electroencefalograma.

EEII: extremidades inferiores.

EIA: enzimoinmunoanálisis.

EPI: enfermedad pélvica inflamatoria.

EPOC: enfermedad pulmonar obstructiva crónica.

FC: frecuencia cardíaca.

FMO: fallo multiorgánico.

FQ: fibrosis quística.

FC: frecuencia respiratoria.

G6PDH: glucosa-6-fosfato-deshidrogenasa.

GN: glomerulonefritis.

GOT: transaminasa glutámico-oxalacética (aspartato-aminotransferasa).

HC: hemocultivos.

Ig: inmunoglobulina.

IGRA: ensayo de liberación de interferón γ (del inglés *interferon γ release assay*).

IIA: infección intraabdominal.

IL: interleucina.

IOT: intubación orotraqueal.

ITS: infección de transmisión sexual.

ITU: infección del tracto urinario.

i.v.: intravenoso/a.

LBA: lavado broncoalveolar.

LCR: líquido cefalorraquídeo.

LDH: lactato-deshidrogenasa.

LOS: lipooligosacáridos.

LGV: linfogranuloma venéreo.

MAC: *Mycobacterium avium complex*.

MALDI-TOF: *matrix-assisted laser desorption/ionization - time-of-flight*.

MNT: micobacteria no tuberculosa.

PAFI: presión arterial de oxígeno/fracción inspirada de oxígeno.

PCR: reacción en cadena de la polimerasa (del inglés *polymerase chain reaction*).

PMN: polimorfonucleares.

PPCC: pares craneales.

PTI: púrpura trombocitopénica inmune.

RM: resonancia magnética.

RPM: rotura prematura de membranas.

Rx: radiografía.

SatO₂: saturación de oxígeno.

SARM: *Staphylococcus aureus* resistente a meticilina.

SDRA: síndrome de dificultad respiratoria aguda.

SHU: síndrome hemolítico urémico.

SNA: sistema nervioso autónomo.

SNC: sistema nervioso central.

SRE: sistema reticuloendotelial.

TAAN: técnicas de amplificación de ácidos nucleicos.

TAR: tratamiento antirretroviral.

TC: tomografía computarizada.

TEP: tromboembolismo pulmonar.

TMP-SMX: trimetoprim-sulfametoxazol.

TNF: factor de necrosis tumoral (del inglés *tumor necrosis factor*).

TOS: trasplante de órgano sólido.

TP: tiempo de protrombina.

UCI: unidad de cuidados intensivos.

UDVP: usuarios de drogas por vía parenteral.

VEB: virus de Epstein-Barr.

VHS: virus del herpes simple.

VIH: virus de la inmunodeficiencia humana.

v.o.: vía oral.

VRS: virus respiratorio sincitial.

VSG: velocidad de sedimentación globular.

VVZ: virus de la varicela-zóster.

Índice

INFECCIONES CAUSADAS POR BACTERIAS

Sección II

INFECCIONES CAUSADAS POR MICOBACTERIAS

Sección III

INFECCIONES CAUSADAS POR VIRUS

Sección IV

INFECCIONES CAUSADAS POR HONGOS

Sección V

INFECCIONES CAUSADAS POR PARÁSITOS

Infecciones causadas por bacterias

- Infección por *Acinetobacter*
- Actinomicosis
- Anaplasmosis granulocitotrópica humana
- Enfermedad por arañazo de gato
- Botulismo
- Brucelosis
- Infección por *Campylobacter*
- Infección por *Chlamydia trachomatis*
- Infección por *Chlamydophila pneumoniae*
- Infección por *Clostridioides difficile*
- Cólera
- Difteria
- Donovanosis
- Infección enterocócica
- Infección por *Escherichia coli*
- Infección por otros *Enterobacterales*
- Fiebre botonosa mediterránea
- Fiebre de las trincheras
- Fiebre entérica (tifoidea)
- Fiebre Q
- Infección por *Haemophilus influenzae*
- Infección por *Helicobacter pylori*
- Legionelosis
- Leptospirosis
- Listeriosis
- Enfermedad de Lyme
- Infección por *Moraxella catharralis*
- Infección por *Mycoplasma pneumoniae*
- Infección por *Neisseria gonorrhoeae*
- Infección por *Neisseria meningitidis*
- Nocardiosis
- Peste
- Infección por *Pseudomonas aeruginosa*
- Psitacosis
- Salmonelosis no tifoidea
- Shigelosis
- Sífilis
- Infección por *Staphylococcus aureus*
- Infección por *Stenotrophomonas maltophilia*
- Infección por *Streptococcus agalactiae*
- Infección por *Streptococcus pneumoniae*
- Infección por *Streptococcus pyogenes*
- Tétanos
- Tifus epidémico
- Tosferina
- Tularemia
- Enfermedad de Whipple
- Yersiniosis

1 Infección por *Acinetobacter*

1. ETIOLOGÍA

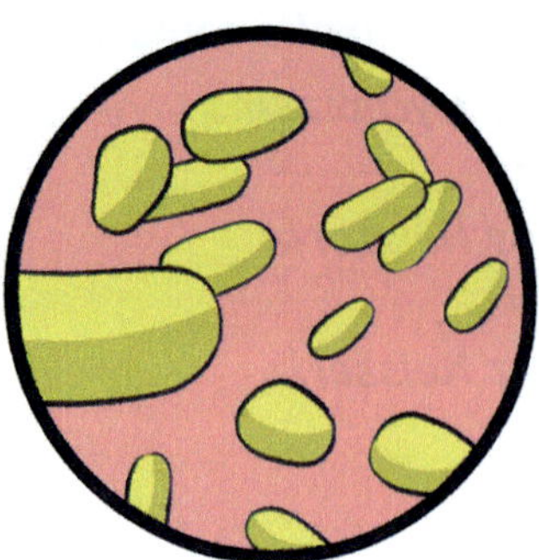

Las bacterias del género *Acinetobacter* son bacilos gramnegativos no fermentadores con amplia distribución en la naturaleza (agua, tierra, verduras, etc.).

A. baumannii y otras especies (*A. pittii*, *A. nosocomialis*, *A. lwoffii* y *A. radioresistens*) incorporan mecanismos de resistencia (p. ej., producción de carbapenemasas u otras β-lactamasas) y causan infecciones que suelen tener lugar en el ámbito sanitario. Se han convertido en un importante problema de salud pública.

2. PATOGENIA

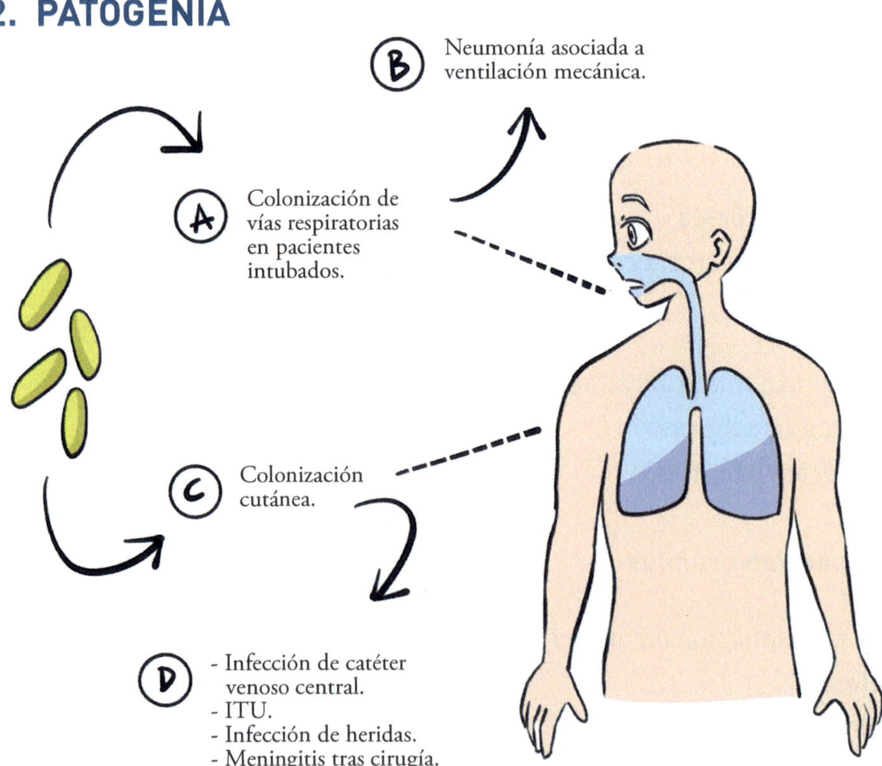

3. CLÍNICA

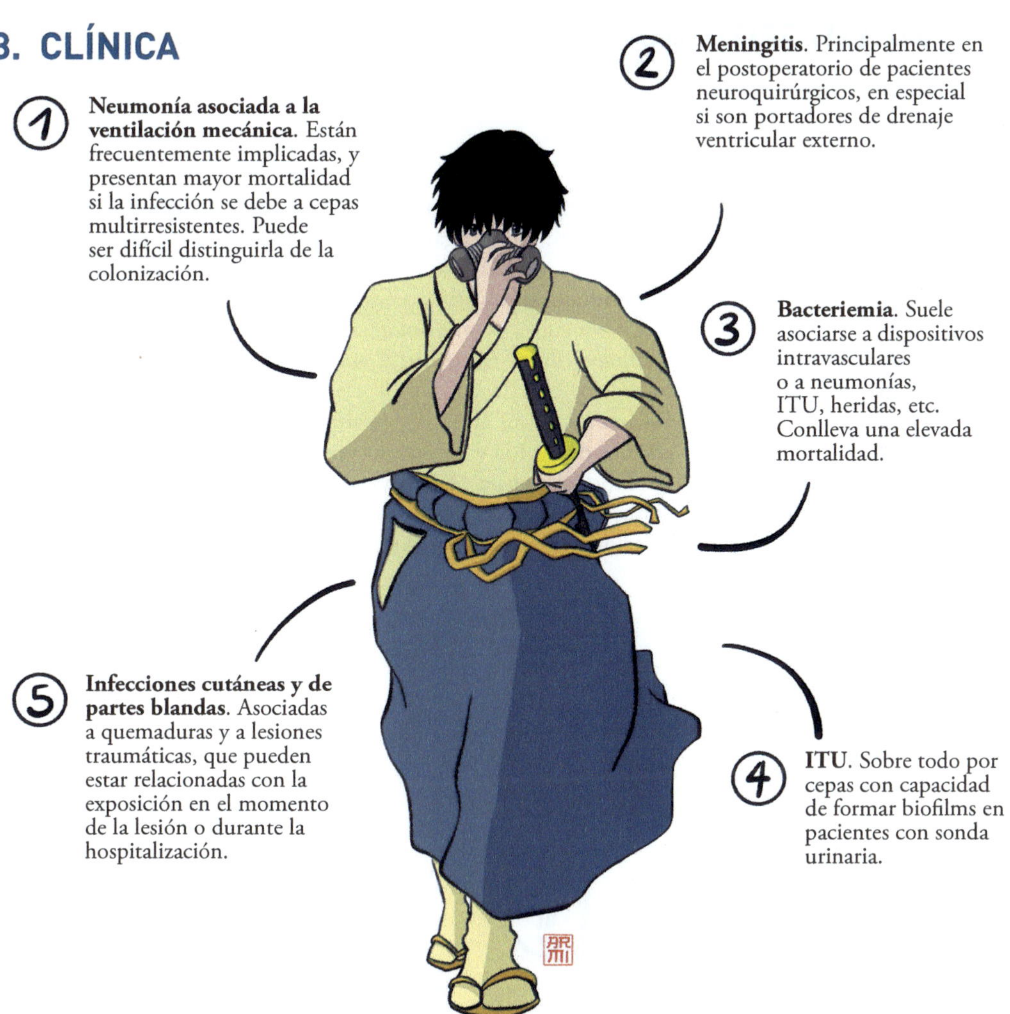

① **Neumonía asociada a la ventilación mecánica.** Están frecuentemente implicadas, y presentan mayor mortalidad si la infección se debe a cepas multirresistentes. Puede ser difícil distinguirla de la colonización.

② **Meningitis.** Principalmente en el postoperatorio de pacientes neuroquirúrgicos, en especial si son portadores de drenaje ventricular externo.

③ **Bacteriemia.** Suele asociarse a dispositivos intravasculares o a neumonías, ITU, heridas, etc. Conlleva una elevada mortalidad.

④ **ITU.** Sobre todo por cepas con capacidad de formar biofilms en pacientes con sonda urinaria.

⑤ **Infecciones cutáneas y de partes blandas.** Asociadas a quemaduras y a lesiones traumáticas, que pueden estar relacionadas con la exposición en el momento de la lesión o durante la hospitalización.

4. DIAGNÓSTICO

- *Acinetobacter* suele aislarse en los medios de cultivo tradicionales.
- La espectrometría de masas es capaz de identificar la especie de *Acinetobacter* y la existencia de mecanismos de resistencia.

5. TRATAMIENTO

- El tratamiento se basa en los patrones de susceptibilidad del microorganismo, que en muchas ocasiones es reducida. Habitualmente se recomienda asociar al menos dos antibióticos, como meropenem, imipenem, ampicilina-sulbactam, minociclina, tigeciclina, polimixina B, sulbactam-durlobactam o cefiderocol.
- En la prevención de la transmisión hospitalaria se debe diseñar una estrategia multifactorial, siendo crucial la desinfección del ambiente y la higiene de manos.

2 Actinomicosis

1. ETIOLOGÍA

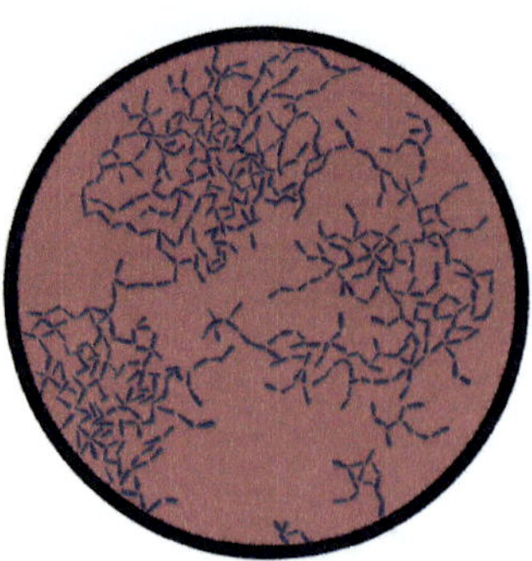

La actinomicosis está causada por bacterias del género *Actinomyces*, microorganismos grampositivos filamentosos anaerobios o microaerófilos que forman parte de la flora humana. Las principales especies son: *A. israelii* (la más frecuente), *A. naeslundii, A. viscosus, A. meyeri, A. odontolyticus, A. turicensis, A. radingae* y *A. gerencseriae*.

La actinomicosis afecta especialmente a varones en edades medias de la vida y a inmunosuprimidos (TOS, VIH, inmunodeficiencia común variable, tratamiento con infliximab, corticoides, bisfosfonatos, etc.). También se relaciona con la presencia de dispositivos como los DIU.

2. PATOGENIA

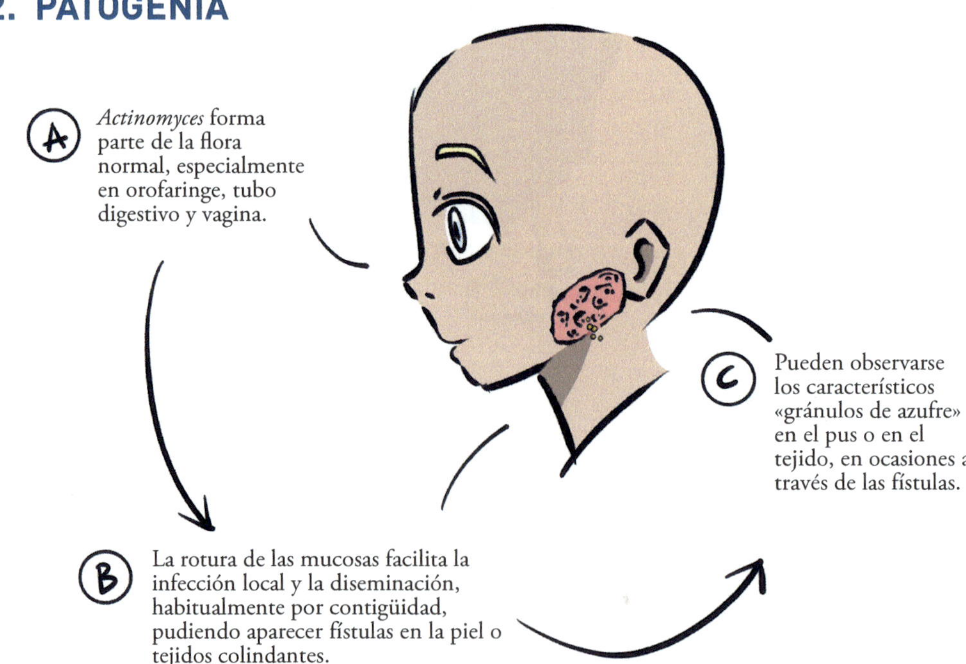

3. CLÍNICA

Suele presentarse como una infección recidivante a pesar de varios ciclos de antibióticos convencionales. Puede manifestarse en diversas localizaciones:

Bucocervicofacial. Es la más habitual, muchas veces debida a mala higiene. Suele afectar al ángulo maxilar inferior. Puede extenderse a cráneo, tórax y columna vertebral.

SNC. Es poco frecuente. Pueden aparecer abscesos cerebrales que en la TC captan en anillo, o meningitis, afectación epidural o subdural y síndrome del seno cavernoso.

Torácica. Afecta al pulmón o la pleura. Puede aparecer tos, dolor torácico, fiebre y pérdida de peso. La Rx de tórax suele mostrar una masa o neumonía, y la TC identifica lesiones que captan en anillo. Puede haber cavitaciones, afectación mediastínica o pleural, adenopatías hiliares, derrame o empiema. No se suelen desarrollar nódulos pulmonares o lesiones bronquiales.

Abdominal. Afecta a cualquier órgano o espacio, meses tras desencadenantes como apendicitis. Pueden aparecer abscesos o masas, y asociar fístulas.

Pélvica. A menudo asociada a DIU. Puede cursar con fiebre, pérdida de peso, dolor y hemorragias o secreciones vaginales, masas pélvicas, abscesos, etc.

Musculoesquelética y de tejidos blandos. Afectación por contigüidad, traumatismos, cirugía, propagación hematógena, etc. A menudo aparecen fístulas cutáneas.

Diseminada. La diseminación hematógena es rara. Afecta a diversos órganos, en especial a pulmones e hígado. El cuadro inicial puede ser leve, a pesar de la extensión.

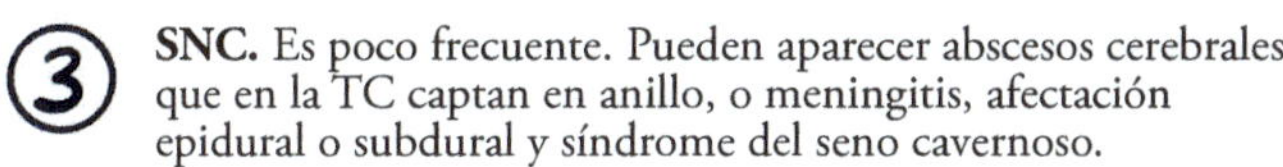
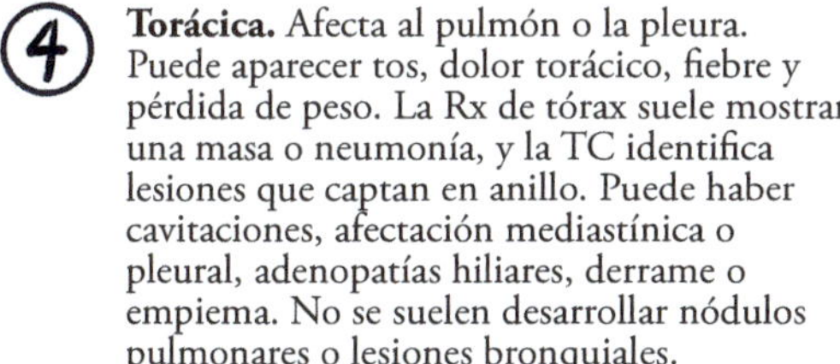
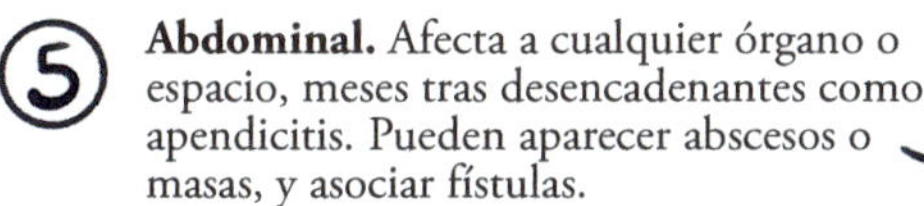

4. DIAGNÓSTICO

- El diagnóstico suele ser accidental, por el hallazgo del microorganismo en muestras remitidas a Microbiología o Anatomía Patológica.
- La biopsia con aguja fina o gruesa suele tener buenos resultados.
- La amplificación y secuenciación del gen de ARN ribosomal 16S mejoran el rendimiento diagnóstico.

5. TRATAMIENTO

- Requiere tratamiento prolongado con penicilina u otros betalactámicos (pueden emplearse alternativas como doxiciclina, clindamicina o eritromicina).
- En función de la localización y la gravedad de la infección, se puede requerir drenaje percutáneo o cirugía, además de retirar los cuerpos extraños implicados, como los DIU.

3 Anaplasmosis granulocitotrópica humana

1. ETIOLOGÍA

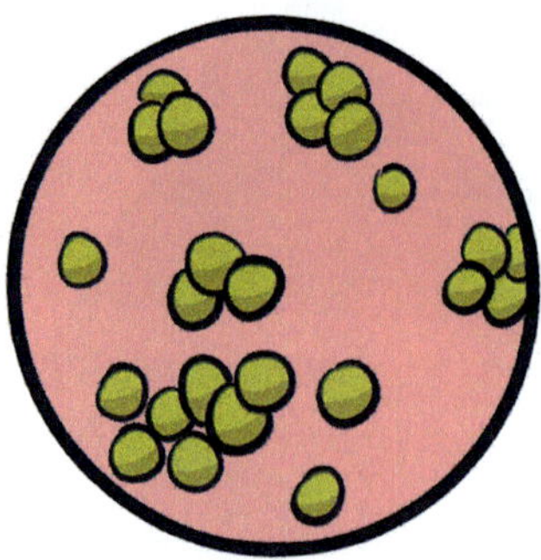

La anaplasmosis granulocitotrópica humana está producida por *Anaplasma phagocytophilum*, un pequeño bacilo gramnegativo intracelular obligado que se arracima en las células hospedadoras formando mórulas. Se contrae por la picadura de garrapatas del género *Ixodes* y tiene incidencia estacional, con un pico entre julio y noviembre. Es más frecuente en los varones y en las personas mayores de 50 años.

Las larvas de la garrapata contraen la infección al alimentarse de pequeños mamíferos. Los principales reservorios en Estados Unidos son el ratón de patas blancas, la ardilla y el ciervo de cola blanca, y en Europa el ciervo rojo.

2. PATOGENIA

A Tras la picadura de la garrapata infectada, *A. phagocytophilum* se disemina por la sangre al bazo y la médula ósea, probablemente en el interior de los neutrófilos atraídos a la dermis por la propia picadura.

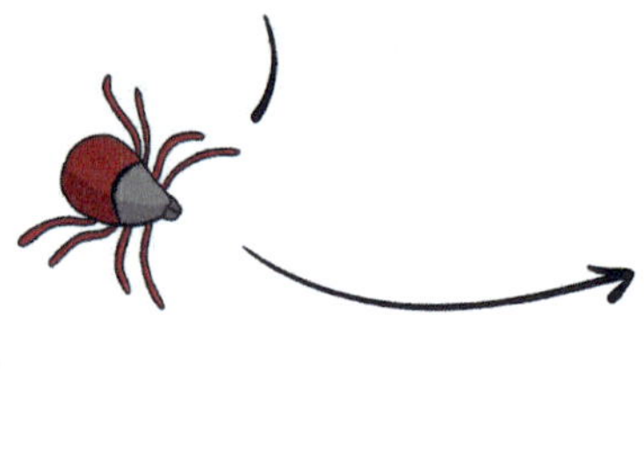

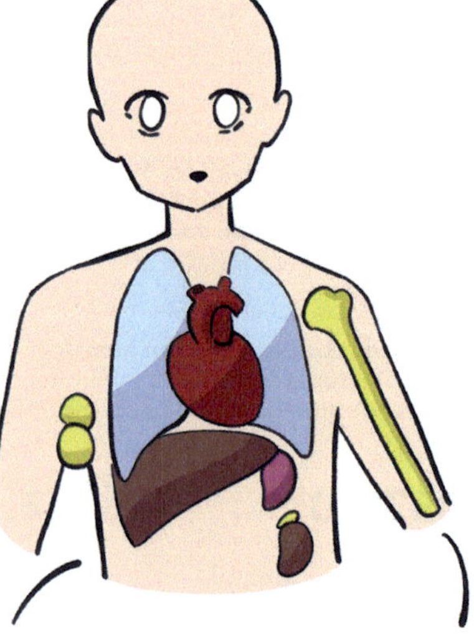

C Los estudios anatomopatológicos muestran una médula ósea normocelular o hipercelular, fenómenos de eritrofagocitosis, apoptosis hepatocelular e infiltrados linfohistiocíticos periportales, necrosis focal esplénica y neumonitis intersticial o hemorragias pulmonares leves.

B En la médula ósea, *A. phagocytophilum* infecta a los precursores mieloides y monocíticos.

3. CLÍNICA

1 Tras una incubación de 1-2 semanas, el paciente presenta fiebre, cefalea, malestar general, mialgias, artralgias, etc.

2 Menos de la mitad de los pacientes presentan náuseas, vómitos, diarrea, tos, rigidez de nuca y confusión. El exantema cutáneo es poco frecuente.

3 Aproximadamente un tercio de las infecciones requieren hospitalización. Las complicaciones graves son más frecuentes en ancianos, e incluyen insuficiencia respiratoria, shock séptico, CID, insuficiencia renal, neumonía o SDRA.

4 Puede haber secuelas neurológicas como parálisis facial, plexopatía braquial o polineuropatía desmielinizante. La meningoencefalitis es rara.

5 Al inicio del cuadro es frecuente observar trombocitopenia, leucopenia, anemia leve y aumento de enzimas hepáticas. Las cifras de leucocitos, hematíes y plaquetas suelen normalizarse en 14 días.

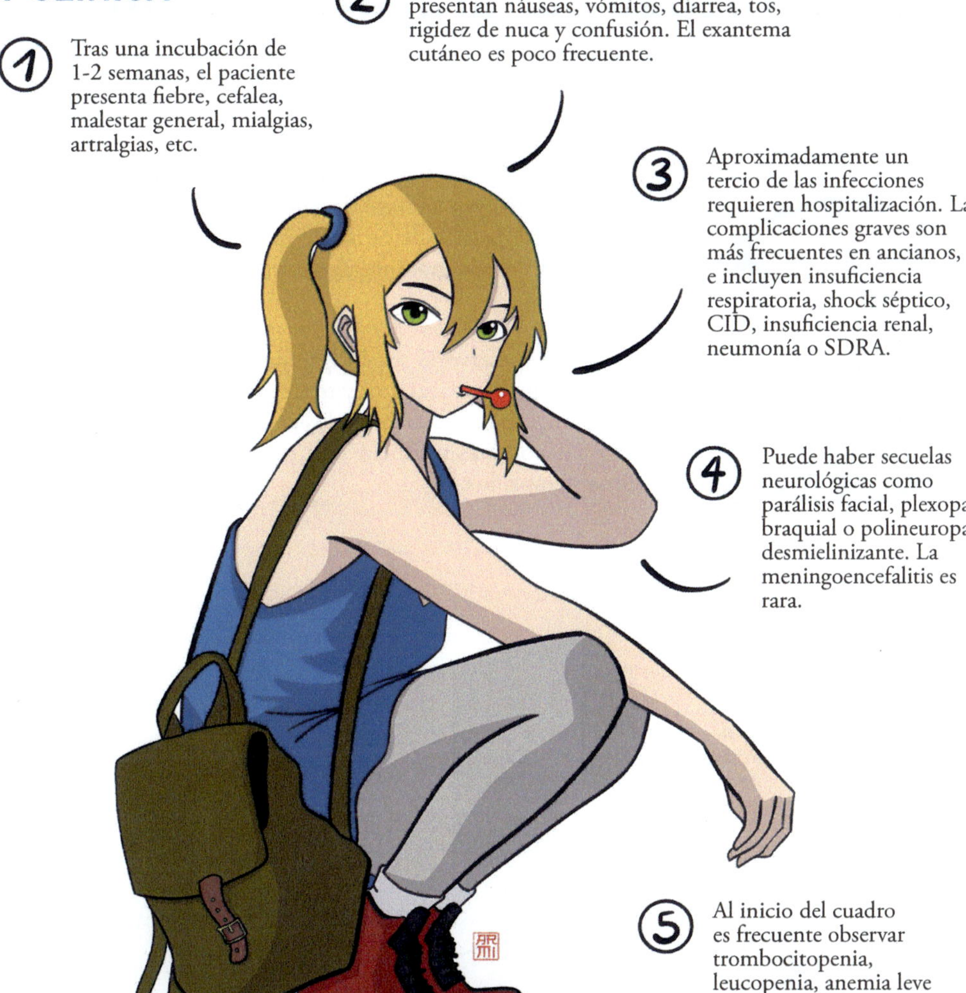

4. DIAGNÓSTICO

- Sospecha clínica y epidemiológica.
- Visualización de mórulas en los neutrófilos de sangre periférica.
- Cultivo y PCR.
- Serología.

5. TRATAMIENTO

- El tratamiento de elección es doxiciclina. En caso de alergia grave puede emplearse rifampicina.
- La prevención se basa en evitar la exposición a las garrapatas, y revisar la piel tras un contacto potencial.

4 Enfermedad por arañazo de gato

1. ETIOLOGÍA

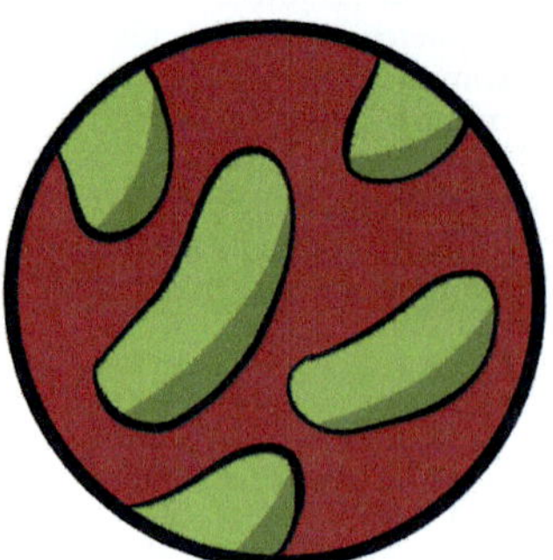

La enfermedad por arañazo de gato, o linforreticulosis benigna, está producida principalmente por *Bartonella henselae*, un bacilo gramnegativo intracelular de crecimiento lento.

El principal reservorio son los gatos, que la transmiten a los humanos por arañazos y mordeduras. La pulga del gato parece transmitirlo entre los gatos. Tiene distribución mundial, con máxima incidencia en otoño-invierno en los climas templados.

2. PATOGENIA

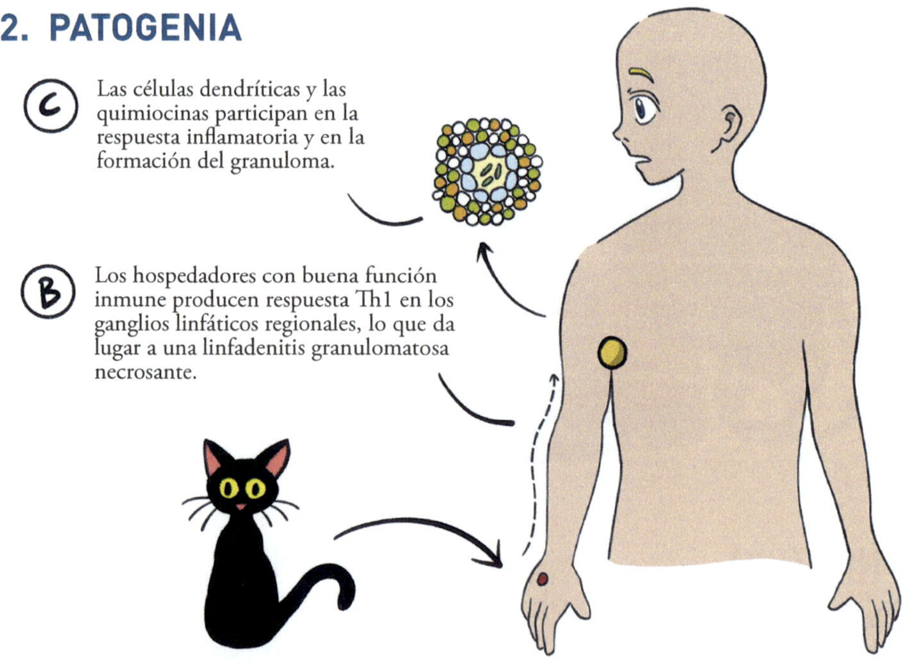

3. CLÍNICA

 **Linfadenitis (85-90 %).** Pequeña pápula o pústula eritematosa indolora en el punto de inoculación a los 3-10 días del contacto. Varias semanas después aparece una adenopatía dolorosa ipsilateral (más frecuente en las axilas). El 10-15 % asocia supuración, y el 50 % puede mostrar fiebre, anorexia y malestar general. En ocasiones aparece pérdida de peso y sudor nocturno.

 **Forma extraganglionar (10-15 %).** Con o sin adenopatías. Puede haber afectación ocular (neurorretinitis, síndrome de Parinaud –conjuntivitis granulomatosa y linfadenitis preauricular ipsilateral–, etc.), neurológica (encefalopatía, afectación de PPCC –el más frecuente es el VII par craneal–, mielitis, etc.), osteoarticular, cutánea, hepatoesplénica, neumonitis, derrame, PTI, púrpura de Schönlein-Henoch, eritema multiforme, hipercalcemia, GN, miocarditis, etc.

4. DIAGNÓSTICO

- Clínica y epidemiología compatibles.
- Serología.
- Histopatología.
- PCR o cultivos.

5. TRATAMIENTO

- En función del cuadro clínico el tratamiento de elección es azitromicina o doxiciclina, pudiendo requerir la combinación con gentamicina o rifampicina.
- También puede ser preciso asociar corticoides o realizar el drenaje de las adenopatías.

5 Botulismo

1. ETIOLOGÍA

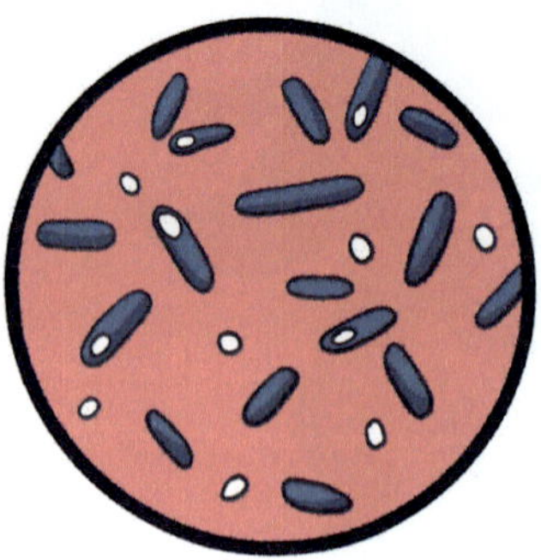

El botulismo es una enfermedad neuroparalítica producida por la toxina botulínica, que es liberada por *Clostridium botulinum*, un bacilo anaerobio grampositivo que forma una espora subterminal. Existen siete tipos de toxina botulínica (A-G).

La enfermedad puede producirse por los alimentos, por la infección de heridas o por yatrogenia. Son más raras otras vías como la inhalatoria. Podría usarse como arma biológica.

2. PATOGENIA

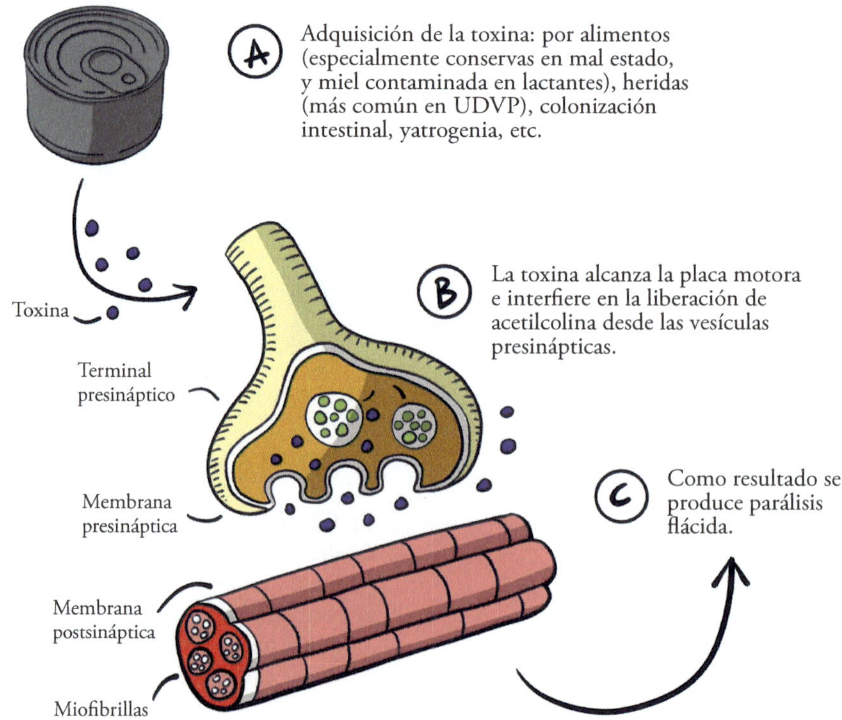

3. CLÍNICA

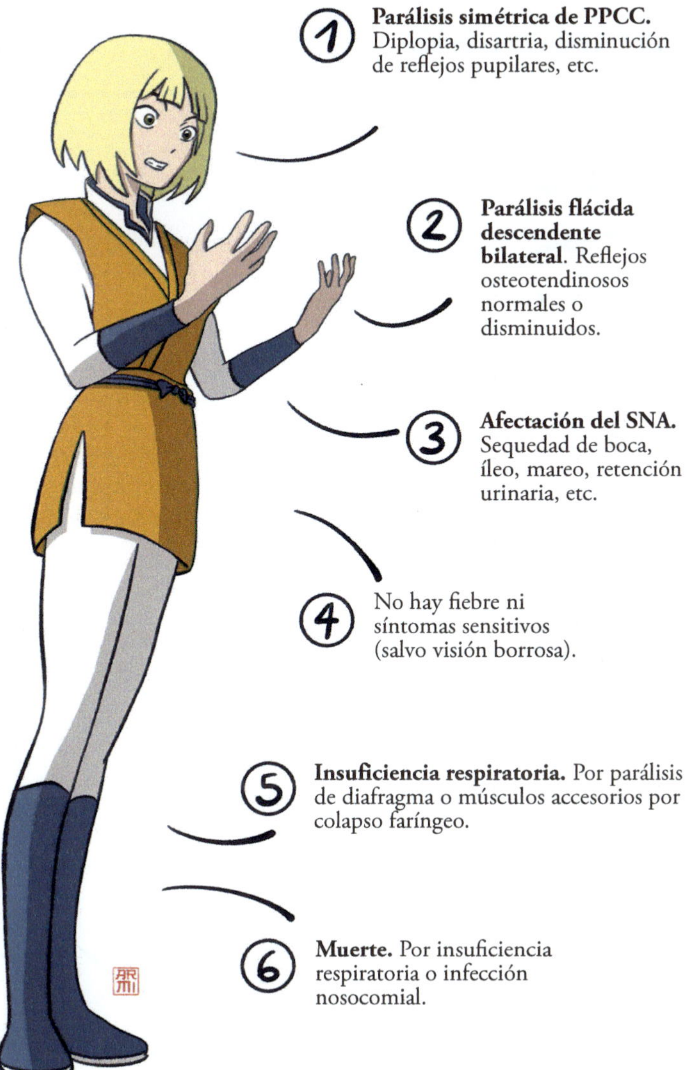

4. DIAGNÓSTICO

- Clínica y sospecha epidemiológica.
- Detección de toxinas en muestras clínicas o alimentos.
- Aislamiento de *C. botulinum*.
- EEF: suele disminuir la amplitud de los potenciales motores.

5. TRATAMIENTO

- Hospitalización y vigilancia. Puede requerirse el soporte respiratorio.
- Antitoxina botulínica: para neutralizar la toxina libre.
- Tratamiento antibiótico: no está bien evaluado. En el botulismo por infección de heridas, además de desbridar, se recomienda asociar penicilina o metronidazol. Los aminoglucósidos y las tetraciclinas pueden interferir con la unión neuromuscular.
- Prevención: control de los alimentos y medidas de higiene.

6 Brucelosis

1. ETIOLOGÍA

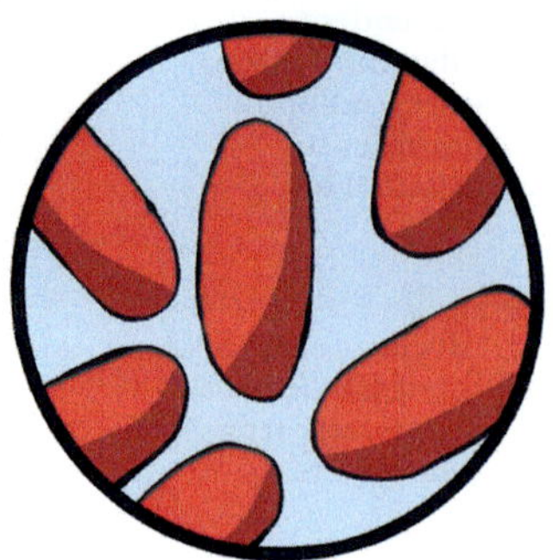

La brucelosis es una zoonosis producida por bacterias del género *Brucella* spp., bacilos o cocobacilos gramnegativos intracelulares facultativos.

Se distinguen principalmente *B. melitensis* (transmitida desde cabras y ovejas, es la causa más común de brucelosis), *B. abortus* (desde vacas), *B. suis* (desde cerdos) y *B. canis* (desde perros). Tiene distribución mundial y se transmite por contacto con animales infectados y sus productos, o por ingesta, inhalación o exposición cutánea. Puede usarse como arma biológica.

2. PATOGENIA

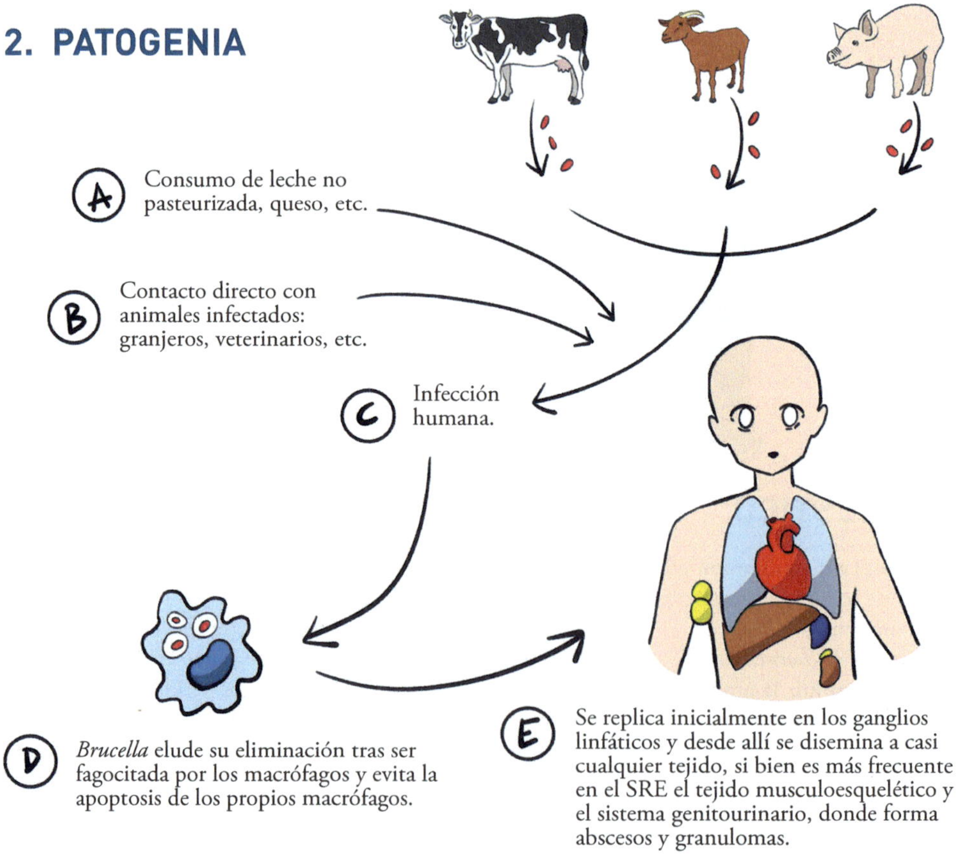

3. CLÍNICA

(1) La brucelosis casi siempre causa fiebre y sudor profuso de predominio nocturno. También pueden aparecer apatía, astenia, pérdida de peso y de apetito, mialgias, cefalea y escalofríos, etc.

(2) La afectación focal más común es el dolor muscular y esquelético, con hallazgos en el esqueleto periférico y axial en el 40 % de los casos. La osteomielitis suele afectar a la columna lumbar y las últimas vértebras torácicas. La artritis séptica implica con frecuencia a las articulaciones de la rodilla, cadera, sacroilíacas, hombros y esternoclaviculares.

(3) Alrededor del 25 % de los pacientes muestran tos seca, en general con Rx de tórax normal. Puede aparecer neumonía, o empiema y abscesos pulmonares. El 25 % presenta hepatoesplenomegalia, y el 10-20 % adenopatías significativas. Hasta el 10 % muestra orquiepididimitis. Puede haber prostatitis, salpingitis y pielonefritis. En embarazadas hay aumento de pérdidas fetales.

(4) Es frecuente la afectación del SNC, con depresión y letargia, puede asociar meningoencefalitis linfocitaria, abscesos cerebrales, déficits de PPCC o rotura de aneurismas micóticos. Es más rara la endocarditis. Puede haber afectación mamaria y tiroidea.

4. DIAGNÓSTICO

- Clínica y epidemiología compatibles.
- Serología (puede ser el único hallazgo).
- PCR y cultivo (que requiere condiciones de manipulación de especial seguridad).
- Puede haber elevación de enzimas hepáticas y bilirrubina, y leucopenia, anemia y trombocitopenia.
- En los líquidos estudiados suele haber linfocitosis y disminución de glucosa.
- La biopsia tisular muestra granulomas caseificantes.

5. TRATAMIENTO

- El tratamiento de elección es doxiciclina asociada a gentamicina o rifampicina.
- La duración del tratamiento depende del órgano implicado y la gravedad.
- En la afectación del SNC se asocia además ceftriaxona. La espondilodiscitis y la endocarditis precisan la combinación de doxiciclina, gentamicina y rifampicina.
- También se puede requerir la intervención quirúrgica.

7 Infección por *Campylobacter*

1. ETIOLOGÍA

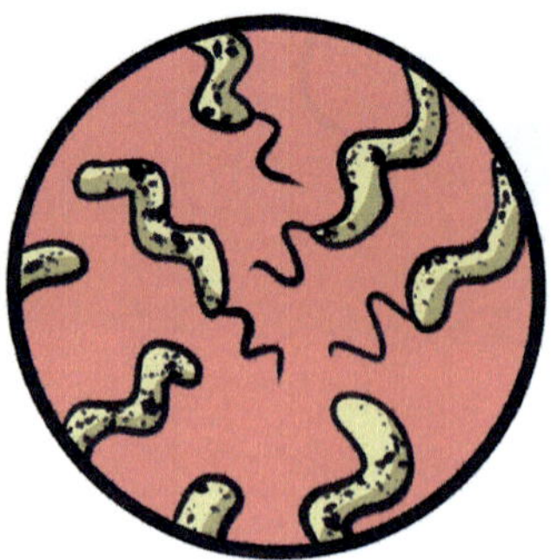

La campilobacteriosis es la infección producida por bacilos gramnegativos del género *Campylobacter* (del griego «bastón curvo»), que causan enfermedad intestinal (80-90 % por *C. jejuni*) o extraintestinal (especialmente *C. fetus*).

Campylobacter coloniza diversos animales de producción alimentaria y domésticos, y se relaciona con el consumo de alimentos mal preparados, contacto con animales, viajes, etc. La infección es más frecuente en verano y otoño. La afectación sistémica se asocia a la inmunodepresión (edades extremas, sida, DM, hipogammaglobulinemia, neoplasias, etc.) y al embarazo.

2. PATOGENIA

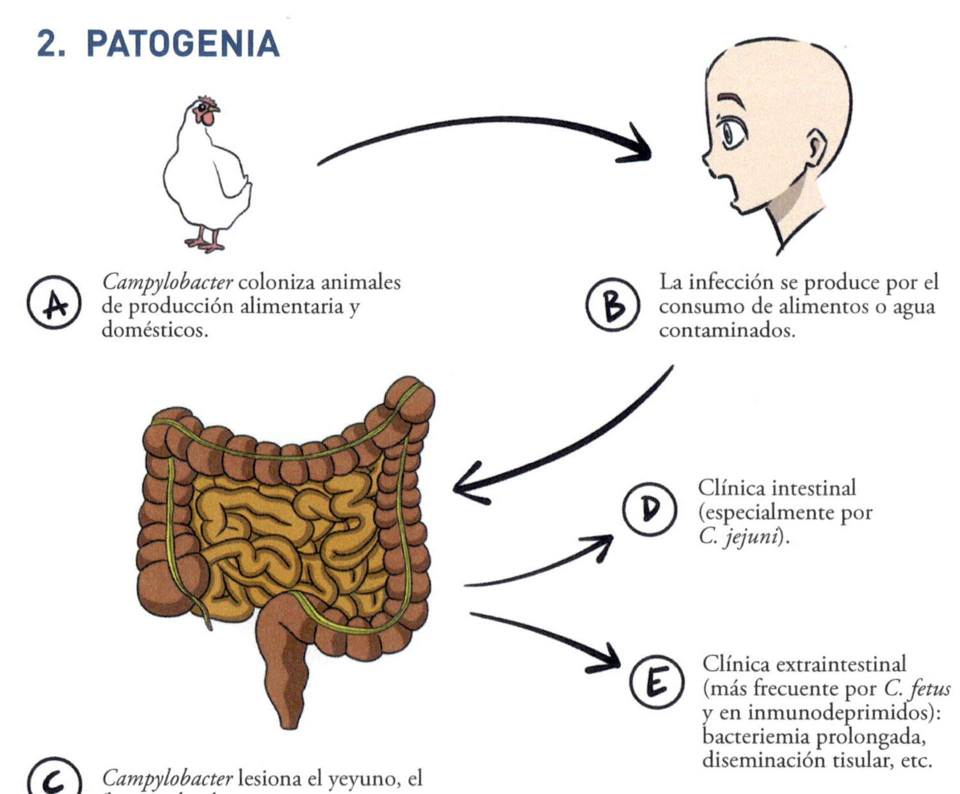

3. CLÍNICA

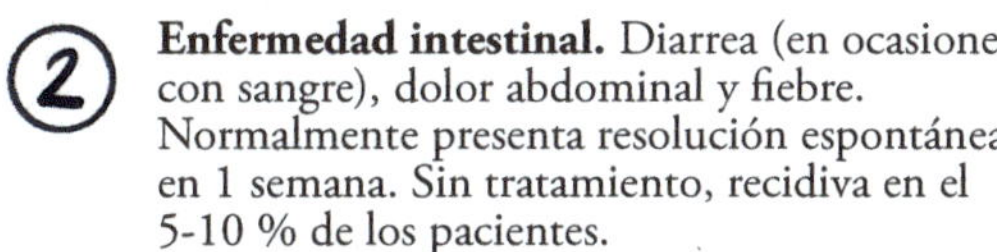

Pródromos. Fiebre, cefalea, mialgias, malestar general, etc.

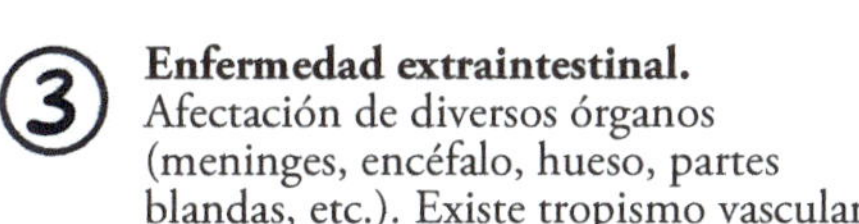

Enfermedad intestinal. Diarrea (en ocasiones con sangre), dolor abdominal y fiebre. Normalmente presenta resolución espontánea en 1 semana. Sin tratamiento, recidiva en el 5-10 % de los pacientes.

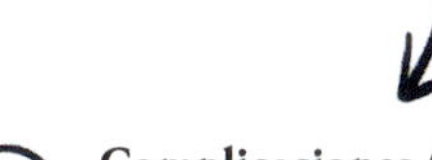

Enfermedad extraintestinal. Afectación de diversos órganos (meninges, encéfalo, hueso, partes blandas, etc.). Existe tropismo vascular.

4

Complicaciones (especialmente en inmunosuprimidos):
- Osteomielitis, artritis (mayor frecuencia de artritis reactiva en presencia de HLA-B27).
- Lesiones cutáneas, celulitis, etc.
- Colecistitis, pancreatitis, etc.
- Endocarditis, aneurismas micóticos, abortos sépticos, etc.
- Hepatitis, nefritis, SHU, etc.
- Meningitis, síndrome de Guillain-Barré, Miller-Fisher, etc.

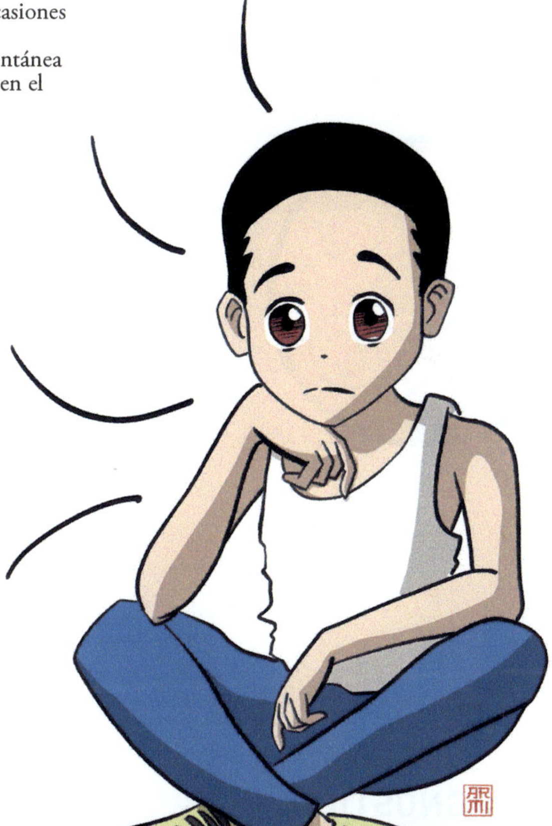

4. DIAGNÓSTICO

- Clínica y epidemiología compatibles.
- Examen de heces: presencia de leucocitos y eritrocitos, detección de *Campylobacter* en tinciones, cultivos y PCR.
- Hemocultivos.

5. TRATAMIENTO

- Habitualmente la infección se autolimita, y solo se precisa rehidratación y tratamiento sintomático. Ciertas situaciones requieren tratamiento antibiótico (fiebre alta, diarrea intensa, sanguinolenta o prolongada, datos de gravedad o inmunosupresión):
- Enfermedad intestinal: azitromicina (alternativas: ciprofloxacino, doxiciclina).
- Enfermedad sistémica o grave: carbapenemes (alternativas: ampicilina o gentamicina).
- Se debe realizar el adecuado control de la cadena de procesado de los productos avícolas.

8. Infección por *Chlamydia trachomatis*

1. ETIOLOGÍA

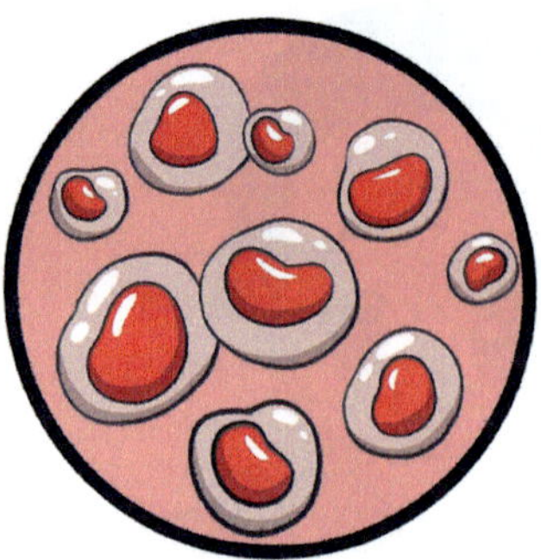

Chlamydia trachomatis es un gramnegativo intracelular obligado que se transmite por vía sexual o vertical. Se distinguen los serotipos D-K, responsables de las infecciones oculogenitales, y los serotipos L1-3, causantes del LGV. Los serotipos A, B y C producen tracoma.

La infección genital tiene distribución mundial y es la ITS bacteriana más frecuente. Produce mayor morbilidad en mujeres, debido a las secuelas como infecundidad o dolor pélvico crónico.

3. DIAGNÓSTICO

- Clínica y epidemiología compatibles.
- El diagnóstico de las infecciones genitales requiere de pruebas microbiológicas, idealmente mediante TAAN de la primera orina de la mañana (en varones) o frotis vaginal (en mujeres). En función de la clínica se pueden recoger muestras de exudado uretral, ojos, faringe, recto, etc.

4. TRATAMIENTO

- El tratamiento recomendado de la infección urogenital no complicada consiste en azitromicina o doxiciclina. Se deben tratar los compañeros sexuales.
- Las infecciones complicadas y el LGV pueden requerir pautas de tratamiento más prolongadas.
- El tratamiento del tracoma se realiza en comunidades hiperendémicas mediante la administración poblacional periódica de azitromicina.
- Además, los pacientes afectados pueden precisar cirugía.

2. CLÍNICA

(1) Uretritis. Es la causa más frecuente de uretritis no gonocócica y posgonocócica, especialmente entre los 20-24 años. Más del 30 % de los varones con uretritis no tiene clínica clara.

(2) Cervicitis mucopurulenta. Puede no haber síntomas, pero en casi el 50 % existen datos de infección en la exploración física, siendo importante el grado de sospecha.

(3) Artritis reactiva. Se asocia a artritis, conjuntivitis, uretritis (o cervicitis) y lesiones mucocutáneas y a la presencia de HLA-B27. La uretritis puede ser leve. La artritis, más frecuente en rodillas, tobillos y pies, suele comenzar tras la uretritis. En el 60 % asocia sacroileítis. Puede aparecer queratitis, iritis o uveítis. Hay afectación cutánea hasta en el 50 % de los casos (queratoderma blenorrágico, balanitis circinada, etc.).

(4) Proctitis. En pacientes que practican coito anal. Está producida por los serotipos D-K y L1-3 (estas últimas más agresivas).

(5) Epididimitis. Rara; suele ocurrir en pacientes menores de 35 años con vida sexual activa.

(6) EPI. *C. trachomatis* es responsable de una alta proporción de EPI. Sin tratamiento puede producir alteración de trompas e infertilidad, por lo que es preciso un alto índice de sospecha para un diagnóstico precoz.

(7) Perihepatitis. Debe sospecharse en mujeres jóvenes con vida sexual activa y dolor en el cuadrante superior derecho, fiebre o náuseas. Se puede asociar a EPI (síndrome de Fitz-Hugh-Curtis).

(8) Síndrome uretral. Tras los patógenos urinarios, es el aislamiento más común en mujeres jóvenes con síndrome uretral.

(9) Infección en el embarazo y neonatal. Se puede transmitir al recién nacido en el parto. El 20-30 % de estos lactantes padecen conjuntivitis, y el 10-15 % neumonía.

(10) LGV. ITS sistémica invasiva inducida por los serotipos L1-3. Inicialmente aparece una úlcera genital indolora que remite espontáneamente. A las 2-6 semanas aparecen adenopatías inguinales dolorosas, normalmente unilaterales, que fistulizan y supuran. También se puede presentar como proctocolitis hemorrágica.

(11) Tracoma. Causa principal de ceguera infecciosa prevenible en el mundo. Es hiperendémico en el norte de África y África subsahariana, Medio Oriente y áreas del subcontinente indio y el sureste de Asia. Más frecuente en niños, se transmite por contacto con secreciones oculares. Las moscas participan en la transmisión. La conjuntivitis de inclusión del adulto y el tracoma endémico comienzan con folículos linfoides en la conjuntiva. Aparecen cicatrices conjuntivales, deformación palpebral, triquiasis y entropión, lesión corneal y ceguera. La infección ocular por cepas oculogenitales en adultos jóvenes con vida sexual activa asocia conjuntivitis folicular, adenopatía preauricular y queratitis.

9 Infección por *Chlamydophila pneumoniae*

1. ETIOLOGÍA

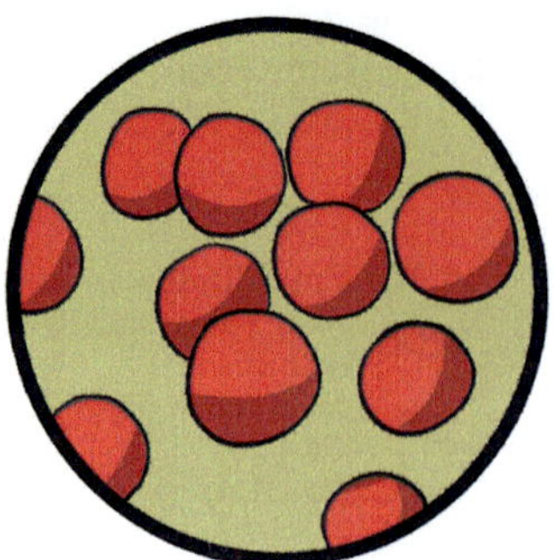

Chlamydophila pneumoniae (antes *Chlamydia pneumoniae*) es un bacilo gramnegativo intracelular obligado que causa frecuentemente infección respiratoria en humanos, tanto enfermedad primaria (en edad escolar) como reinfección (en adultos). También se ha relacionado con otras patologías como la enfermedad cardiovascular.

2. PATOGENIA

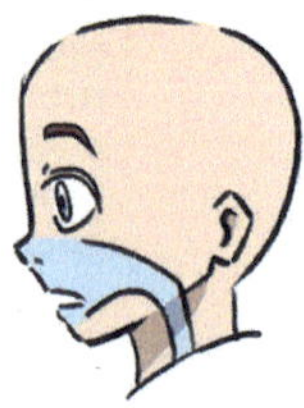

Ⓐ *C. pneumoniae* puede permanecer en las superficies mucosas de las vías respiratorias altas como una infección asintomática crónica.

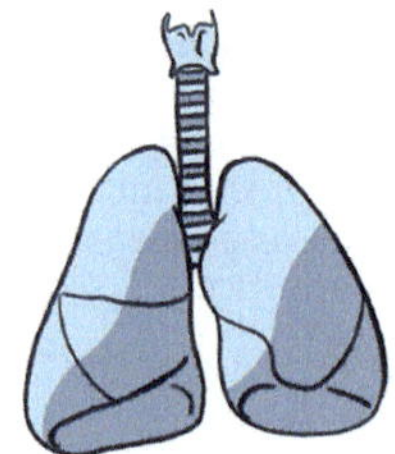

Ⓒ En algunos pacientes se desarrolla enfermedad respiratoria de diverso grado. También puede haber replicación en otros tejidos, como el endotelio vascular.

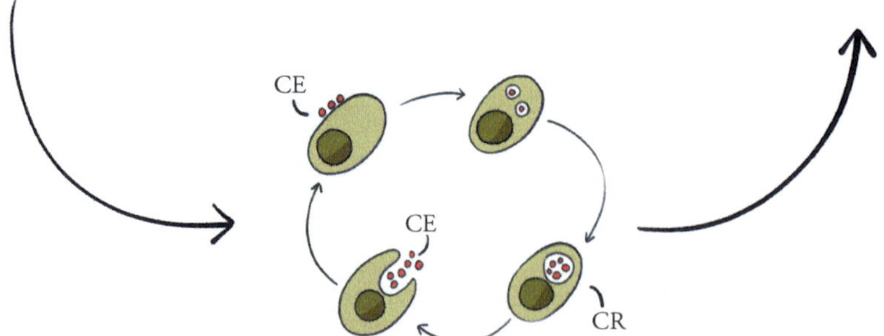

Ⓑ *C. pneumoniae* tienen dos variantes morfológicas: el cuerpo elemental (CE) se adhiere a la superficie de la célula hospedadora y entra en una inclusión; allí se transforma en cuerpo reticulado (CR) y se multiplica hasta romper el cuerpo de inclusión, liberando nuevos cuerpos elementales.

3. CLÍNICA

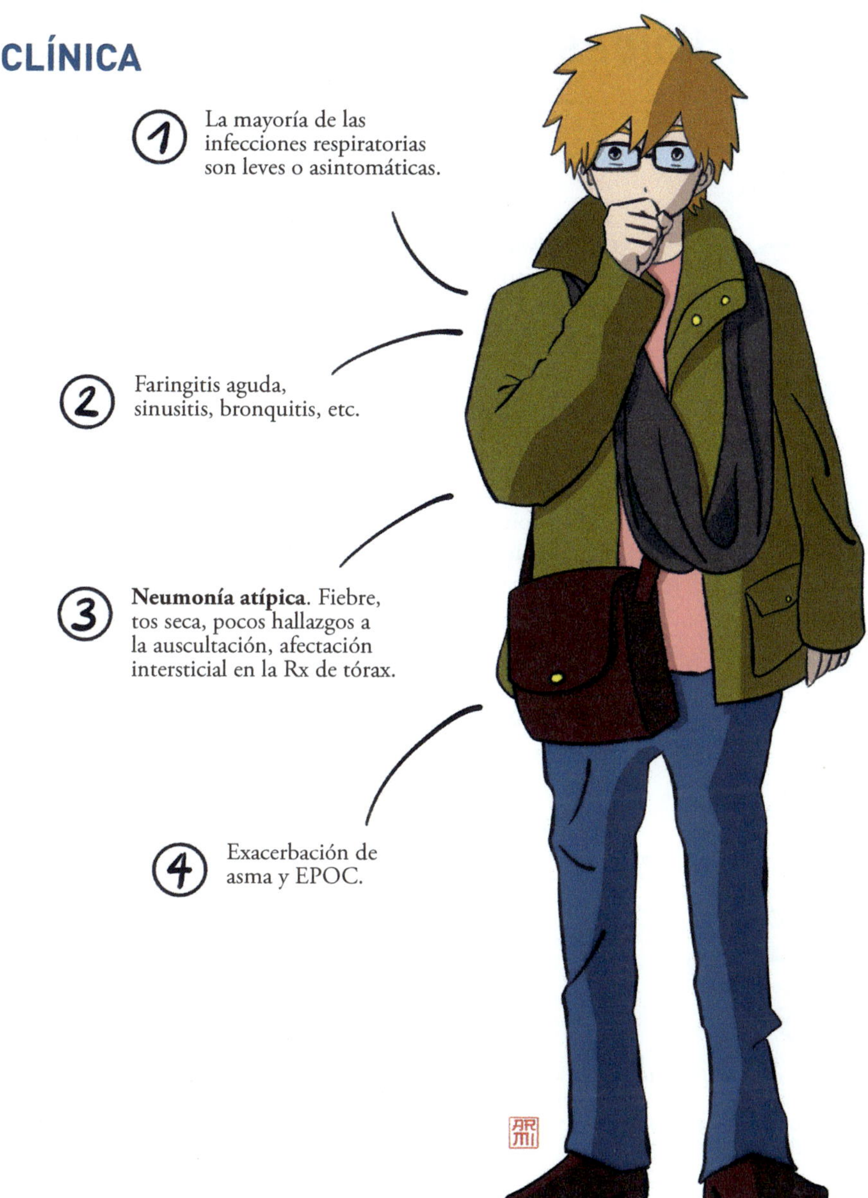

4. DIAGNÓSTICO

- Clínica compatible.
- Cultivo o PCR.
- Serología.

5. TRATAMIENTO

- Tratamiento de elección: azitromicina o levofloxacino.
- Alternativas: doxiciclina o claritromicina.

10 Infección por *Clostridioides difficile*

1. ETIOLOGÍA

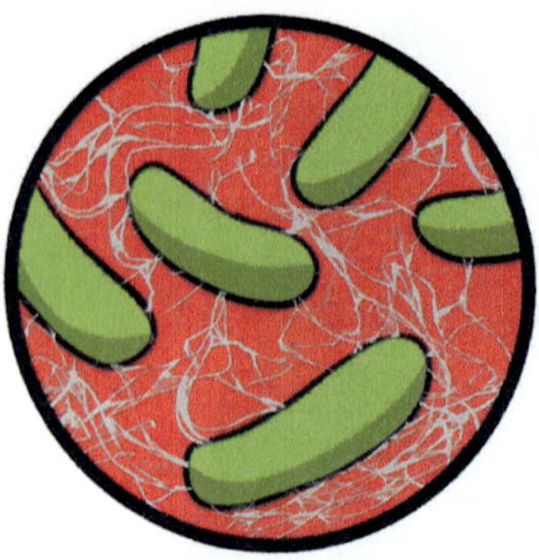

Clostridioides difficile (antes *Clostridium difficile*) es un bacilo grampositivo anaerobio cuyas esporas están presentes en la naturaleza y en los ambientes sanitarios. Se relaciona con la alteración de la microbiota intestinal por consumo de antibióticos, y con factores de riesgo como la edad y gravedad del paciente y los antecedentes de cirugía abdominal, alimentación por sonda nasogástrica o uso de inhibidores de la bomba de protones.

Se estima una colonización del 1-3 % en ambientes extrahospitalarios y del 20 % en adultos hospitalizados durante más de 1 semana. Existe mayor incidencia de infección en los últimos años, en parte debido a la diseminación de la cepa NAP1/BI/027.

2. PATOGENIA

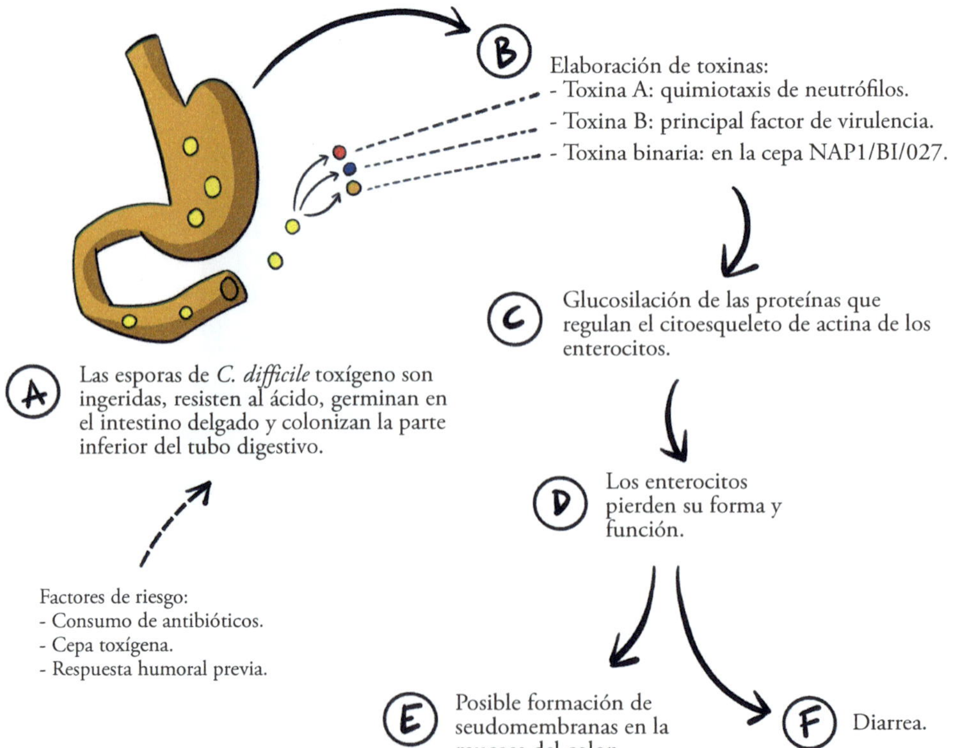

3. CLÍNICA

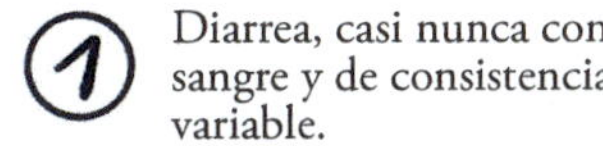

① Diarrea, casi nunca con sangre y de consistencia variable.

② Fiebre y leucocitosis (típicamente, superior a 15.000 leucocitos/μL).

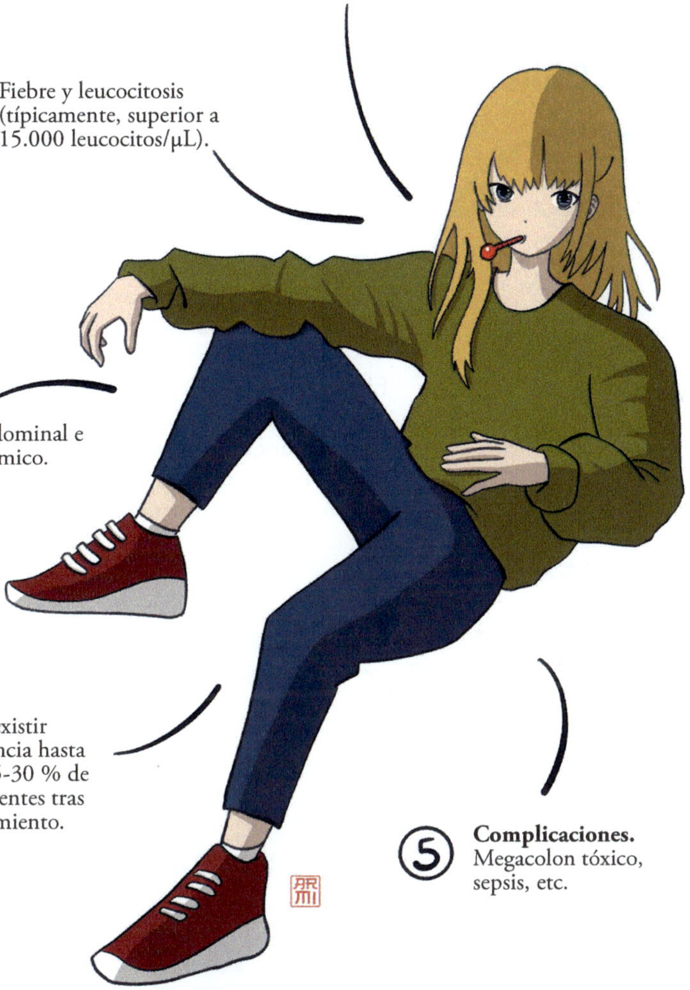

③ Dolor abdominal e íleo adinámico.

④ Puede existir recurrencia hasta en el 15-30 % de los pacientes tras el tratamiento.

⑤ **Complicaciones.** Megacolon tóxico, sepsis, etc.

4. DIAGNÓSTICO

- Clínica compatible: en especial, diarrea.
- Detección de la toxina en las heces (no es útil en el seguimiento).
- Cultivo o PCR en heces.
- Presencia de seudomembranas en la endoscopia.
- Existen escalas para evaluar la gravedad y el riesgo de recidiva en la infección por *C. difficile* (p. ej. escala de Zar).

5. TRATAMIENTO

- Tratamiento de soporte.
- Valorar interrumpir el antibiótico causante, o sustituirlo por otro con mejor patrón ecológico.
- En función de la situación clínica se puede emplear vancomicina oral o fidaxomicina (en los casos graves, metronidazol IV y/o enemas de vancomicina).
- Otros abordajes en las recidivas: bezlotoxumab y trasplante fecal.
- Puede ser precisa la cirugía.

11 Cólera

1. ETIOLOGÍA

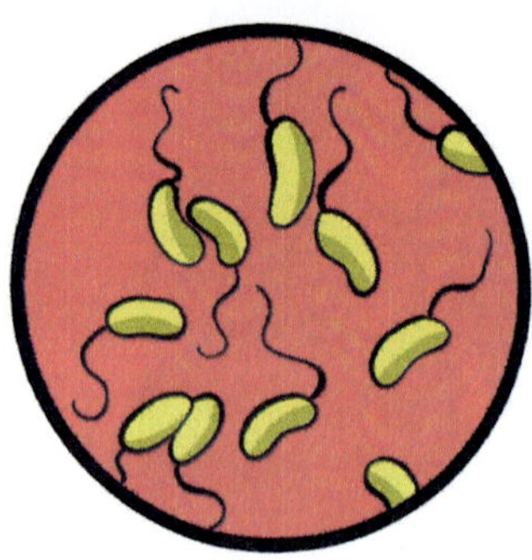

El cólera es una enfermedad diarreica producida por *Vibrio cholerae*, un bacilo gramnegativo curvo muy móvil. Los serogrupos de las epidemias de cólera son O1 (dividido en Clásico y El Tor) y O139, mientras que los serogrupos distintos a O1 y O139 pueden producir casos aislados de gastroenteritis leve. Habitan en el agua salada de la costa, estuarios y, en ocasiones, en agua dulce.

El humano se infecta al ingerir agua o alimentos contaminados, o por diseminación fecal-oral. Los pacientes con hipoclorhidria o grupo sanguíneo O tienen más riesgo de desarrollar cuadros graves. La enfermedad afecta con más frecuencia a países en desarrollo, especialmente del continente africano.

2. PATOGENIA

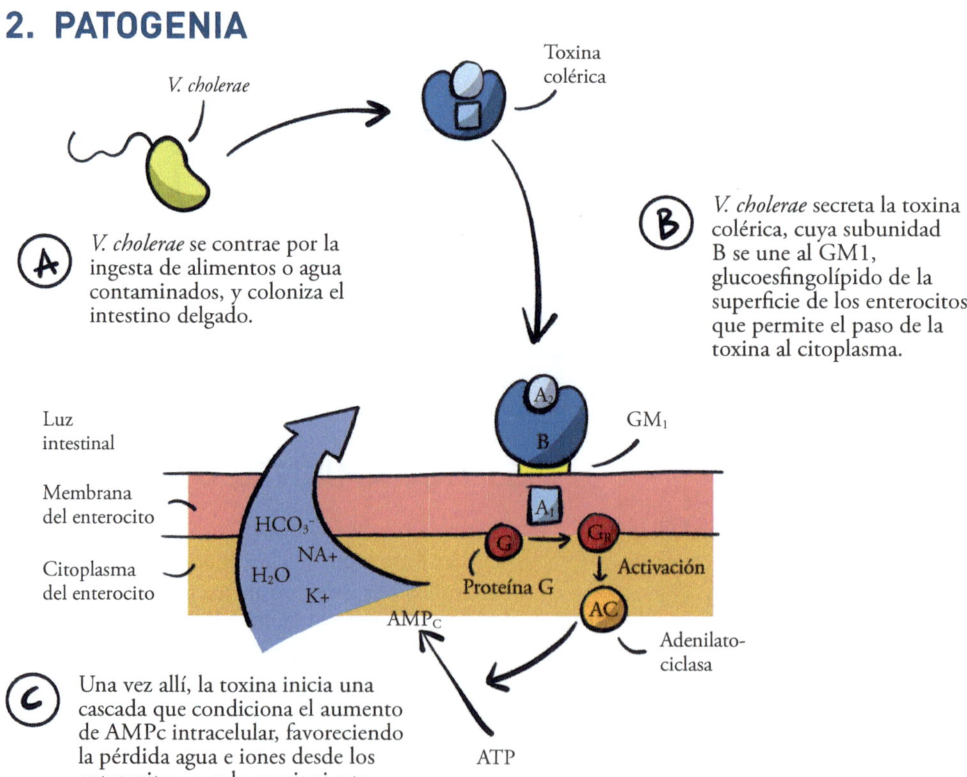

3. CLÍNICA

① El espectro de la enfermedad abarca desde la colonización asintomática (en pacientes inmunizados) hasta la diarrea intensa y rápidamente mortal. Conforme la diarrea progresa se vuelve más acuosa, clara y maloliente, con veteados de moco blanquecino («agua de arroz»). Suele asociar vómitos.

③ En los casos graves disminuye el nivel de consciencia y los pacientes presentan respiración de Kussmaul, ojos hundidos y poca turgencia de la piel («en tienda de campaña»). Los pulsos periféricos, inicialmente rápidos, suelen dejar de palparse. La hipoglucemia puede ser intensa y contribuir al deterioro neurológico.

② Los pacientes pueden estar afebriles por la deshidratación. Pueden aparecer molestias abdominales, íleo, mialgias, espasmos y tetania.

④ Pueden aparecer complicaciones por la hipoperfusión, como la necrosis tubular aguda o la neumonía por aspiración secundaria a los vómitos.

4. DIAGNÓSTICO

- Sospecha clínica y epidemiológica.
- Visualización y cultivo de *V. cholerae* en heces.
- Detección de antígeno del cólera.

5. TRATAMIENTO

- Rehidratación y soporte.
- Tratamiento de elección: doxiciclina o azitromicina (alternativas, ciprofloxacino o eritromicina).
- Se debe realizar el adecuado control sanitario de los casos y el saneamiento de las aguas.
- Se han desarrollado vacunas para viajeros y trabajadores temporales en zonas de riesgo.

12 Difteria

1. ETIOLOGÍA

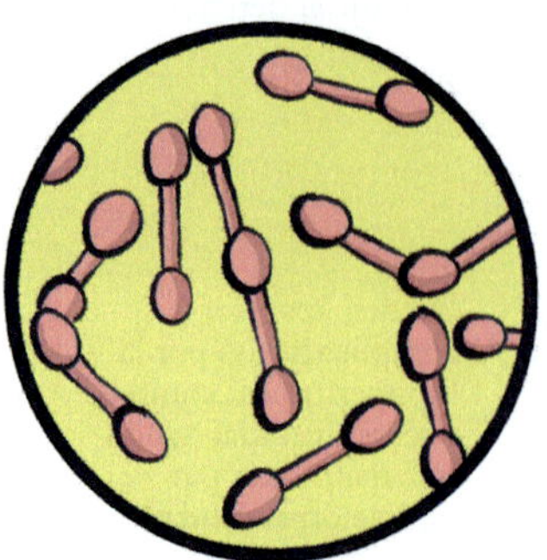

La difteria está causada por *Corynebacterium diphtheriae*, un bacilo grampositivo sin cápsula y con aspecto de mazo que forma cúmulos «en letras chinas». Puede producir o no toxina diftérica.

En países desarrollados la enfermedad se ha controlado con la vacunación, pero aún está presente en áreas en vías de desarrollo. Son factores de riesgo el alcoholismo, el nivel socioeconómico bajo y el hacinamiento, la edad y la ausencia de vacunación.

2. PATOGENIA

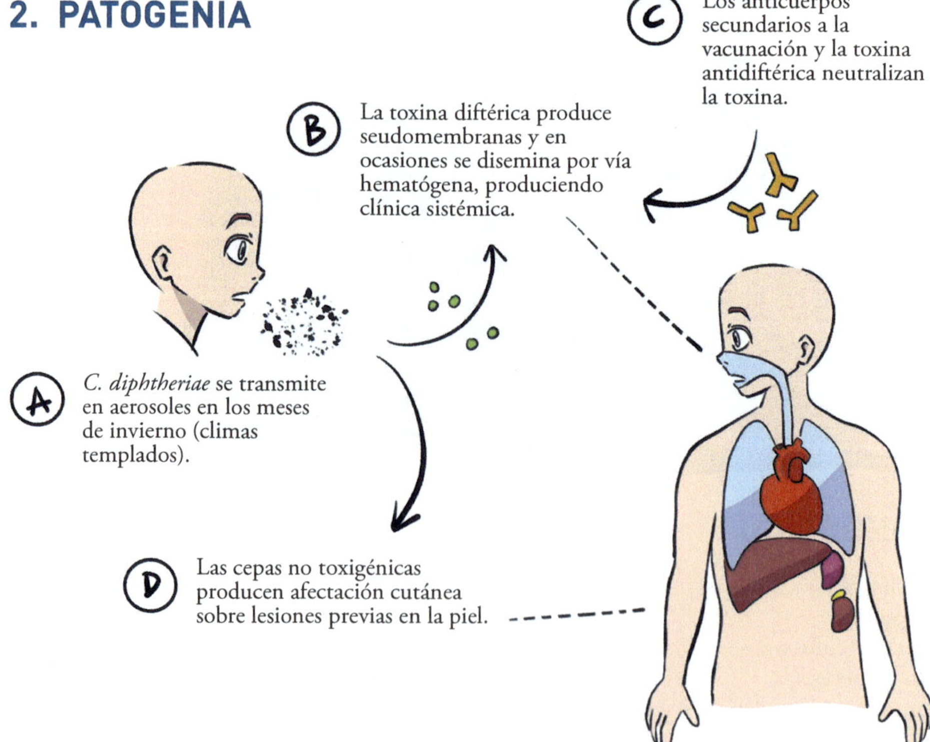

3. CLÍNICA

① **Difteria respiratoria**. Puede aparecer fiebre, faringitis y formación de seudomembranas en las amígdalas, faringe y cavidad nasal. En ocasiones se observa edema submandibular y paratraqueal, «en cuello de toro».

② **Difteria cutánea.** Lesiones ulcerosas en sacabocados en las extremidades, cabeza y tórax.

③ **Otras manifestaciones.** Puede producir bacteriemia e infecciones respiratorias en inmunodeprimidos y EPOC, endocarditis y artritis séptica en pacientes con valvulopatías o UDVP.

④ **Complicaciones.** Obstrucción de vía aérea, miocardiopatía, polineuropatía a diversos niveles, neumonía, encefalitis, TEP, insuficiencia renal, etc.

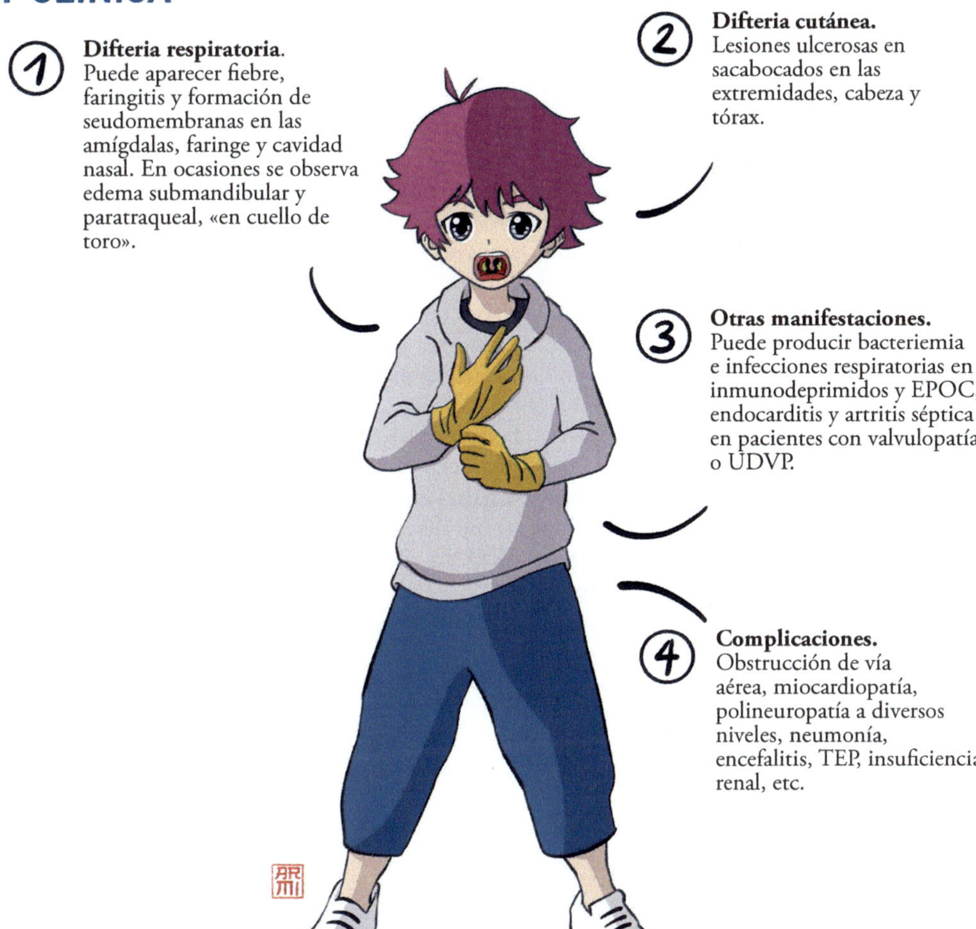

4. DIAGNÓSTICO

- Clínica y epidemiología compatibles.
- Cultivo de exudados del foco de infección (en medios selectivos).
- La PCR o el enzimoinmunoanálisis pueden detectar la toxina diftérica.

5. TRATAMIENTO

- Antitoxina diftérica (administración precoz ante sospecha).
- Antibioterapia (para evitar la producción de toxinas y la transmisión): eritromicina o penicilina.
- Prevención: vacunación (asociando profilaxis con eritromicina o penicilina en los contactos).

13 Donovanosis

1. ETIOLOGÍA

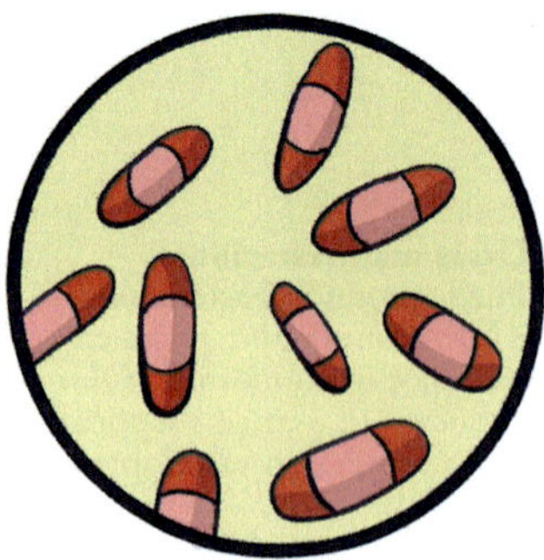

La donovanosis es una ITS ulcerativa crónica producida por *Klebsiella granulomatis* (antes llamada *Calymmatobacterium granulomatis*), una bacteria gramnegativa intracelular encapsulada que al teñirse presenta densidades bipolares y adquiere forma de imperdible. Se acumula en el interior de los macrófagos formando los característicos cuerpos de Donovan.

La infección, también denominada *granuloma inguinal* por involucrar el área genital, está circunscrita generalmente a países en vías de desarrollo en localizaciones tropicales. Es un factor de riesgo de infección por VIH. La circuncisión es un factor protector.

3. DIAGNÓSTICO

- Clínica y epidemiología compatibles.
- El diagnóstico se confirma visualizando cuerpos de Donovan en las muestras obtenidas de lesiones ulcerativas activas (biopsias o frotis).
- PCR.
- Se están desarrollando técnicas de diagnóstico serológico.

4. TRATAMIENTO

- El tratamiento de elección es la azitromicina (pudiendo asociar gentamicina). Como alternativas pueden emplearse otros antibióticos como doxiciclina, TMP-SMX, ciprofloxacino o eritromiocina.
- Es conveniente evaluar a las parejas sexuales y valorar administrarles tratamiento.

2. CLÍNICA

③ La enfermedad sistémica es rara. Se ha documentado diseminación hematógena, con formación de granulomas pélvicos y afectación de huesos y articulaciones.

② La enfermedad progresa a tejidos subcutáneos y puede ser muy destructiva, llegando a provocar cicatrices y deformidades tisulares. La afectación linfática condiciona la aparición de linfedema y elefantiasis genital.

① La lesión inicial es una pápula o pequeño nódulo subcutáneo en el lugar de exposición (habitualmente la región genital) que forma una úlcera indolora roja de bordes enrollados con una superficie aterciopelada friable característica. Pueden aparecer otras lesiones similares más pequeñas que confluyen en áreas de ulceración mayores. No suelen asociarse adenopatías regionales, aunque se pueden observar lesiones inguinales subcutáneas (seudobubones).

14 Infección enterocócica

1. ETIOLOGÍA

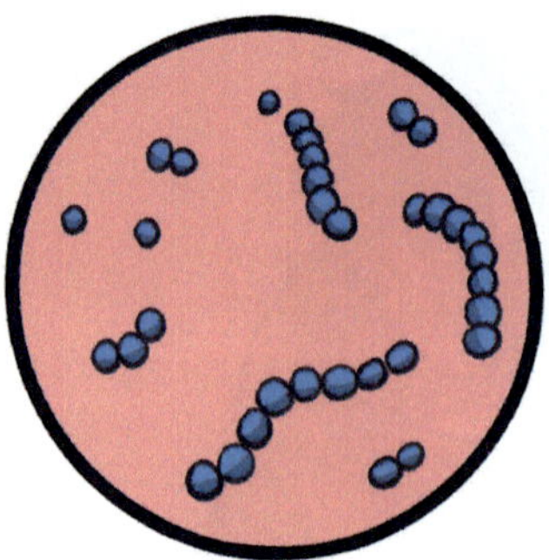

Los enterococos son cocos grampositivos aislados o agrupados en parejas o cadenas. Hay al menos 18 especies relacionadas con los humanos, siendo *Enterococcus faecalis* y *E. faecium* los que causan la mayoría de las infecciones.

Colonizadores habituales del colon, sus patrones de resistencia crecientes los han convertido en un problema en el ámbito hospitalario.

2. PATOGENIA

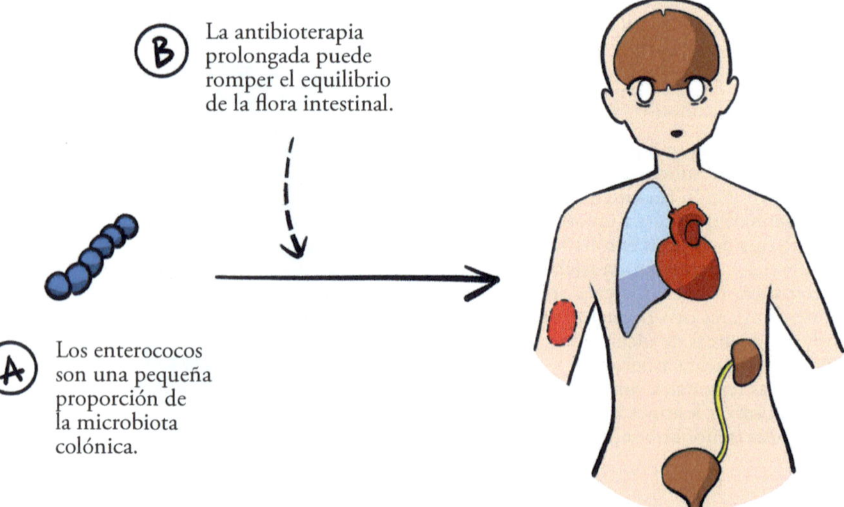

3. CLÍNICA

(1) Bacteriemia y endocarditis. La bacteriemia tiene con frecuencia origen urinario o digestivo, o derivarse del uso de catéteres y dispositivos vasculares. Se ha relacionado con la hiperinfección por *Strongyloides*. La endocarditis suele ser subaguda.

(2) Infecciones de piel y partes blandas. Se aíslan con frecuencia en las úlceras por decúbito y en el pie diabético, aunque en estas infecciones el papel del enterococo es discutible, pues suelen ser polimicrobianas. Pueden producir abscesos y osteomielitis.

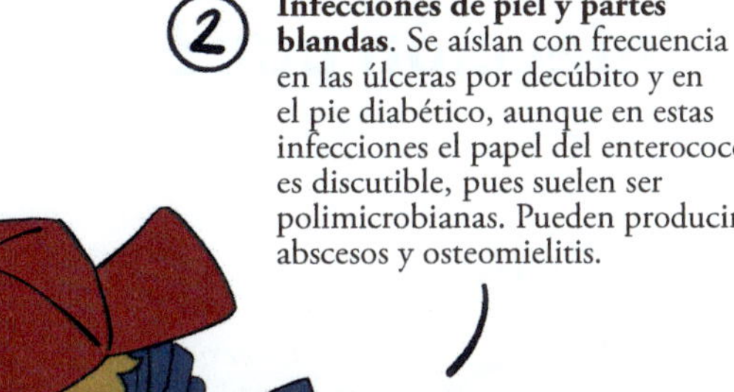

(3) ITU. La infección enterocócica es una de las causas principales de ITU asociada a sondas. Puede producir pielonefritis, abscesos o bacteriemia.

(4) Infección intraabdominal y pélvica. Dado que se trata de infecciones polimicrobianas, no está claro el papel del enterococo, aunque se aísle frecuentemente. El tratamiento empírico frente a enterococos debe valorarse en pacientes graves, inmunosuprimidos o con valvulopatía cardíaca, y en las infecciones persistentes tras antibioterapia de amplio espectro.

(5) Infecciones neonatales. Forman parte de la flora vaginal y pueden infectar al recién nacido durante el parto.

(6) Meningitis. Especialmente en pacientes con comorbilidades como DM, insuficiencia renal crónica, enfermedad pulmonar o cardiovascular, inmunosupresión, neoplasias, trasplante y esplenectomía, o en la estrongiloidiasis diseminada. La meningitis posoperatoria se asocia a los dispositivos de derivación.

4. DIAGNÓSTICO

El diagnóstico se establece mediante el aislamiento del microorganismo en el cultivo del material obtenido del foco de la infección.

5. TRATAMIENTO

- En función del foco y la gravedad de la infección y de los patrones de resistencia pueden emplearse antibióticos como penicilina, ampicilina (se debe valorar sinergismo con aminoglucósidos (gentamicina o estreptomicina) o con ceftriaxona), amoxicilina o imipenem. En la infección urinaria no complicada se puede emplear nitrofurantoína o fosfomicina.
- En las cepas resistencias a penicilinas pueden administrarse alternativas como vancomicina, linezolid, tedizolid, tigeciclina, oritavancina o daptomicina a dosis altas.

15 Infección por *Escherichia coli*

1. ETIOLOGÍA

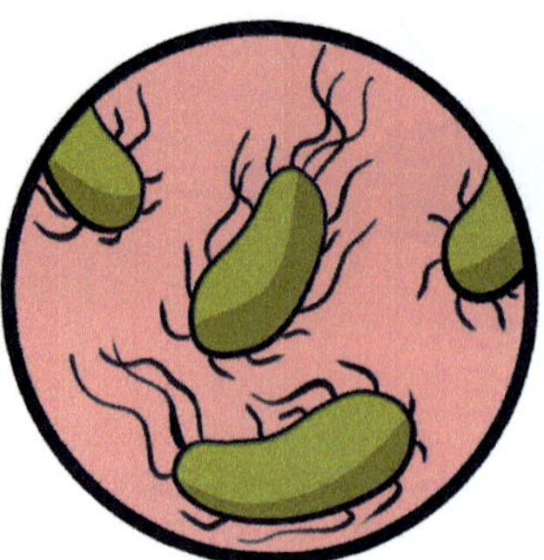

Escherichia coli, de la familia *Enterobacteriaceae*, es el bacilo gramnegativo más común en el tracto gastrointestinal humano. La mayoría de las cepas son comensales, aunque pueden causar enfermedades extraintestinales, como la infección urinaria o la peritonitis. También se han identificado cinco cepas enteropatógenas que producen síndromes diarreicos.

2. CEPAS COMENSALES

La mayor parte de los integrantes de la microbiota intestinal suele carecer de virulencia en condiciones habituales. Sin embargo, pueden producir infección extraintestinal en ciertas situaciones, como la obstrucción urinaria o biliar, la presencia de cuerpos extraños, los traumatismos o en pacientes inmunodeprimidos.

3. CEPAS PATÓGENAS EXTRAINTESTINALES

Afectan con más frecuencia a pacientes con comorbilidad. *E. coli* es el microorganismo aislado con más frecuencia en las ITU, y también puede producir infección intraabdominal, neumonía, meningitis (especialmente neonatal), bacteriemia, infección de piel y partes blandas, etc. En función del foco de la infección, la gravedad y la susceptibilidad del aislado se pueden emplear en el tratamiento diversos antibióticos, como amoxicilina (con o sin clavulánico), piperacilina-tazobactam, ceftriaxona, ciprofloxacino, aminoglucósidos, fosfomicina, nitrofurantoína o TMP-SMX. El incremento de cepas productoras de BLEE y carbapenemasas dificulta el tratamiento, pudiendo requerirse alternativas como carbapenemes, tigeciclina o nuevos antibióticos y combinaciones, como ceftazidima-avibactam, meropenem-vaborbactam, imipenem-cilastatina-relebactam, cefiderocol o eravaciclina.

4. CEPAS ENTEROPATÓGENAS

① Existen al menos cinco cepas de *E. coli* enteropatógenas capaces de causar enteritis o colitis en un hospedador susceptible que los ingiera en suficiente inóculo. Los cinco patotipos son los siguientes:

② ***E. coli* productora de toxina de Shiga**. Incluye *E. coli* enterohemorrágica (principal reservorio: bovino) y *E. coli* enteroagregante productora de toxina de Shiga (reservorio humano). En países desarrollados es causa frecuente de infección, aislada o en brotes en relación con el consumo de vegetales crudos, carne poco hecha, etc. Destaca el serotipo O157:H7. La incidencia es máxima en verano. Son frecuentes el dolor abdominal y la diarrea inflamatoria, normalmente sin fiebre. El SHU, raro pero grave, se asocia al uso de antibióticos, que deben evitarse.

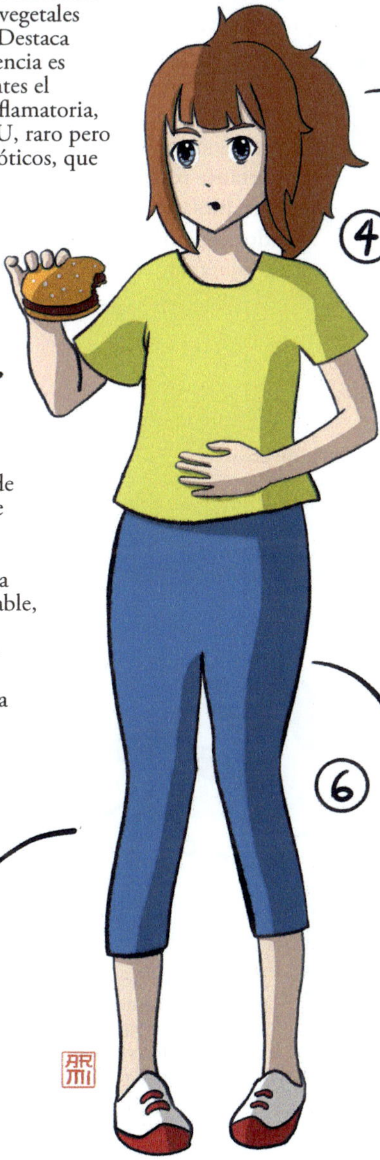

④ ***E. coli* enteroagregante y con adherencia difusa.** Especialmente frecuente en países en desarrollo. Está muy adaptada a los humanos. Se precisa un gran inóculo para producir infección, que casi siempre se manifiesta como diarrea acuosa.

③ ***E. coli* enterotoxigénica.** En países en desarrollo es causa frecuente de diarrea endémica de origen alimentario, y constituye la principal causa de la diarrea del viajero. Está mediada fundamentalmente por la toxina termolábil o la toxina termoestable, que activan respectivamente la adenilato-ciclasa y la guanilato-ciclasa en el yeyuno y el íleon. Esto produce una diarrea acuosa que puede ser muy grave sin la rehidratación adecuada.

⑥ ***E. coli* enteroinvasiva.** Causa relativamente común de diarrea, raras veces en países desarrollados, salvo por brotes alimentarios. Comparte características con *Shigella*. En una primera fase, las toxinas generan diarrea secretora en el intestino delgado, y más tarde se produce colitis inflamatoria, con fiebre, dolor abdominal, tenesmo y diarrea inflamatoria escasa con moco y sangre. Suele autolimitarse.

⑤ ***E. coli* enteropatógena.** Causa gran morbilidad en países en desarrollo, con característica diseminación entre personas. La patogenia de la diarrea es compleja, y el sistema de secreción tipo III tiene un papel importante. La diarrea a menudo contiene moco, pero no sangre, y casi siempre se autolimita.

16 Infección por otros *Enterobacterales*

1. ETIOLOGÍA

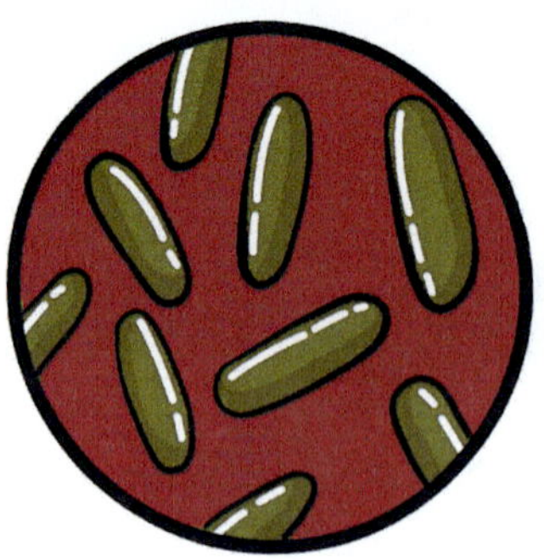

Existen muchas otros *Enterobacterales*, además de *E. coli*, que forman parte de la microbiota intestinal y pueden producir variedad de infecciones en pacientes sanos e inmunodeprimidos, con frecuencia de origen nosocomial.

La creciente resistencia a los antibióticos es un importante problema sanitario y varía en función de variables como la especie bacteriana, el lugar de adquisición de la infección o el uso previo de antibioterapia.

2. PATOGENIA

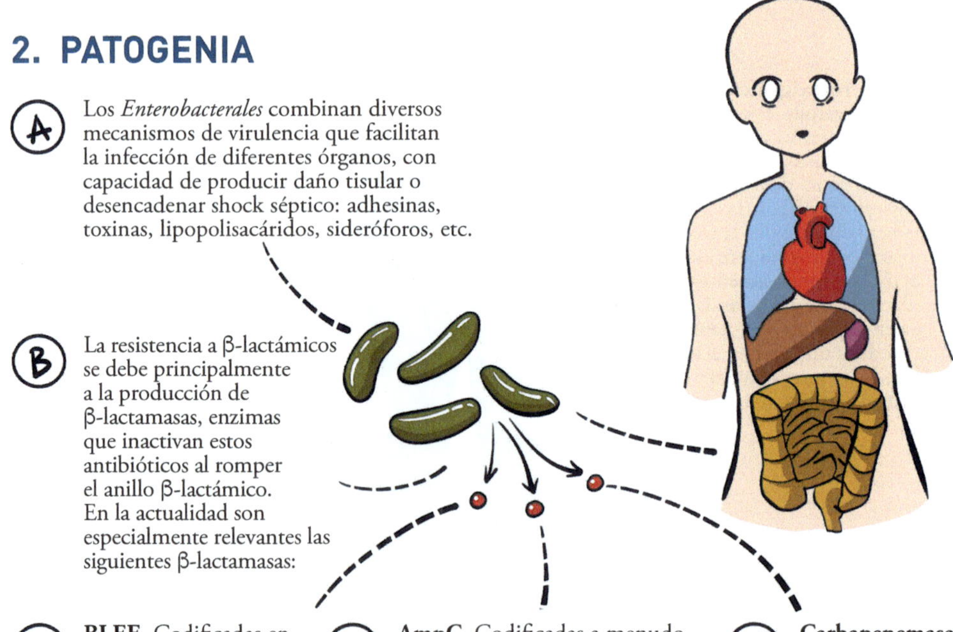

A Los *Enterobacterales* combinan diversos mecanismos de virulencia que facilitan la infección de diferentes órganos, con capacidad de producir daño tisular o desencadenar shock séptico: adhesinas, toxinas, lipopolisacáridos, sideróforos, etc.

B La resistencia a β-lactámicos se debe principalmente a la producción de β-lactamasas, enzimas que inactivan estos antibióticos al romper el anillo β-lactámico. En la actualidad son especialmente relevantes las siguientes β-lactamasas:

C **BLEE.** Codificadas en plásmidos, confieren resistencia frente a diversos betalactámicos, incluidas penicilinas, la mayoría de las cefalosporinas y aztreonam. Se expresan principalmente en *K. pneumoniae, K. oxytoca* y *E. coli*.

D **AmpC.** Codificadas a menudo por genes cromosómicos, aunque también pueden ser plasmídicas. Confieren resistencia frente a todos los betalactámicos, excepto cefepime y los carbapenemes. El riesgo de inducción es especialmente elevado en *E. cloacae, K. aerogenes* y *C. freundii*.

E **Carbapenemasas (p.ej. KPC, NMD, OXA-48).** Codificadas en plásmidos, hidrolizan a los carbapenemes y confieren resistencia frente a ellos y a los demás betalactámicos. Se expresan con más frecuencia en *K. pneumoniae* y *E. coli*.

3. CLÍNICA

(1) ***Klebsiella spp.*** *K. pneumoniae,* *K. oxytoca* y *K. granulomatis* suelen causar infecciones nosocomiales, especialmente ITU, bacteriemia y neumonía (que suele afectar a los lóbulos superiores y puede asociar esputo «en mermelada de grosella», fisura cóncava en la Rx de tórax y abscesos pulmonares). La IIA se relaciona con comorbilidades como alcoholismo, DM, neoplasias, nefropatía, etc. *K. oxytoca* puede desencadenar colitis hemorrágica asociada a antibióticos.

(2) También son de interés *K. pneumoniae* hipervirulenta (causa abscesos hepáticos de origen comunitario, con diseminación a otros órganos, habitualmente en pacientes con DM y de origen asiático), *K. pneumoniae* subespecie *rhinoscleromatis* (causa rinoescleroma) y *K. pneumoniae* subespecie *ozaenae* (produce rinitis atrófica crónica).

(3) ***Enterobacter*** **spp.** Causa infecciones respiratorias, de heridas y quemaduras y de dispositivos intravasculares y otras prótesis, especialmente de origen nosocomial.

(4) ***Morganella morganii.*** Se puede aislar en orina o heridas. La bacteriemia suele tener origen urinario o hepatobiliar.

(5) ***Proteus spp.*** *P. mirabilis* y *P. vulgaris* producen con frecuencia ITU (sobre todo asociada a sondaje vesical o a anomalías anatómicas) y bacteriemia (la mayoría de origen urinario). Producen ureasa, que alcaliniza la orina, formando cálculos de estruvita coraliformes.

(6) ***Citrobacter spp.*** *C. freundii* suele causar ITU nosocomial, IIA e infecciones pulmonares. La bacteriemia suele tener origen abdominal, sobre todo si existe una neoplasia subyacente. La meningitis neonatal por *C. koseri* da lugar a abscesos cerebrales.

(7) ***Serratia spp.*** *S. marcescens* es la especie más frecuente. Muchas cepas producen prodigiosina, un pigmento rojo. Son causa de ITU, infecciones urinarias, respiratorias y de heridas, y pueden producir queratitis, ulceración corneal y endoftalmitis. *S. liquefaciens* causa brotes relacionados con transfusiones y en UDVP, con riesgo de endocarditis o diseminación hematógena.

(8) **Otros.** Existen otras especies, como *Hafnia, Providencia, Kluyvera, Pantoea, Ewingella, Leclercia* o *Photorhabdus*, que suelen afectar a pacientes inmunocomprometidos o sometidos a procedimientos invasivos o cuerpos extraños. Otras enterobacterias, como *Plesiomonas shigelloides* o *Edwardsiella tarda*, se aíslan en el agua y producen diarrea.

4. DIAGNÓSTICO

Los métodos de diagnóstico, que varían en función del microorganismo patógeno, incluyen técnicas de cultivo estándar, inmunoensayos, PCR o sondas de ADN específicas para factores de virulencia concretos.

5. TRATAMIENTO

- Se pueden emplear antibióticos como amoxicilina-clavulánico, piperacilina-tazobactam, ceftriaxona, cefepime, ciprofloxacino, aminoglucósidos, nitrofurantoína o TMP-SMX.
- El patrón de resistencias o la gravedad del cuadro puede hacer preciso recurrir a alternativas como carbapenemes, tigeciclina, ceftazidima-avibactam, meropenem-vaborbactam, imipenem-cilastatina-relebactam, cefiderocol o eravaciclina.

17 Fiebre botonosa mediterránea

1. ETIOLOGÍA

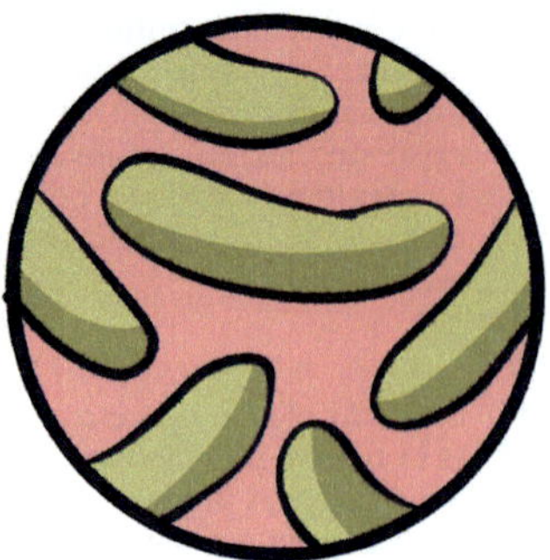

La fiebre botonosa mediterránea es una enfermedad febril exantemática producida por *Rickettsia conorii*, un bacilo gramnegativo que se localiza en el sur de Europa, Ucrania, Marruecos y diversos lugares como India, Pakistán, Israel, Rusia, Georgia, Bulgaria, Turquía, Etiopía, Kenia o Sudáfrica.

Los perros son un reservorio de *R. conorii* y pueden contraer y transmitir la enfermedad por la picadura de la garrapata *Rhipicephalus sanguineus*. La mayor incidencia de estas infecciones tiene lugar en los meses cálidos.

3. DIAGNÓSTICO

- Clínica y epidemiología compatibles.
- Serología.
- Biopsia cutánea: inmunohistoquímica, PCR, cultivo, etc.

4. TRATAMIENTO

- El tratamiento de elección es doxiciclina.
- Como alternativas pueden emplearse macrólidos (claritromicina o azitromicina) o cloranfenicol.

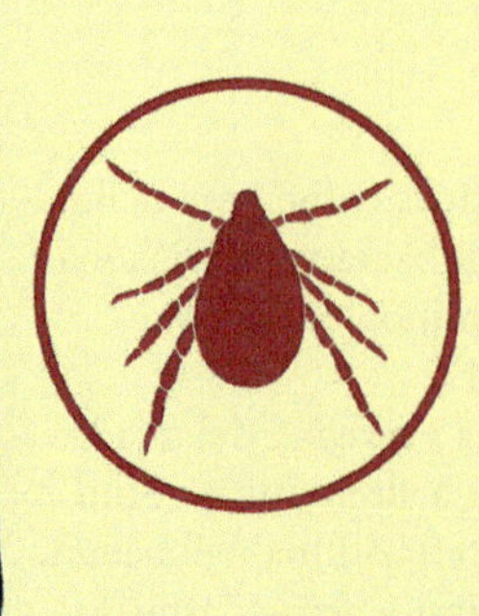

Enfermedades infecciosas transmitidas por garrapatas

Las garrapatas se están convirtiendo en un importante problema de salud pública. Colonizan diversas áreas, con diferentes condiciones ambientales y distintos períodos de actividad estacional. En su ciclo vital afectan a diversas aves, reptiles y mamíferos, incluyendo el ser humano.

Las garrapatas *Ixodes* transmiten infecciones como la anaplasmosis, la babesiosis o la enfermedad de Lyme, mientras que *R. sanguineus* puede dar lugar a la fiebre botonosa mediterránea. Las garrapatas del género *Dermacentor* transmiten la tularemia y el DEBONEL (del inglés *Dermacentor-borne, necrosis, erythema, lymphadenopathy*) o TIBOLA (del inglés *tick-borne lymphadenopathy*), y las del género *Hyalomma* son vector del virus de la fiebre de Crimea-Congo.

2. CLÍNICA

(1) Tras una incubación de unos 7 días, aparecen fiebre, mialgias y cefalea. Una exploración física minuciosa podrá mostrar una escara en el punto de inoculación (mancha negra o *tâche noire*).

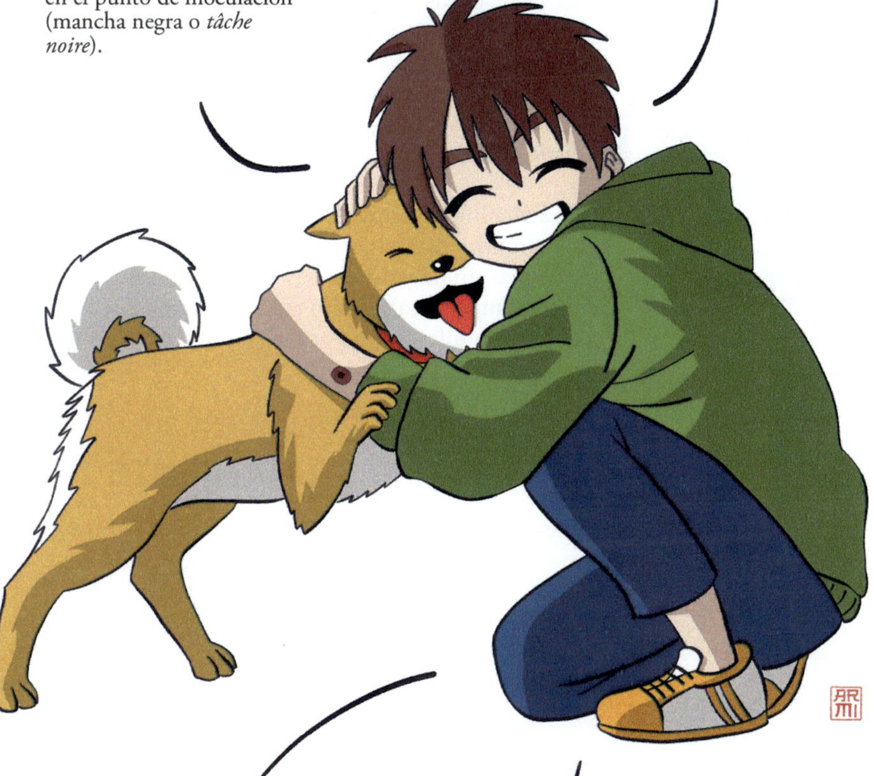

(2) Puede ser una enfermedad grave, especialmente si existen factores de riesgo como edad avanzada, DM, insuficiencia cardíaca, alcoholismo, o déficit de G6PDH.

(3) En función de la gravedad, puede aparecer un exantema petequial, síntomas digestivos, obnubilación, taquipnea, signos de deshidratación, hepatomegalia, leucocitosis, alteraciones de la coagulación, insuficiencia renal aguda, elevación de bilirrubina, transaminasas o CPK, etc.

(4) La infección puede producir complicaciones perinatales en el embarazo como microcefalia, calcificaciones intracraneales, etc.

18 Fiebre de las trincheras

1. ETIOLOGÍA

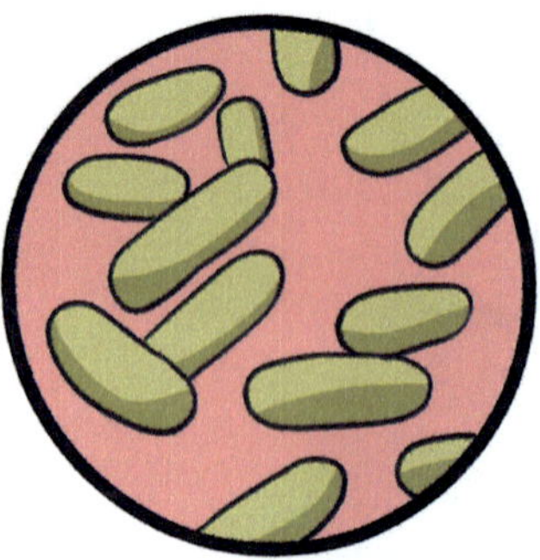

La fiebre de las trincheras (también conocida como *fiebre quintana* o *de los cinco días*) está causada por *Bartonella quintana*, un bacilo gramnegativo de crecimiento exigente que se transmite a los humanos (único reservorio conocido) a través de *Pediculus humanus*, el piojo corporal humano.

Descrita inicialmente en las trincheras de la Primera Guerra Mundial, en la actualidad se presenta en personas sin hogar (fiebre de las trincheras urbana o contemporánea). Como factores de riesgo se han descrito la infestación por piojos y el alcoholismo.

3. DIAGNÓSTICO

- Clínica y epidemiología compatibles.
- Aislamiento de *B. quintana* en hemocultivos.
- Serología.
- Se debe descartar endocarditis.

4. TRATAMIENTO

- **Bacteriemia sin endocarditis:** doxiciclina en combinación con gentamicina o rifampicina.
- **Endocarditis:** doxiciclina o azitromicina, asociando inicialmente gentamicina. La endocarditis requiere tratamientos prolongados, siendo incluso necesaria la sustitución valvular.

Enfermedades infecciosas transmitidas por piojos

Existen dos especies de piojos con predilección por el ser humano: *Pediculus humanus* y *Pthirus pubis* (piojos públicos). A su vez, *P. humanus* incluye dos morfotipos, *P. humanus capitis* (piojos de la cabeza) y *P. humanus corporis* (piojos del cuerpo).

P. humanus corporis siempre se ha considerado un especial problema de salud pública, dada su capacidad de transmitir infecciones como la fiebre de las trincheras (producida por *B. quintana*) o el tifus epidémico (causada por *Rickettsia prowazekii*). Actualmente, estas y otras enfermedades están resurgiendo en situaciones de mala higiene, pobreza social o conflictos bélicos, y también han provocado brotes en cárceles y campos de refugiados.

2. CLÍNICA

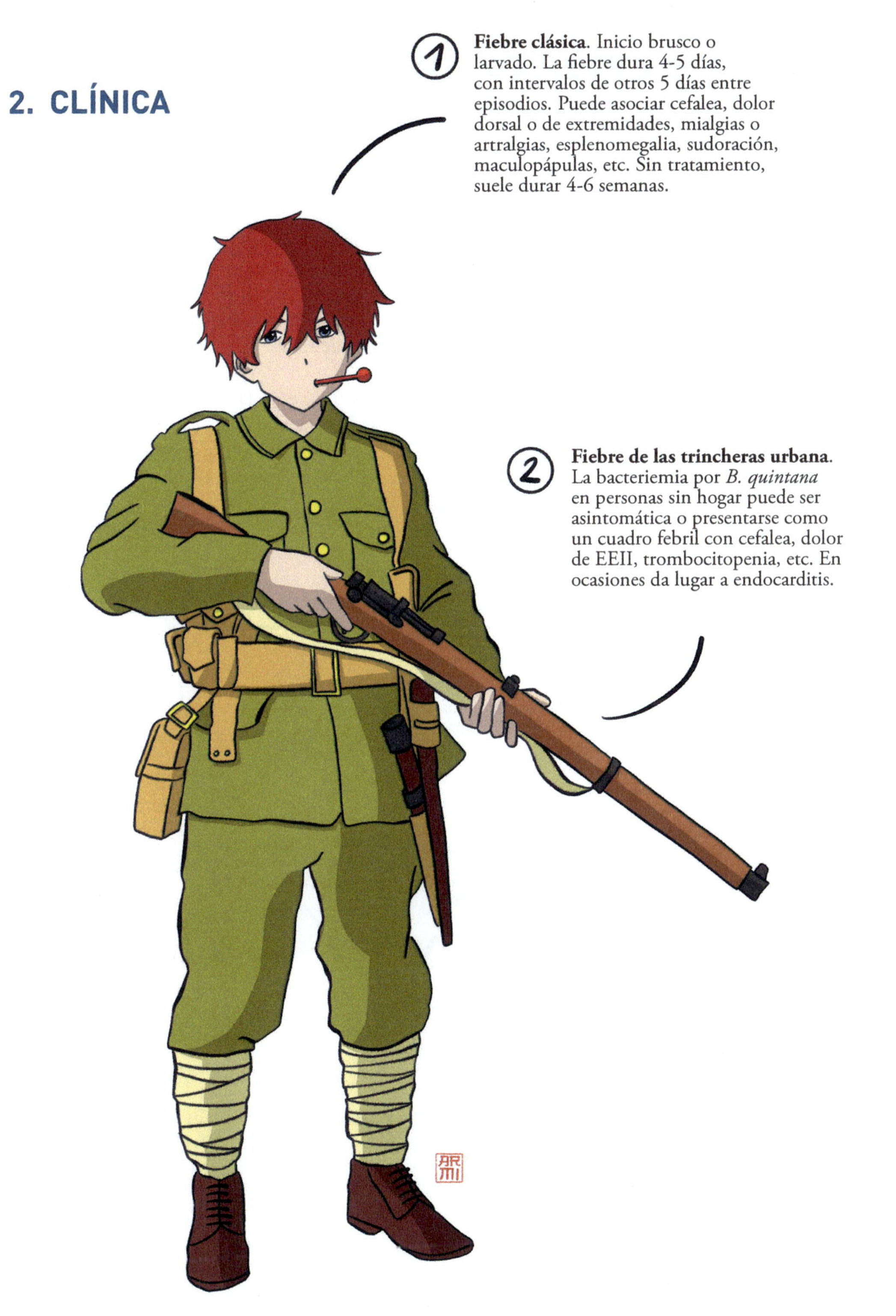

Fiebre clásica. Inicio brusco o larvado. La fiebre dura 4-5 días, con intervalos de otros 5 días entre episodios. Puede asociar cefalea, dolor dorsal o de extremidades, mialgias o artralgias, esplenomegalia, sudoración, maculopápulas, etc. Sin tratamiento, suele durar 4-6 semanas.

Fiebre de las trincheras urbana. La bacteriemia por *B. quintana* en personas sin hogar puede ser asintomática o presentarse como un cuadro febril con cefalea, dolor de EEII, trombocitopenia, etc. En ocasiones da lugar a endocarditis.

19 Fiebre entérica (tifoidea)

1. ETIOLOGÍA

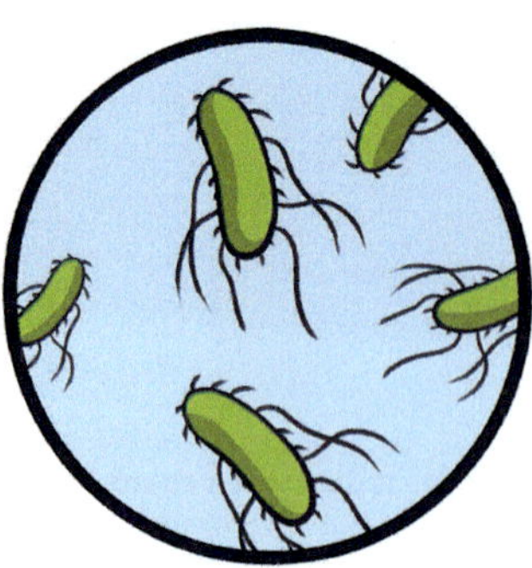

La fiebre entérica es una infección producida por *Salmonella typhi* y *S. paratyphi* (serotipos A, B y C), cuyo único hospedador es el ser humano. Se transmiten principalmente por vía fecal-oral, a partir de alimentos contaminados. Es más frecuente en países en desarrollo.

Llamada inicialmente *fiebre tifoidea*, la distingue del tifus la hipertrofia de las placas de Peyer y de los ganglios mesentéricos, pasando a denominarse *fiebre entérica*. Actualmente ambos términos se emplean indistintamente.

2. PATOGENIA

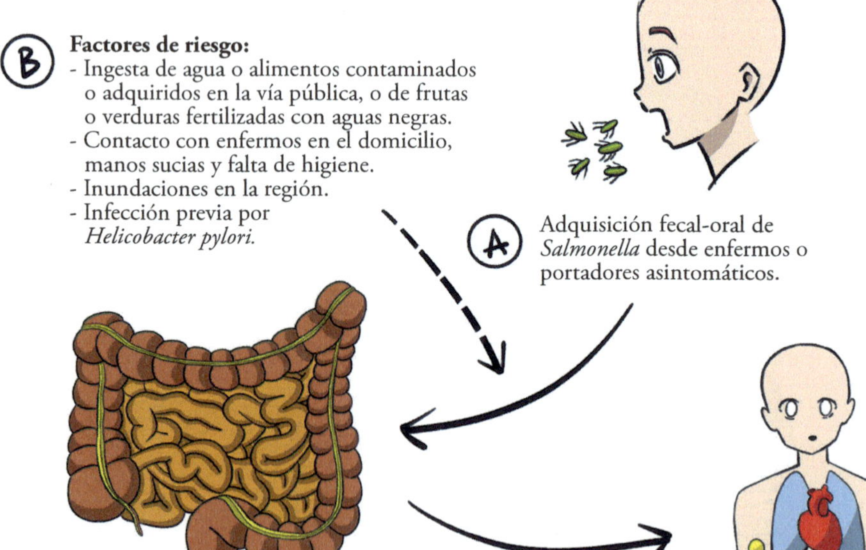

Salmonella atraviesa el epitelio intestinal, es fagocitada por los macrófagos y alcanza las placas de Peyer, que se hipertrofian y necrosan.

Diseminación hematógena y linfática y afectación sistémica (especialmente del SRE).

3. CLÍNICA

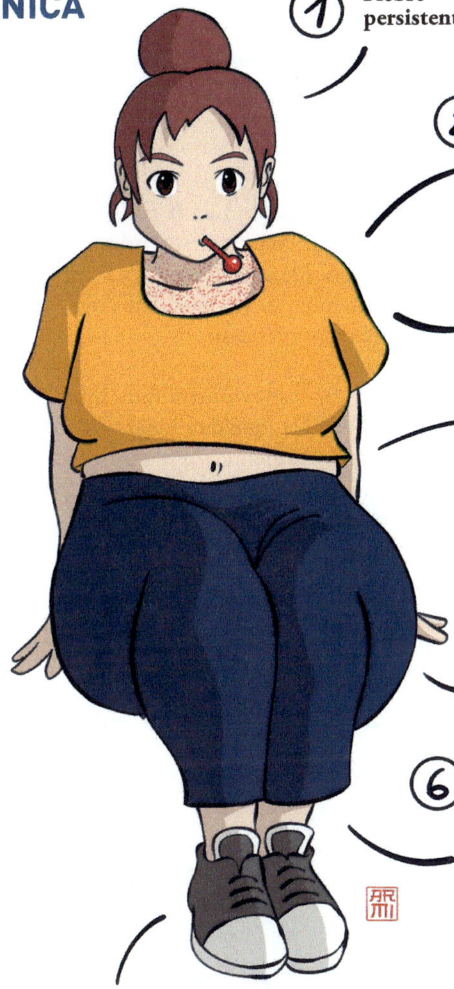

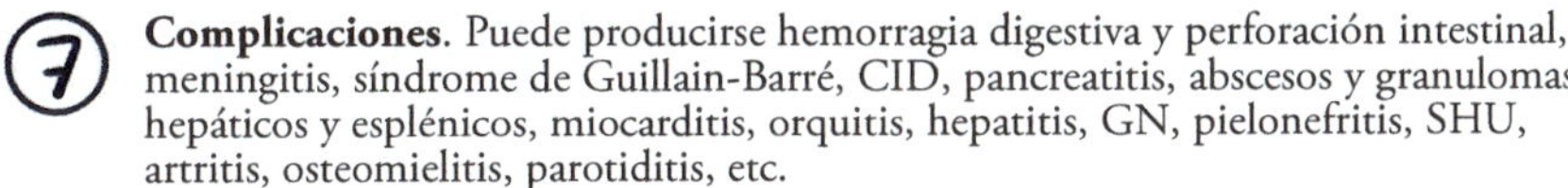

(1) **Fiebre persistente.**

(2) **Síntomas digestivos.** Anorexia, dolor abdominal, náuseas y vómitos, y diarrea.

(3) **Roséola tifoidea.** Lesiones maculopapulares asalmonadas que desaparecen con la presión, en el tronco y el tórax. Se inicia en la primera semana y remite en 2-5 días.

(4) Hepatoesplenomegalia, epistaxis y bradicardia relativa (FC en rango de normalidad a pesar de la fiebre).

(5) **Otros síntomas.** Cefalea, tos, diaforesis, mialgias, malestar general, artralgias, etc.

(6) Hasta el 10% de los pacientes sufre recurrencias leves, 2-3 semanas tras la desaparición de la fiebre. Hasta el 10% de los pacientes sin tratamiento elimina *S. typhi* en heces hasta tres meses y el 1-4% desarrolla estado de portador crónico asintomático.

(7) **Complicaciones.** Puede producirse hemorragia digestiva y perforación intestinal, meningitis, síndrome de Guillain-Barré, CID, pancreatitis, abscesos y granulomas hepáticos y esplénicos, miocarditis, orquitis, hepatitis, GN, pielonefritis, SHU, artritis, osteomielitis, parotiditis, etc.

4. DIAGNÓSTICO

- Clínico: viajero febril de áreas endémicas.
- Cultivo de sangre, médula ósea, heces, biopsia de la roséola, etc.
- PCR.
- Serología.

5. TRATAMIENTO

- **Tratamiento de elección:** ceftriaxona, azitromicina o meropenem.
- **Pautas alternativas:** otros antibióticos como cefotaxima, ciprofloxacino o cloranfenicol.
- Valorar el uso de corticoides en los casos muy graves.
- **Prevención:** control de alimentos y la vacunación.

20 Fiebre Q

1. ETIOLOGÍA

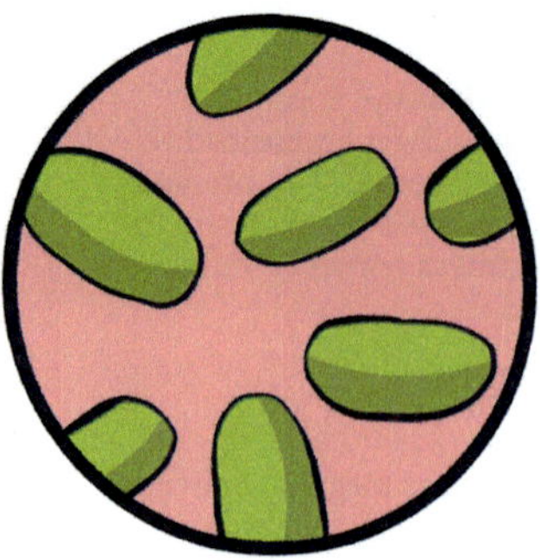

La fiebre Q es una zoonosis producida por *Coxiella burnetii*, un cocobacilo gramnegativo cuyo reservorio habitual es el ganado ovino y bovino. De distribución casi universal, se transmite principalmente por los productos del parto, orina, heces y leche del ganado infectado.

C. burnetii presenta una fase evolutiva muy infecciosa (fase I) y otra avirulenta (fase II), que dan lugar a la afectación crónica y aguda, respectivamente. La menor edad y el sexo femenino parecen tener efecto protector. Es un potencial agente de bioterrorismo.

2. PATOGENIA

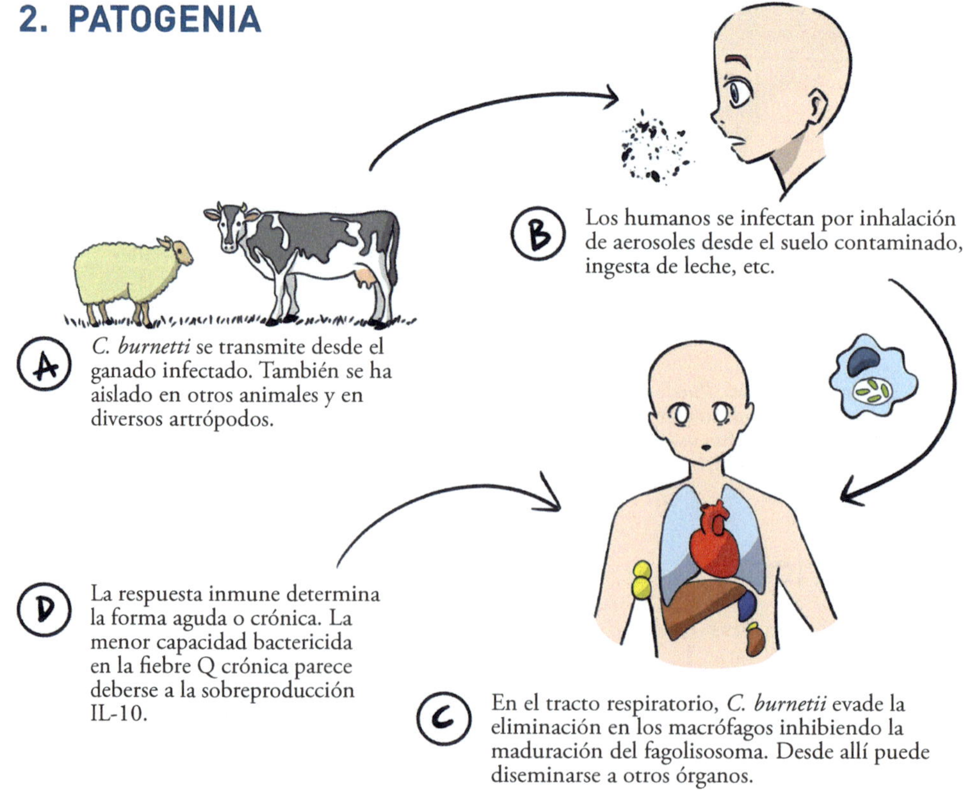

3. CLÍNICA

 **Fiebre Q aguda.** Puede aparecer fiebre, astenia, fotofobia y cefalea intensa, en ocasiones con sudor, escalofríos, náuseas y vómitos, diarrea y exantema. Son frecuentes la neumonía (es característica la Rx de tórax con opacidades esféricas múltiples), la hepatitis y la trombocitopenia, que a menudo evoluciona a trombocitosis. Puede complicar el embarazo.

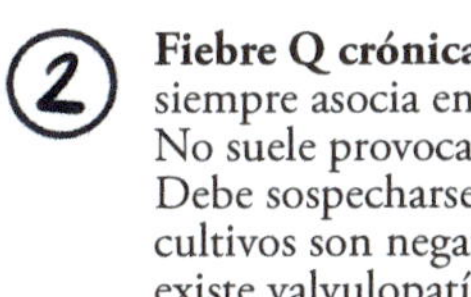 **Fiebre Q crónica.** Casi siempre asocia endocarditis. No suele provocar fiebre. Debe sospecharse si los cultivos son negativos o existe valvulopatía previa, exantema, insuficiencia renal, afectación vascular cerebral o insuficiencia cardíaca. Puede haber organomegalias y alteraciones analíticas como la elevación del factor reumatoide, la VSG o la CRP o la hipergammaglobulinemia.

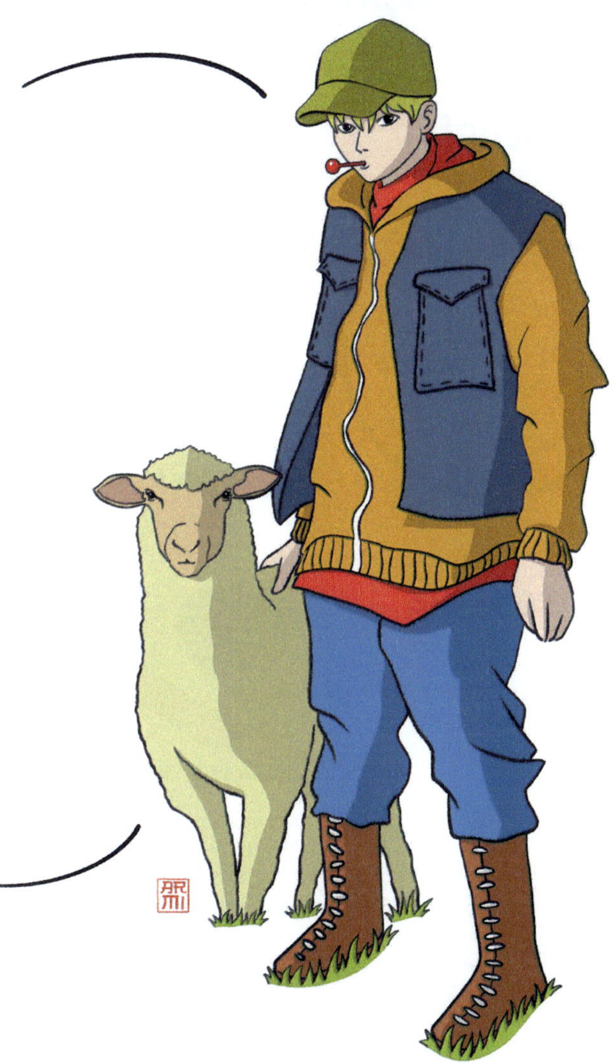

4. DIAGNÓSTICO

- Habitualmente combina la sospecha clínica con elevación de títulos de anticuerpos de fase I o fase II (forma crónica o aguda, respectivamente), o PCR positiva en sangre o en las muestras clínicas.
- Los cultivos requieren un nivel 3 de bioseguridad.

5. TRATAMIENTO

- **Fiebre Q aguda:** doxiciclina (alternativa: TMP-SMX, fluoroquinolonas o macrólidos)).
- **Fiebre Q crónica:** pautas prolongadas con doxiciclina e hidroxicloroquina (alternativa: doxiciclina + fluoroquinolonas). En la endocarditis puede ser precisa la sustitución valvular.

21 Infección por *Haemophilus influenzae*

1. ETIOLOGÍA

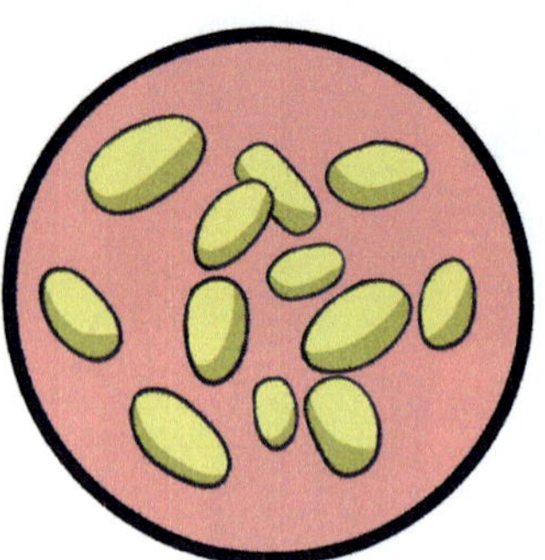

Haemophilus influenzae es un pequeño cocobacilo gramnegativo que crece en medios aerobios y requiere para su crecimiento factor X y factor V.

Según los polisacáridos de su cápsula se clasifica en seis serotipos (a-f). Las cepas de mayor relevancia son *H. influenzae* de tipo b (Hib), que afecta más a lactantes y a niños menores de 6 años, y las cepas no tipificables, que carecen de cápsula. Las vacunas han reducido considerablemente el número de pacientes con colonización o infección por Hib.

2. PATOGENIA

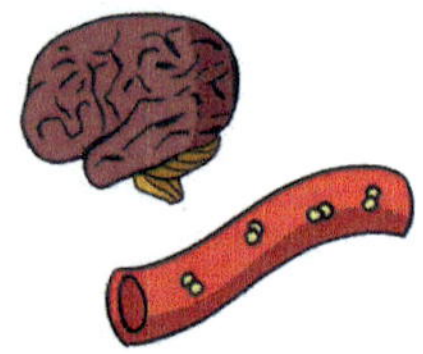

C Los anticuerpos (maternos en recién nacidos o por vacunas) evitan la enfermedad invasiva por Hib.

B El polisacárido capsular de Hib evade la opsonización y permite la propagación hematógena a meninges, huesos, articulaciones, etc.

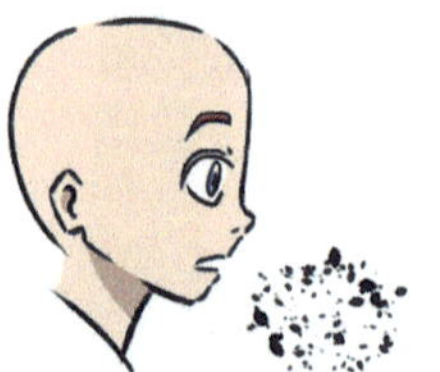

A *H. influenzae* alcanza las vías respiratorias a través de pequeñas gotas de saliva por el aire, contacto o fómites.

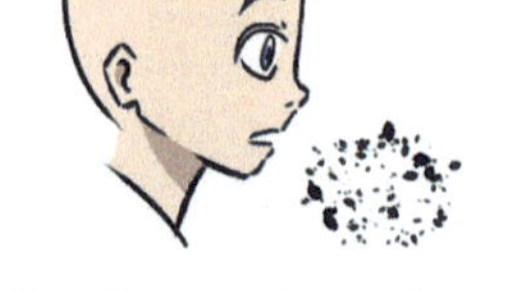

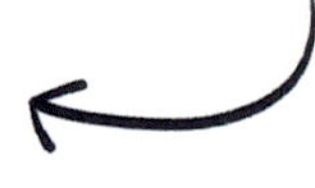

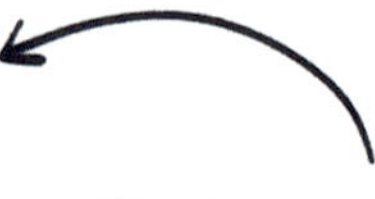

E La respuesta frente a las cepas no tipificables es específica de cada cepa y puede haber recidivas.

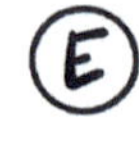

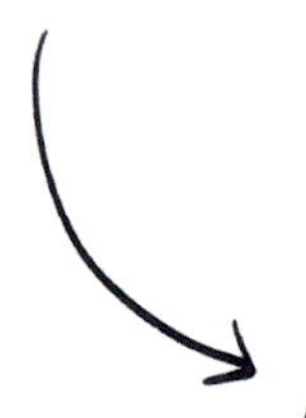

D Las cepas no tipificables producen invasión local de las mucosas: otitis media, exacerbación de EPOC, etc.

3. CLÍNICA

 **Hib**. Puede producir meningitis (en niños menores de 2 años, con una mortalidad de casi el 5 % y posibles secuelas), epiglotitis (en niños de 2-7 años, puede ser grave), celulitis (normalmente con bacteriemia), neumonía, osteomielitis, artritis, etc.

 **Cepas no tipificables**. Es la causa más frecuente de exacerbación de la EPOC y la tercera causa de otitis media en niños. También produce sinusitis, neumonía (especialmente en inmunosuprimidos), infección puerperal, bacteriemia neonatal, etc.

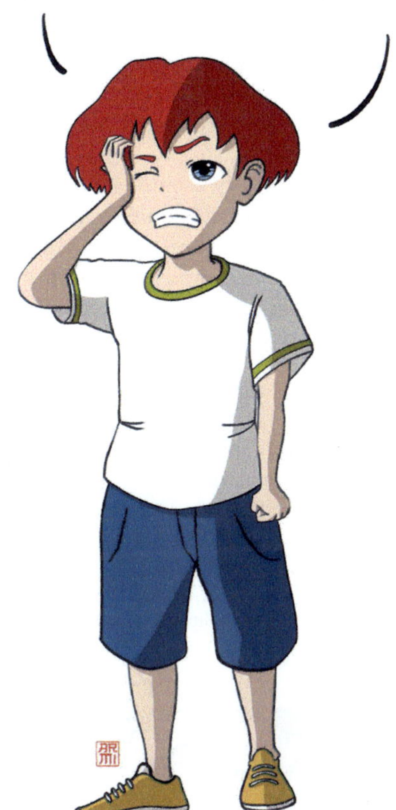

4. DIAGNÓSTICO

- Sospecha por clínica o de imagen.
- Tinción y cultivo de muestras estériles (timpanocentesis, LCR, sangre, etc.).
- Detección de polisacárido capsular en suero, LCR u orina.

5. TRATAMIENTO

- **Meningitis, epiglotitis y otras infecciones graves:** ceftriaxona o cefotaxima.
- **Enfermedad no invasiva:** amoxicilina-clavulánico o cefuroxima.
- Pueden emplearse alternativas como levofloxacino, moxifloxacino, azitromicina o claritromicina.
- Profilaxis con rifampicina en los contactos de pacientes con infección invasiva por Hib.
- La vacunación está incluida en el calendario vacunal.

22 Infección por *Helicobacter pylori*

1. ETIOLOGÍA

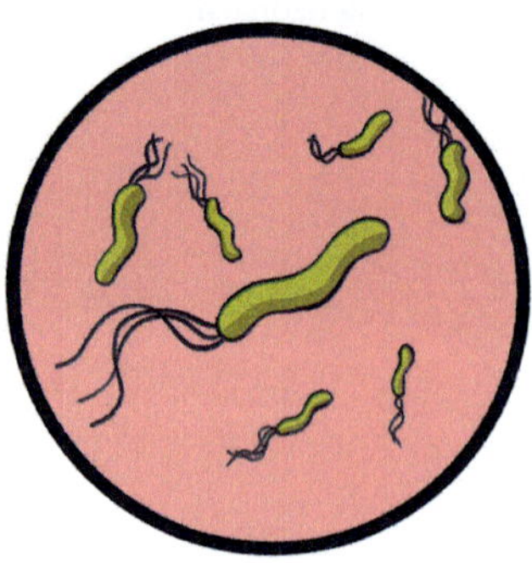

Helicobacter pylori es un bacilo gramnegativo móvil microaerófilo que coloniza la mucosa gástrica (30 % de la población en países desarrollados, 80 % en países en desarrollo). Posee mecanismos de resistencia al ácido, en especial la producción de ureasa.

La prevalencia aumenta con la edad. Solo el 10-15 % de los colonizados muestra enfermedad, principalmente los varones. Es el principal factor de riesgo de úlcera péptica, adenocarcinoma gástrico y linfoma MALT gástrico. El tratamiento antibiótico ha revolucionado el abordaje de la úlcera y el linfoma.

2. PATOGENIA

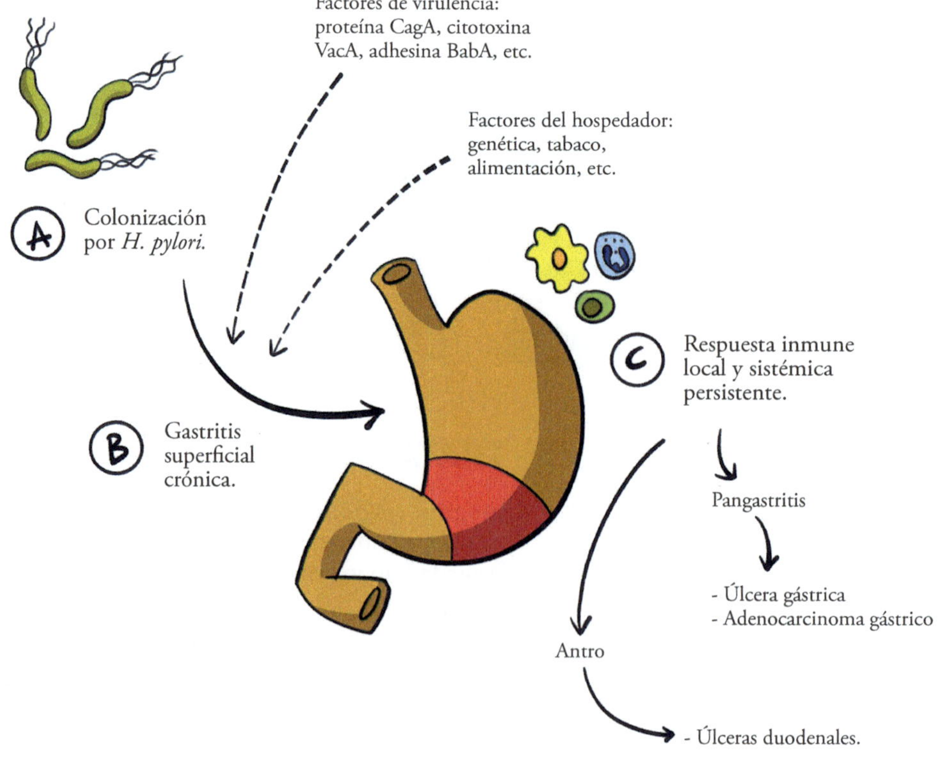

3. CLÍNICA

① **Adquisición aguda.** Puede producir clínica gastrointestinal superior aguda, con náuseas y dolor abdominal. Los síntomas persisten 3-14 días. En muchos pacientes es asintomática.

② **Colonización persistente.** Tras los síntomas agudos, gran parte de la colonización persistente es asintomática. Es probable que la bacteria intervenga en menos del 10 % de las dispepsias no ulcerosas.

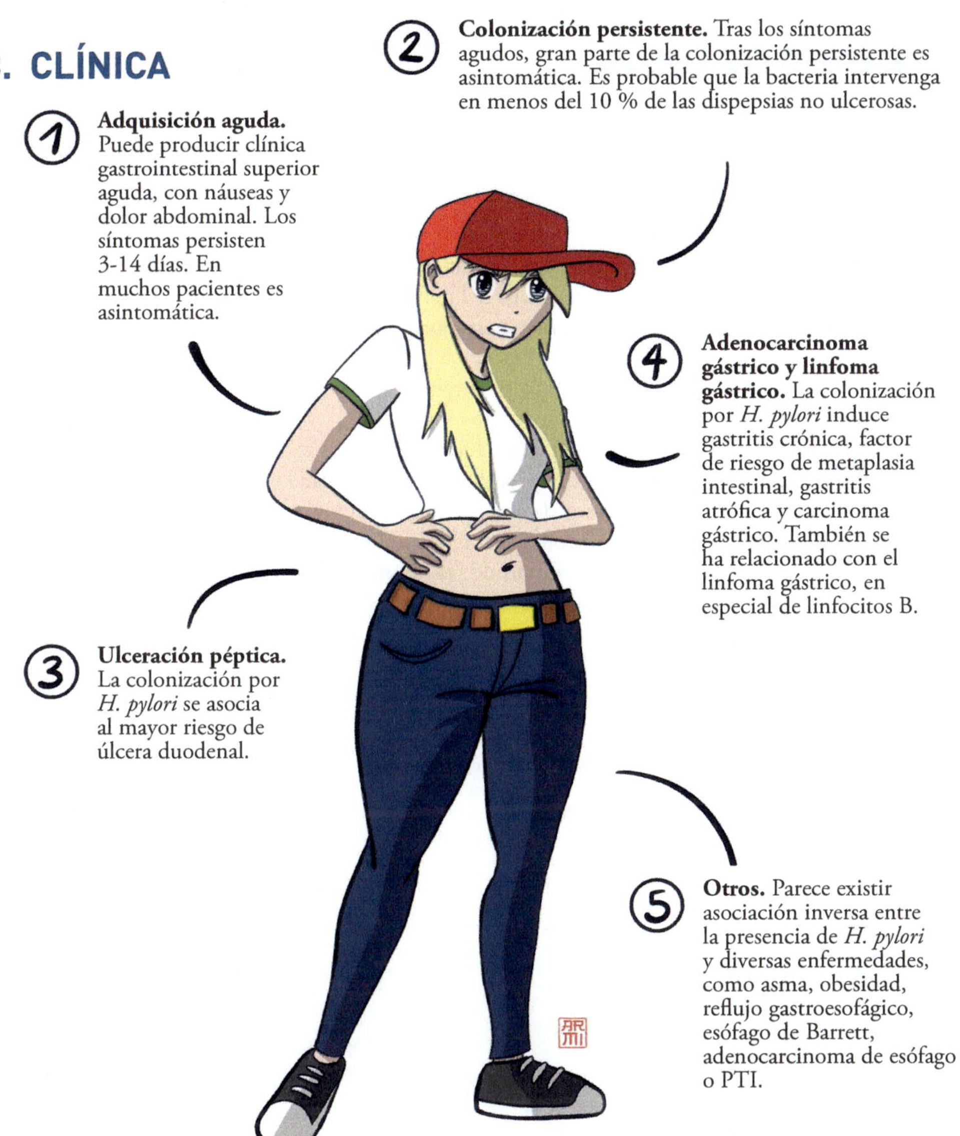

③ **Ulceración péptica.** La colonización por *H. pylori* se asocia al mayor riesgo de úlcera duodenal.

④ **Adenocarcinoma gástrico y linfoma gástrico.** La colonización por *H. pylori* induce gastritis crónica, factor de riesgo de metaplasia intestinal, gastritis atrófica y carcinoma gástrico. También se ha relacionado con el linfoma gástrico, en especial de linfocitos B.

⑤ **Otros.** Parece existir asociación inversa entre la presencia de *H. pylori* y diversas enfermedades, como asma, obesidad, reflujo gastroesofágico, esófago de Barrett, adenocarcinoma de esófago o PTI.

4. DIAGNÓSTICO

- Clínica y epidemiología compatibles.
- Pruebas no invasivas: prueba del aliento con urea, antígenos en heces, serología, etc.
- Pruebas con endoscopia: prueba de la ureasa, estudio histológico, cultivo, etc.

5. TRATAMIENTO

- El tratamiento, indicado especialmente en pacientes con úlcera péptica o riesgo de cáncer gástrico, se basa en una combinación antibióticos como metronidazol, tetraciclina, amoxicilina, claritromicina o levofloxacino, además de subsalicilato de bismuto y omeprazol.
- Existe un progresivo aumento de las cepas con resistencia a los antibióticos.

23 Legionelosis

1. ETIOLOGÍA

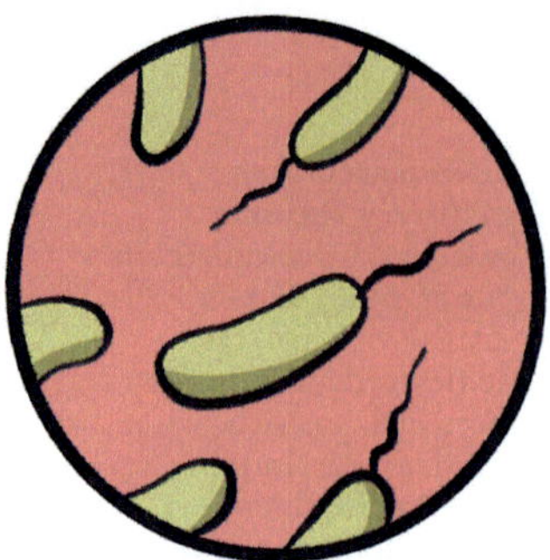

Se denomina legionelosis a la infección por bacilos gramnegativos del género *Legionella*. La especie *L. pneumophila* es responsable del 80-90 % de las infecciones en el humano (el 80 % pertenecen al serogrupo 1, mientras que el serogrupo 6 el más frecuente en los hospitales).

L. pneumophila habita en zonas acuáticas como lagos o arroyos, y produce infección desde reservorios como los sistemas de agua potable o el aire acondicionado. Es la cuarta causa de neumonía extrahospitalaria y responsable de hasta la mitad de las neumonías nosocomiales si el sistema de agua está colonizado. El riesgo es mayor en pacientes trasplantados.

2. PATOGENIA

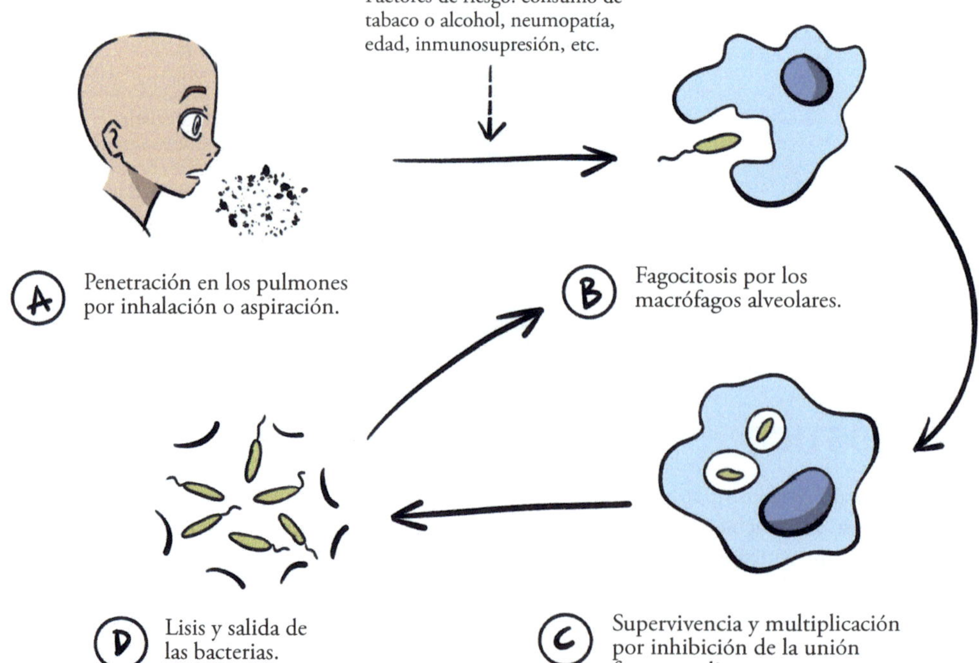

3. CLÍNICA

① Enfermedad de los legionarios. Causa neumonía tras 2-10 días de incubación. Se presenta clásicamente con fiebre alta (en ocasiones con bradicardia relativa), mialgias, tos seca y pocos síntomas pulmonares, diarrea, confusión, hiponatremia y elevación de enzimas hepáticas y ferritina. Pueden observarse pródromos como cefalea, mialgias, astenia, etc. La Rx de tórax muestra un patrón intersticial (en ocasiones nodular) y puede asociar derrame pleural.

② Fiebre de Pontiac. Enfermedad febril autolimitada y breve que se desarrolla pocas horas tras la exposición a aerosoles contaminados. Los síntomas principales son fiebre, mialgias, cefalea y astenia. Con menos frecuencia aparecen tos, disnea, anorexia, artralgias y dolor abdominal. No se produce neumonía.

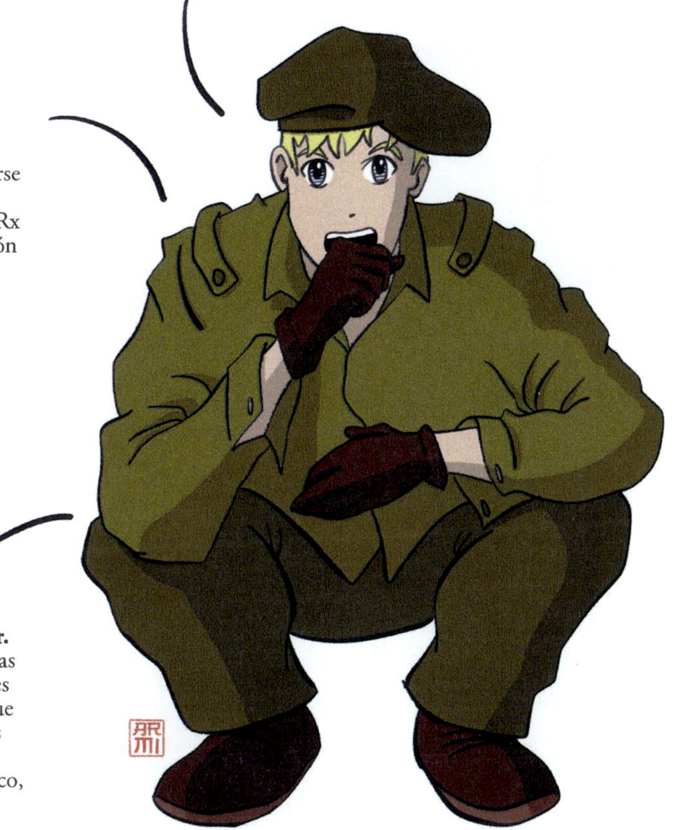

③ Infección extrapulmonar. Complicaciones raras de las neumonías, más frecuentes en inmunodeprimidos, que pueden presentar abscesos y otras infecciones a nivel cerebral, esplénico, cardíaco, muscular, articular, etc.

4. DIAGNÓSTICO

- Clínica, epidemiología y radiología compatibles.
- Tinción de Gram (la especie *L. micdadei* es BAAR).
- Cultivo y PCR de esputo o sitios estériles.
- Serología.
- Antígeno urinario (positivo 3-60 días; solo detecta el serogrupo 1).

5. TRATAMIENTO

- El tratamiento de elección es levofloxacino o azitromicina (alternativas: claritromicina o doxiciclina).
- La duración del tratamiento puede variar en función del cuadro clínico.

24 Leptospirosis

1. ETIOLOGÍA

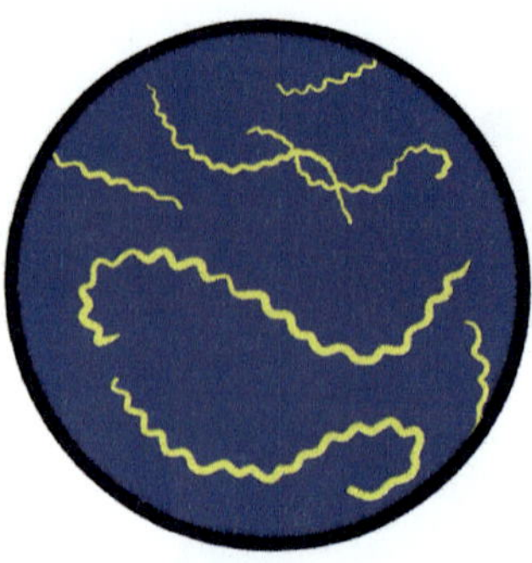

La leptospirosis es una zoonosis de distribución mundial producida por las espiroquetas del género *Leptospira*. El principal reservorio son los roedores, que excretan el microorganismo con la orina.

La infección se contrae por contacto con la orina, sangre o tejidos infectados, o por exposición al ambiente contaminado (suelo o agua). Tienen más riesgo ciertas profesiones como los veterinarios o los agricultores, y la exposición recreativa a agua dulce. En los países occidentales se produce un aumento de infecciones en verano y otoño, y en los trópicos en la estación lluviosa.

2. PATOGENIA

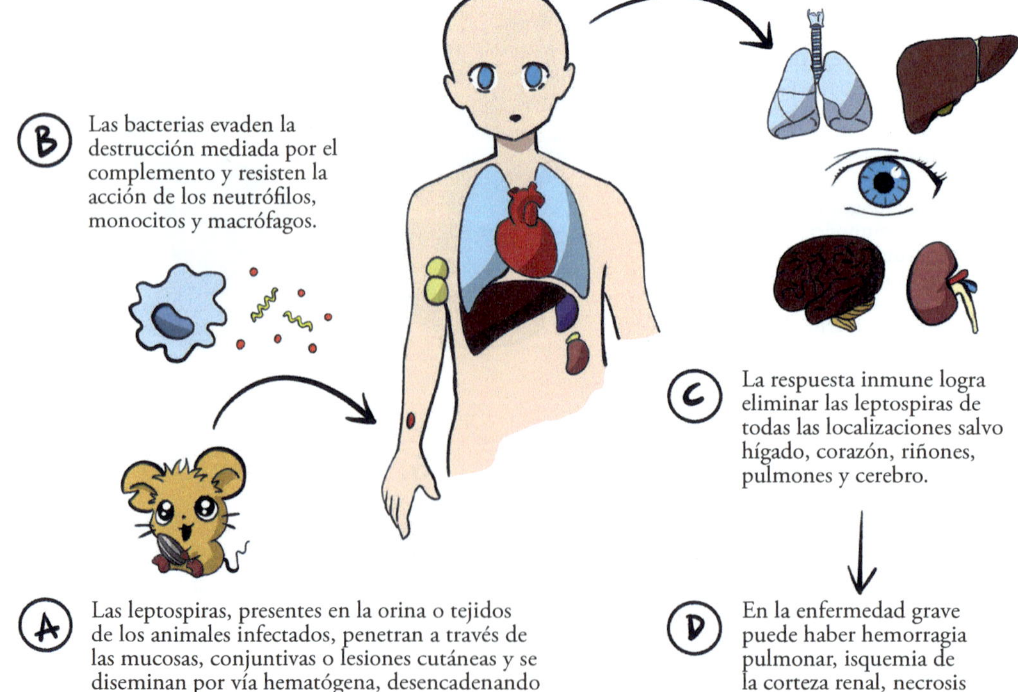

3. CLÍNICA

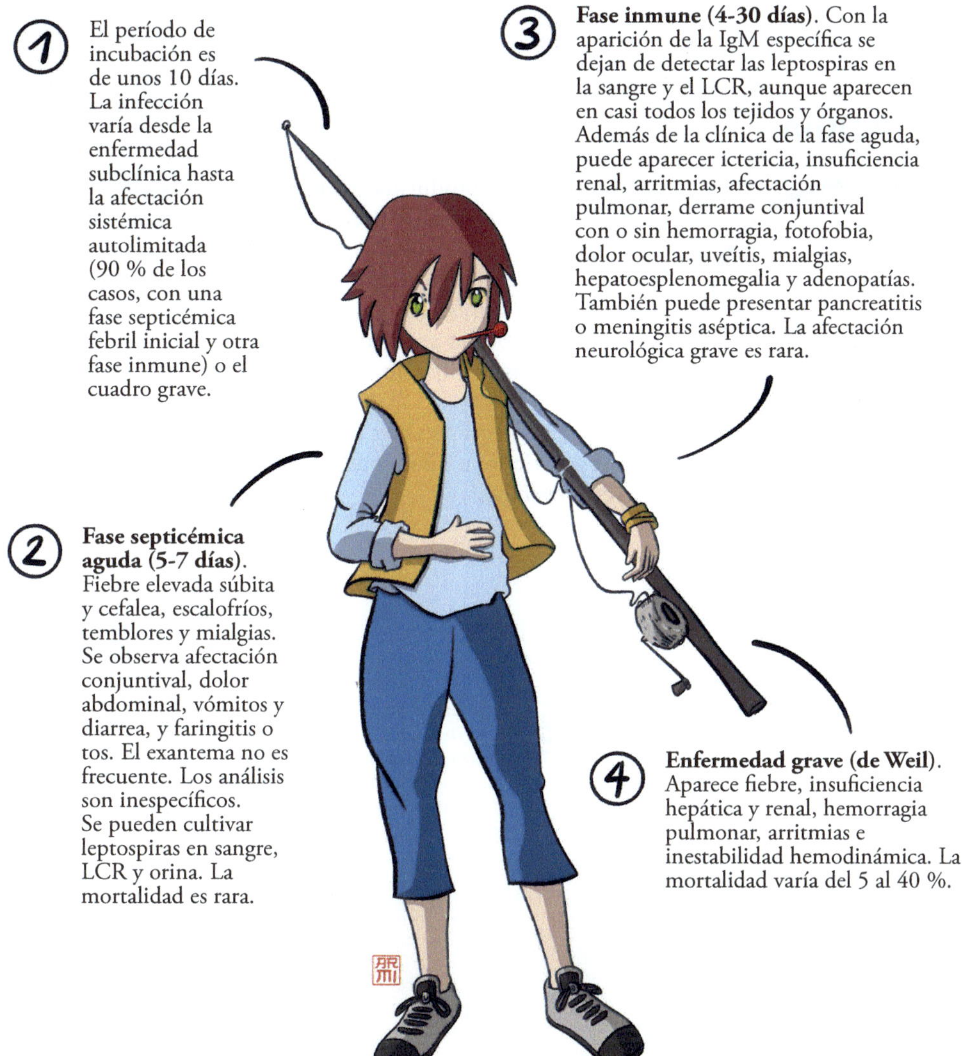

(1) El período de incubación es de unos 10 días. La infección varía desde la enfermedad subclínica hasta la afectación sistémica autolimitada (90 % de los casos, con una fase septicémica febril inicial y otra fase inmune) o el cuadro grave.

(2) Fase septicémica aguda (5-7 días). Fiebre elevada súbita y cefalea, escalofríos, temblores y mialgias. Se observa afectación conjuntival, dolor abdominal, vómitos y diarrea, y faringitis o tos. El exantema no es frecuente. Los análisis son inespecíficos. Se pueden cultivar leptospiras en sangre, LCR y orina. La mortalidad es rara.

(3) Fase inmune (4-30 días). Con la aparición de la IgM específica se dejan de detectar las leptospiras en la sangre y el LCR, aunque aparecen en casi todos los tejidos y órganos. Además de la clínica de la fase aguda, puede aparecer ictericia, insuficiencia renal, arritmias, afectación pulmonar, derrame conjuntival con o sin hemorragia, fotofobia, dolor ocular, uveítis, mialgias, hepatoesplenomegalia y adenopatías. También puede presentar pancreatitis o meningitis aséptica. La afectación neurológica grave es rara.

(4) Enfermedad grave (de Weil). Aparece fiebre, insuficiencia hepática y renal, hemorragia pulmonar, arritmias e inestabilidad hemodinámica. La mortalidad varía del 5 al 40 %.

4. DIAGNÓSTICO

- Clínica y epidemiología compatibles.
- Métodos directos: visualización directa de las leptospiras en sangre u orina mediante estudio microscópico de campo oscuro, PCR, tinción de muestras histológicas, cultivo de sangre, LCR, orina y otros líquidos.
- Métodos indirectos: serología.

5. TRATAMIENTO

- **Infección leve:** doxiciclina, amoxicilina o azitromicina.
- **Infección grave:** además de tratamiento de soporte, requiere la administración de penicilina o ceftriaxona.
- **Prevención:** evitar el contacto con animales, agua y tierra potencialmente contaminados.

25 Listeriosis

1. ETIOLOGÍA

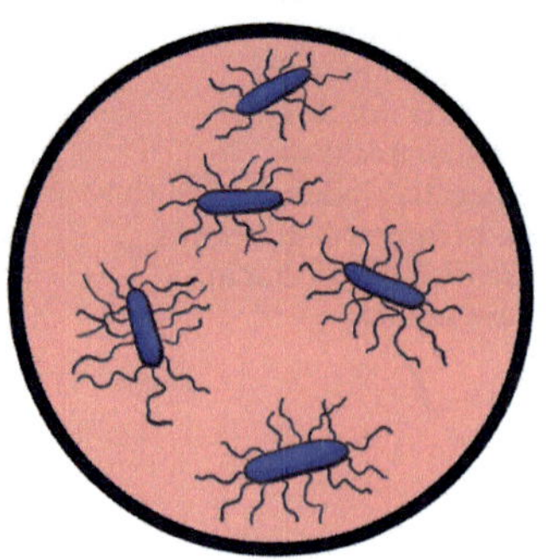

La listeriosis está producida en la mayoría de los casos por *Listeria monocytogenes*, un bacilo grampositivo de distribución mundial responsable de brotes alimentarios en relación con el consumo de alimentos de origen animal o vegetal (quesos suaves, embutidos, salchichas, leche, ensaladas frías, etc.). Los principales serotipos patógenos en humanos son 1/2a y 1/2b (gastroenteritis febril) y 4b (enfermedad invasiva).

La infección afecta con más frecuencia a embarazadas, recién nacidos, ancianos e inmunodeprimidos. La incidencia es mayor en verano.

2. PATOGENIA

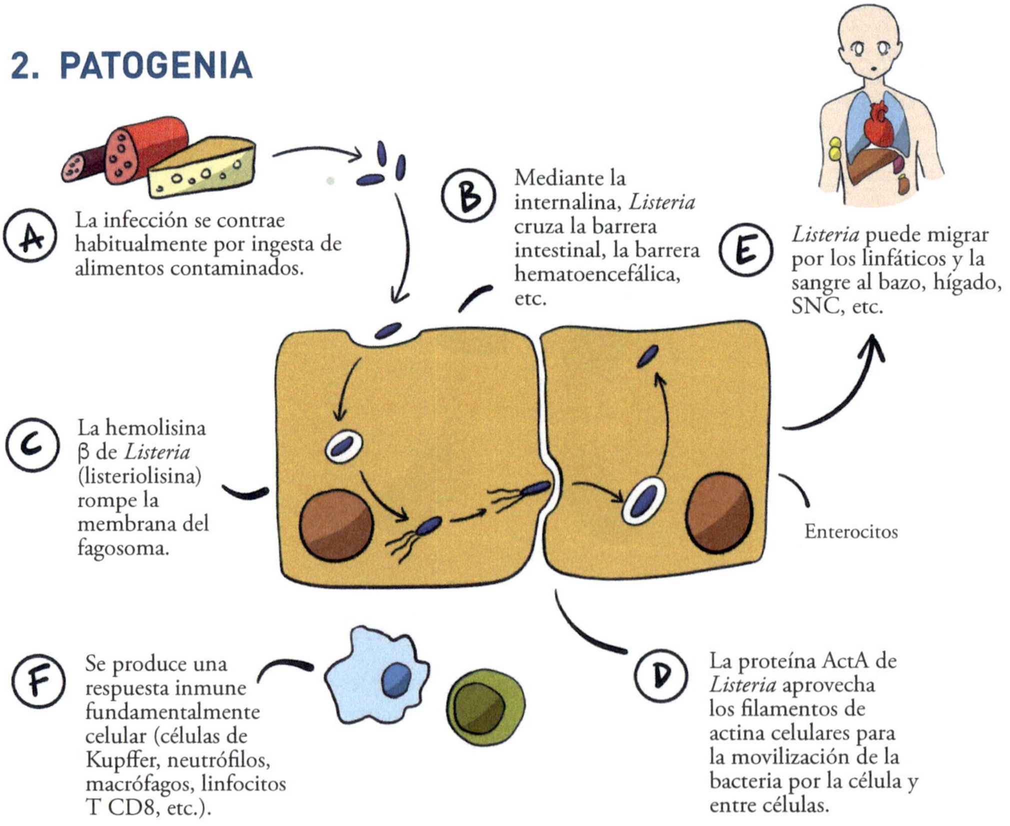

A La infección se contrae habitualmente por ingesta de alimentos contaminados.

B Mediante la internalina, *Listeria* cruza la barrera intestinal, la barrera hematoencefálica, etc.

E *Listeria* puede migrar por los linfáticos y la sangre al bazo, hígado, SNC, etc.

C La hemolisina β de *Listeria* (listeriolisina) rompe la membrana del fagosoma.

Enterocitos

F Se produce una respuesta inmune fundamentalmente celular (células de Kupffer, neutrófilos, macrófagos, linfocitos T CD8, etc.).

D La proteína ActA de *Listeria* aprovecha los filamentos de actina celulares para la movilización de la bacteria por la célula y entre células.

3. CLÍNICA

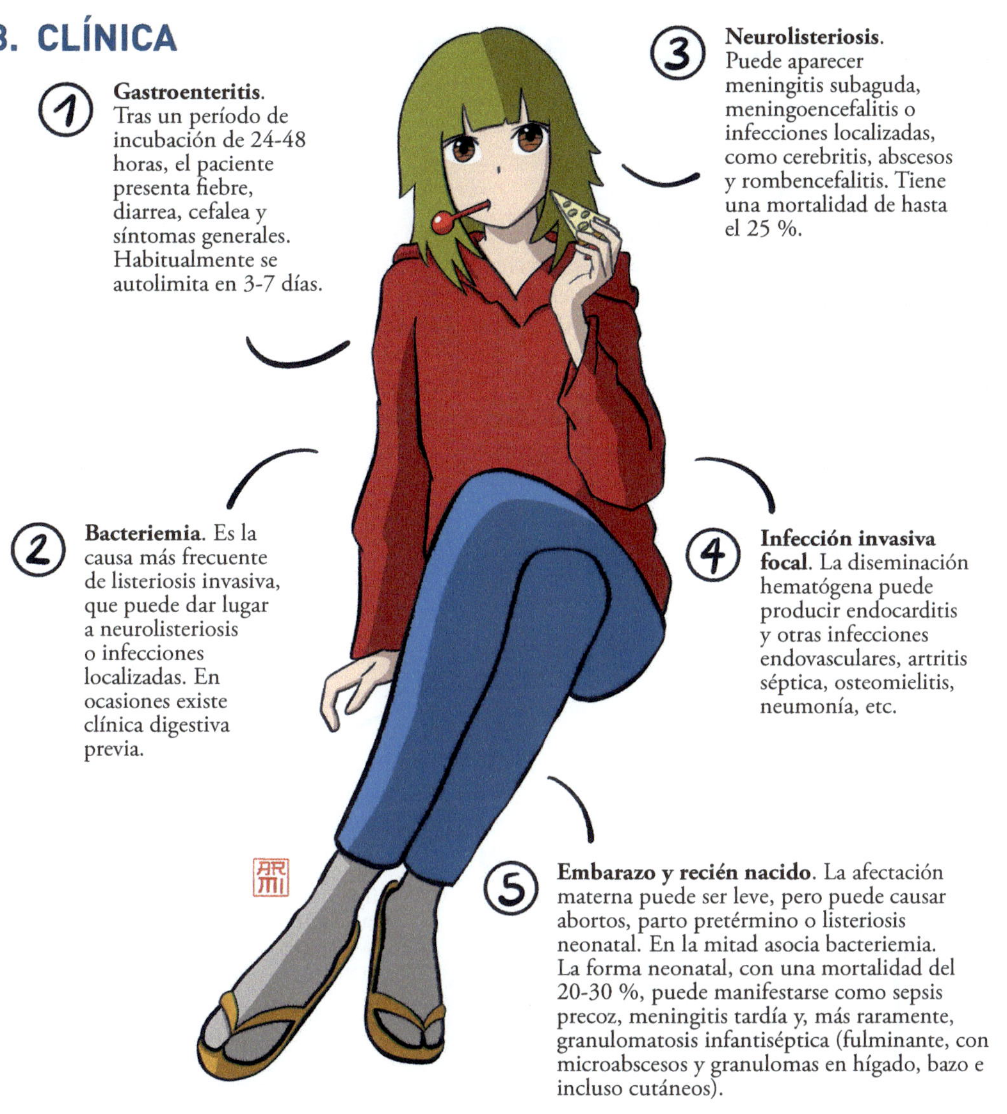

① Gastroenteritis. Tras un período de incubación de 24-48 horas, el paciente presenta fiebre, diarrea, cefalea y síntomas generales. Habitualmente se autolimita en 3-7 días.

② Bacteriemia. Es la causa más frecuente de listeriosis invasiva, que puede dar lugar a neurolisteriosis o infecciones localizadas. En ocasiones existe clínica digestiva previa.

③ Neurolisteriosis. Puede aparecer meningitis subaguda, meningoencefalitis o infecciones localizadas, como cerebritis, abscesos y rombencefalitis. Tiene una mortalidad de hasta el 25 %.

④ Infección invasiva focal. La diseminación hematógena puede producir endocarditis y otras infecciones endovasculares, artritis séptica, osteomielitis, neumonía, etc.

⑤ Embarazo y recién nacido. La afectación materna puede ser leve, pero puede causar abortos, parto pretérmino o listeriosis neonatal. En la mitad asocia bacteriemia. La forma neonatal, con una mortalidad del 20-30 %, puede manifestarse como sepsis precoz, meningitis tardía y, más raramente, granulomatosis infantiséptica (fulminante, con microabscesos y granulomas en hígado, bazo e incluso cutáneos).

4. DIAGNÓSTICO

- Sospecha clínica en grupos de riesgo.
- Cultivo (sangre, LCR, líquido amniótico, etc.).

5. TRATAMIENTO

- El tratamiento de elección es ampicilina (valorando asociar gentamicina en los cuadros graves).
- En pacientes alérgicos a penicilina se puede emplear TMP-SMX, meropenem o vancomicina, en función del cuadro clínico, que también condiciona la duración del tratamiento.
- La pasteurización y la higiene en el procesamiento de los alimentos reducen la contaminación.

26 Enfermedad de Lyme

1. ETIOLOGÍA

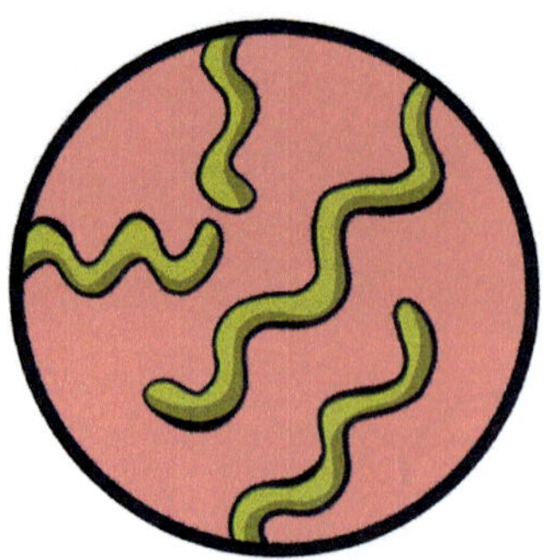

La enfermedad de Lyme está producida principalmente por tres especies de espiroquetas del género *Borrelia*: *B. burgdorferi sensu stricto* (o simplemente *B. burgdorferi*, la única en Estados Unidos), *B. garinii* y *B. afzelii*. Las tres se encuentran en Europa, y las dos últimas también en Asia.

La transmisión se produce por la picadura de garrapatas del complejo *Ixodes*. La mayoría de los pacientes presentan el cuadro inicial en verano.

2. PATOGENIA

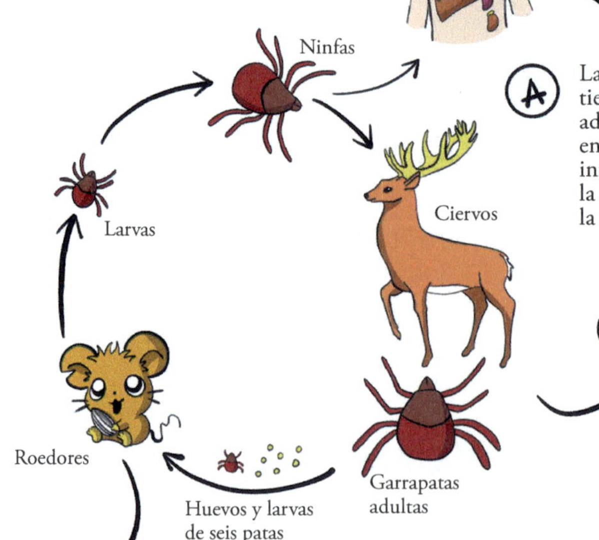

A. Las garrapatas del complejo *Ixodes* tienen estadios de larva, ninfa y adulto, y se alimentan de sangre en todos los estadios. Las ninfas infectadas por *Borrelia* transmiten la enfermedad a los humanos con la picadura.

B. Según el área geográfica se implican diferentes especies de garrapatas y hospedadores: en Estados Unidos son más frecuentes *Ixodes scapularis* (garrapata del ciervo) e *I. pacificus* (garrapata de la rata de la madera de patas oscuras); en Europa, *I. ricinus* (garrapata de la oveja, que se alimenta de pequeños mamíferos, aves y reptiles); y en Asia, *I. persulcatus* (garrapata de la taiga).

C. Los pequeños roedores son reservorios relevantes para *B. burgdorferi* y *B. afzelii*, mientras que las aves se asocian estrechamente con *B. garinii*. Las larvas se infectan con la picadura.

3. CLÍNICA

① **Estadio 1: infección temprana localizada**. Eritema *migrans* en el área de la picadura. Conforme se expande, se aclara en su centro. Es más frecuente en muslos, ingles y axilas. Puede no aparecer, o no recordarse la picadura.

② **Estadio 2: infección temprana diseminada**. La diseminación hematógena produce lesiones similares al eritema *migrans* en otras localizaciones. Puede asociarse malestar general y astenia, cefalea, fiebre, conjuntivitis, dolores generalizados y adenopatías. A veces existe hepatitis, esplenomegalia, odinofagia o, más raramente, tos seca. Algunos pacientes tienen hematuria microscópica. El 15 % de los casos desarrollan afectación neurológica (meningitis, encefalitis, parálisis facial bilateral, etc.), y el 5 %, cardíaca (BAV, miopericarditis, etc.). La principal manifestación neurológica en Europa es el síndrome de Bannwarth (dolor neurítico, pleocitosis linfocítica sin cefalea y neuritis de PPCC). Puede aparecer el linfocitoma por *Borrelia*, lesión cutánea subaguda, con frecuencia en la oreja o el tórax, con infiltrados de células B.

③ **Estadio 3: tardío, persistente**. A los meses de la infección, un 60 % desarrolla oligoartritis de grandes articulaciones (especialmente en rodillas). Es menos frecuente la alteración neurológica (especialmente, encefalopatía sutil). La acrodermatitis crónica atrófica se asocia a *B. afzelii*.

④ En ocasiones, a pesar del tratamiento adecuado algunos pacientes presentan síntomas persistentes, como dolor, astenia o dificultad neurocognitiva.

4. DIAGNÓSTICO

- Clínica y epidemiología apropiadas.
- Serología (ELISA, y confirmación por Western-Blot).
- Cultivo o PCR de biopsias del eritema *migrans*, plasma, LCR, líquido articular, etc.

5. TRATAMIENTO

- **Fase inicial:** doxiciclina, amoxicilina o cefuroxima.
- **Afectación neurológica, BAV o algunos casos de artritis:** puede requerirse antibiótico intravenoso (con frecuencia ceftriaxona) y una mayor duración del tratamiento.
- **Prevención:** evitar las picaduras de garrapata. Revisión tras la posible exposición.

27 Infección por *Moraxella catharralis*

1. ETIOLOGÍA

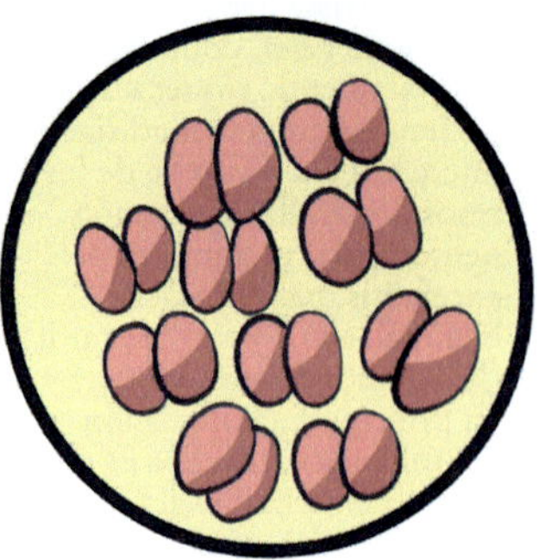

Moraxella catarrhalis es un diplococo gramnegativo exclusivo de las vías respiratorias humanas. La colonización, que disminuye con la edad, se relaciona con el invierno y las condiciones de vida, guarderías, hacinamiento, higiene, factores ambientales (p. ej., tabaquismo en el hogar), etc. Se asocia a la exacerbación de la EPOC.

Existe un incremento de cepas productoras de β-lactamasa. La vacuna antineumocócica ha originado cambios en los patrones de colonización.

2. PATOGENIA

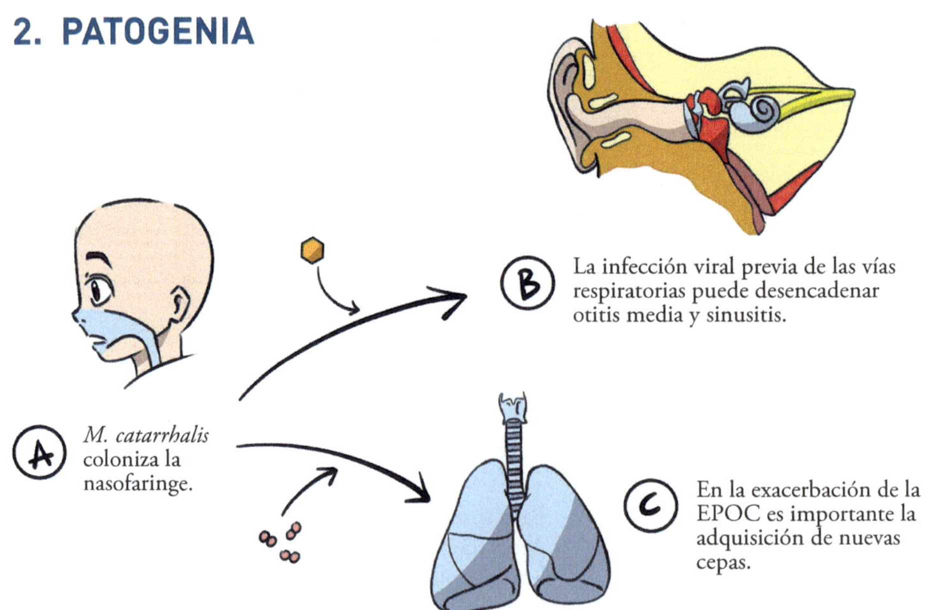

3. CLÍNICA

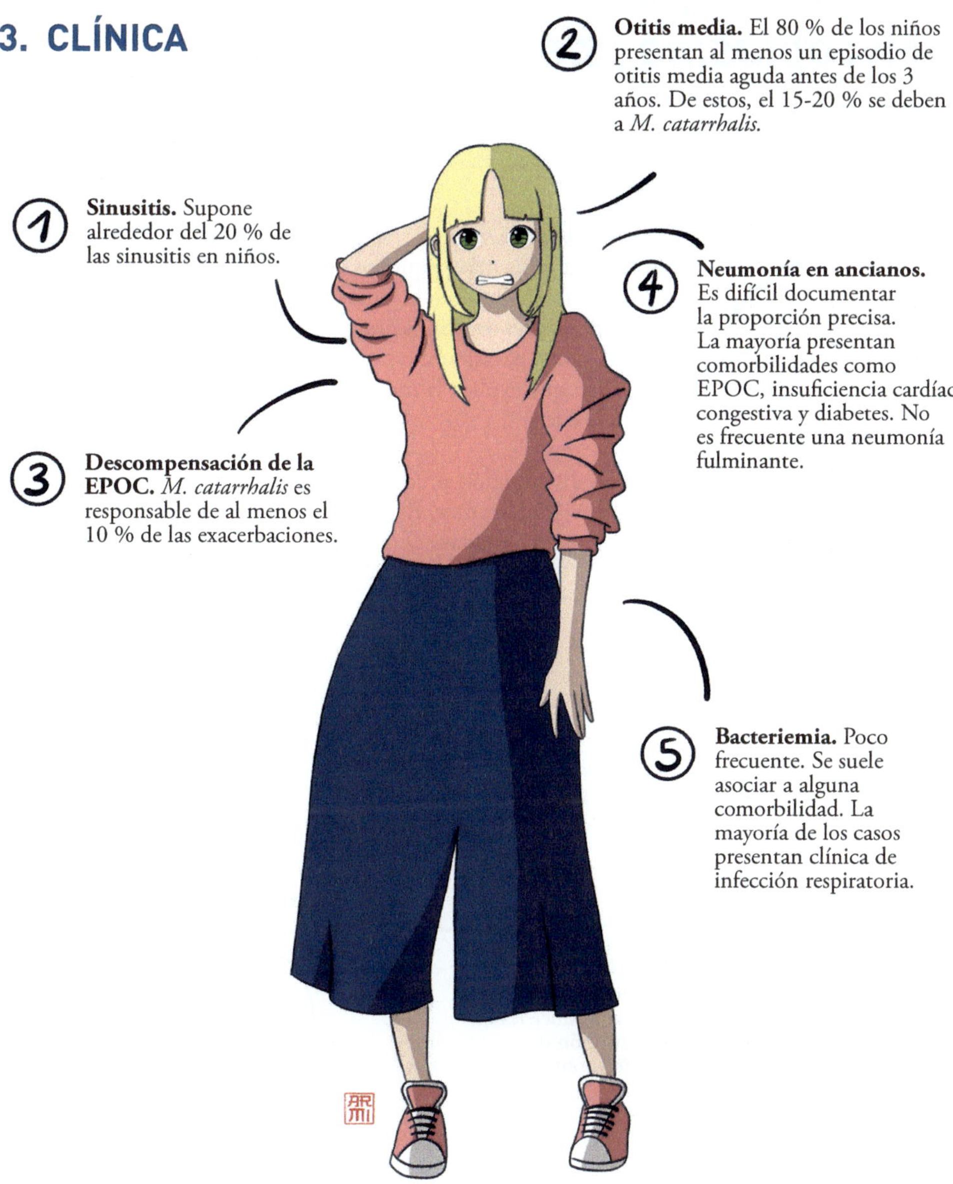

4. DIAGNÓSTICO

- Clínica compatible.
- La toma de muestras invasiva para cultivo no suele ser necesaria.
- Cultivo de esputo en pacientes con EPOC (puede ser difícil distinguirla de las otras colonias de *Neisseria* no patógenas).

5. TRATAMIENTO

- **Tratamiento de elección:** amoxicilina-clavulánico o cefuroxima.
- **Alternativas:** TMP-SMX o azitromicina.

28 Infección por *Mycoplasma pneumoniae*

1. ETIOLOGÍA

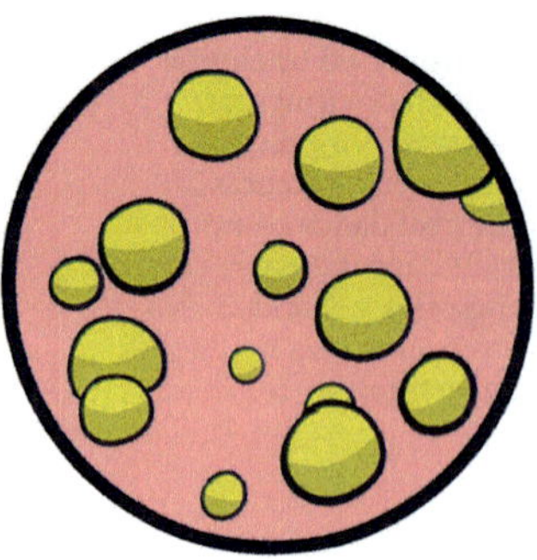

Mycoplasma pneumoniae, del género *Mycoplasma* (los procariotas más pequeños conocidos), carece de genes relacionados con la síntesis de aminoácidos y el metabolismo de ácidos grasos, lo que determina su dependencia parasitaria o saprofítica. También carece de pared, lo que explica la inactividad de los β-lactámicos frente a ella.

Tienen distribución mundial y afecta con más frecuencia a niños y adolescentes. Es responsable de brotes en instituciones cerradas.

2. PATOGENIA

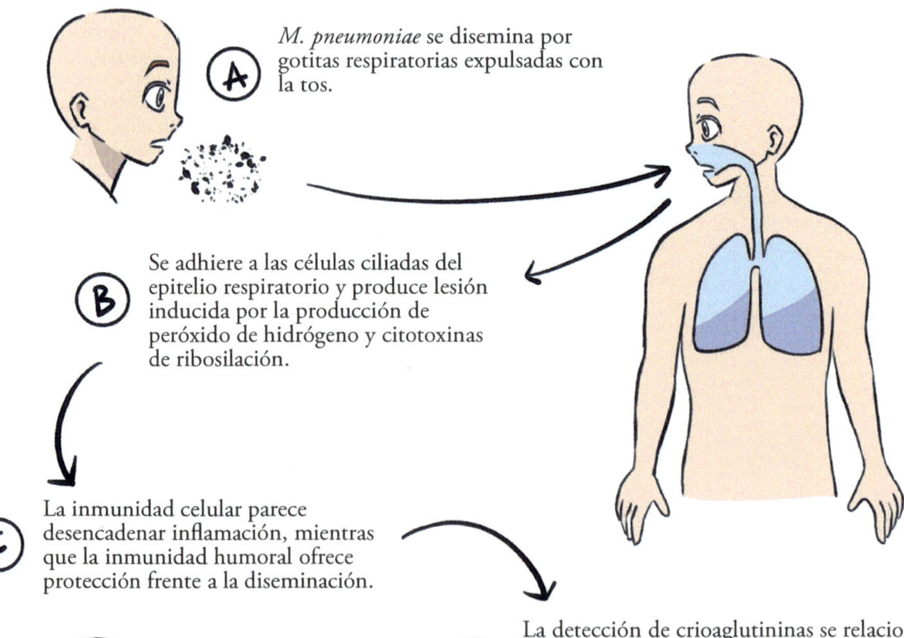

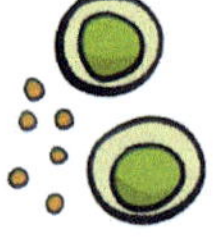
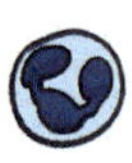
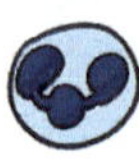

3. CLÍNICA

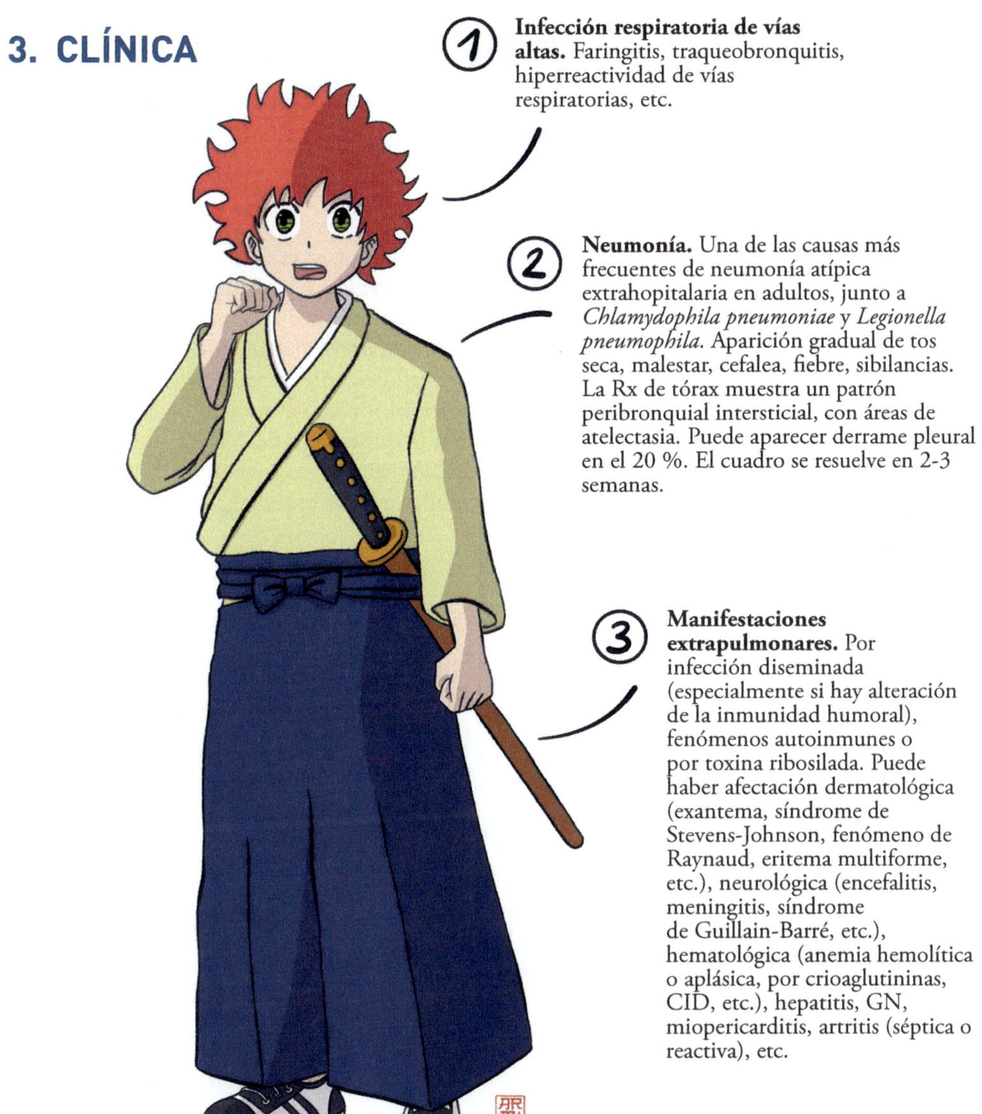

(1) Infección respiratoria de vías altas. Faringitis, traqueobronquitis, hiperreactividad de vías respiratorias, etc.

(2) Neumonía. Una de las causas más frecuentes de neumonía atípica extrahopitalaria en adultos, junto a *Chlamydophila pneumoniae* y *Legionella pneumophila*. Aparición gradual de tos seca, malestar, cefalea, fiebre, sibilancias. La Rx de tórax muestra un patrón peribronquial intersticial, con áreas de atelectasia. Puede aparecer derrame pleural en el 20 %. El cuadro se resuelve en 2-3 semanas.

(3) Manifestaciones extrapulmonares. Por infección diseminada (especialmente si hay alteración de la inmunidad humoral), fenómenos autoinmunes o por toxina ribosilada. Puede haber afectación dermatológica (exantema, síndrome de Stevens-Johnson, fenómeno de Raynaud, eritema multiforme, etc.), neurológica (encefalitis, meningitis, síndrome de Guillain-Barré, etc.), hematológica (anemia hemolítica o aplásica, por crioaglutininas, CID, etc.), hepatitis, GN, miopericarditis, artritis (séptica o reactiva), etc.

4. DIAGNÓSTICO

- Sospecha clínica.
- La analítica y la radiología suelen ser inespecíficas.
- Serología seriada, detección de antígenos, PCR en las muestras (respiratorias, LCR, etc.).
- No se suele realizar cultivo. No se visualizan en la tinción de Gram.

5. TRATAMIENTO

- **Tratamiento de elección:** doxiciclina
- **Alternativas:** azitromicina (están aumentando las resistencias) o levofloxacino.

29 Infección por *Neisseria gonorrhoeae*

1. ETIOLOGÍA

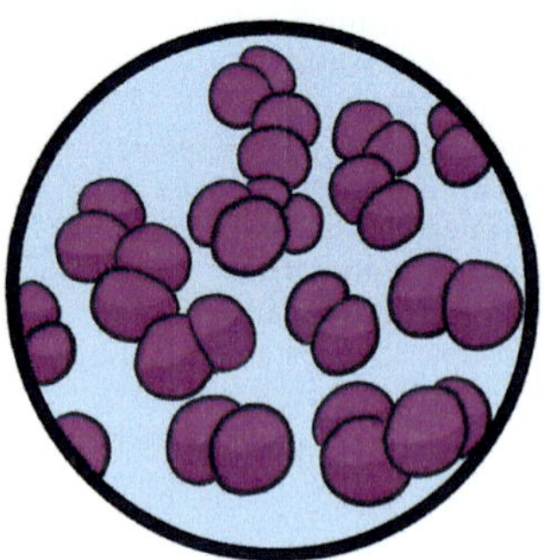

La infección gonocócica o gonorrea es una ITS producida por *Neisseria gonorrhoeae*, un diplococo gramnegativo que produce enfermedad exclusivamente en el ser humano.

Afecta principalmente a adolescentes y adultos jóvenes, con mayor transmisión de varones a mujeres. Puede facilitar la tranmisión del VIH. Probablemente infradiagnosticada, supone un problema de salud pública a nivel mundial.

2. PATOGENIA

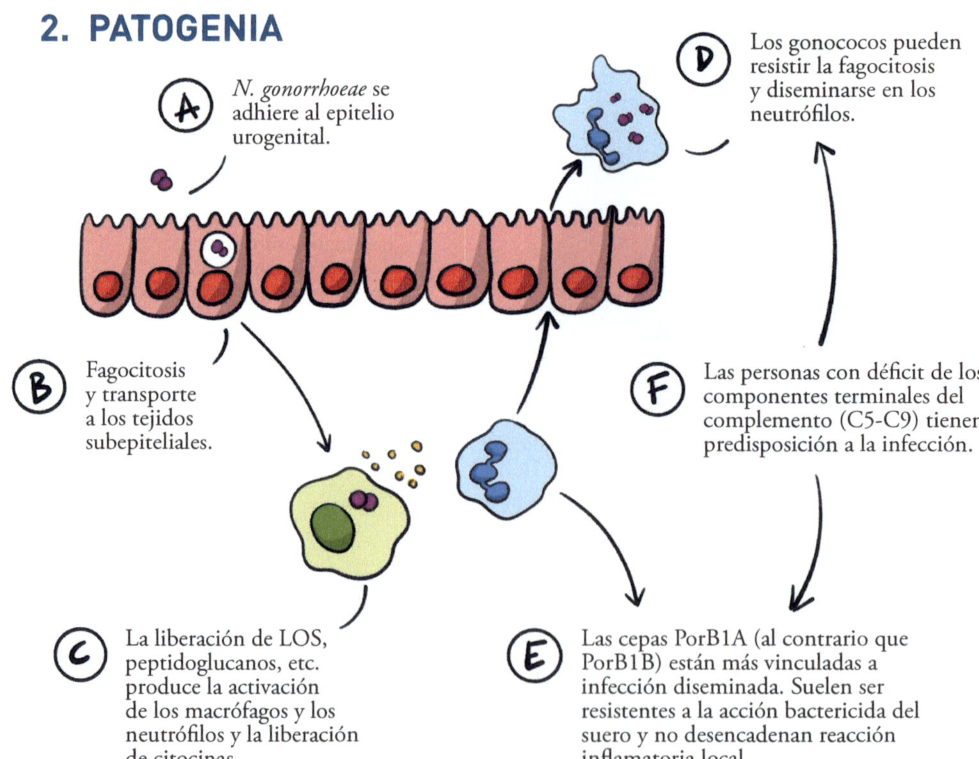

3. CLÍNICA

③ Artritis gonocócica. Es más frecuente en mujeres (en el 50 % se relaciona con la menstruación). Presenta dos fases:

- Bacteriemia: fiebre, lesiones cutáneas y poliartralgias.
- Artritis supurativa: afecta a una o dos articulaciones (especialmente rodillas, muñecas, tobillos y codos).

② Infección en mujeres:
- Cervicitis: asintomática o secreción mucopurulenta; puede extenderse a tejidos profundos, producir EPI, etc.
- Vaginitis: más frecuente en mujeres anestrógenas (por menor grosor del epitelio escamoso estratificado).

① Uretritis en varones. Tras una incubación de 2-7 días, comienza una secreción uretral, disuria, etc. Puede ser asintomática, o dar lugar a prostatitis, epididimitis, abscesos, etc.

④ Faríngea. Leve o asintomática. Suele curar espontáneamente.

⑤ Ocular. Suele deberse a autoinoculación. Gravedad variable (llega a producir perforación corneal).

⑥ Anorrectal. Asintomática o clínica de proctitis. En mujeres es raro que se presente.

⑦ Embarazo. Posible gravedad (RPM, parto pretérmino, corioamnionitis, etc.).

⑧ Niños. En lactantes, especialmente conjuntivitis (oftalmia neonatal). En niños mayores se deben descartar abusos.

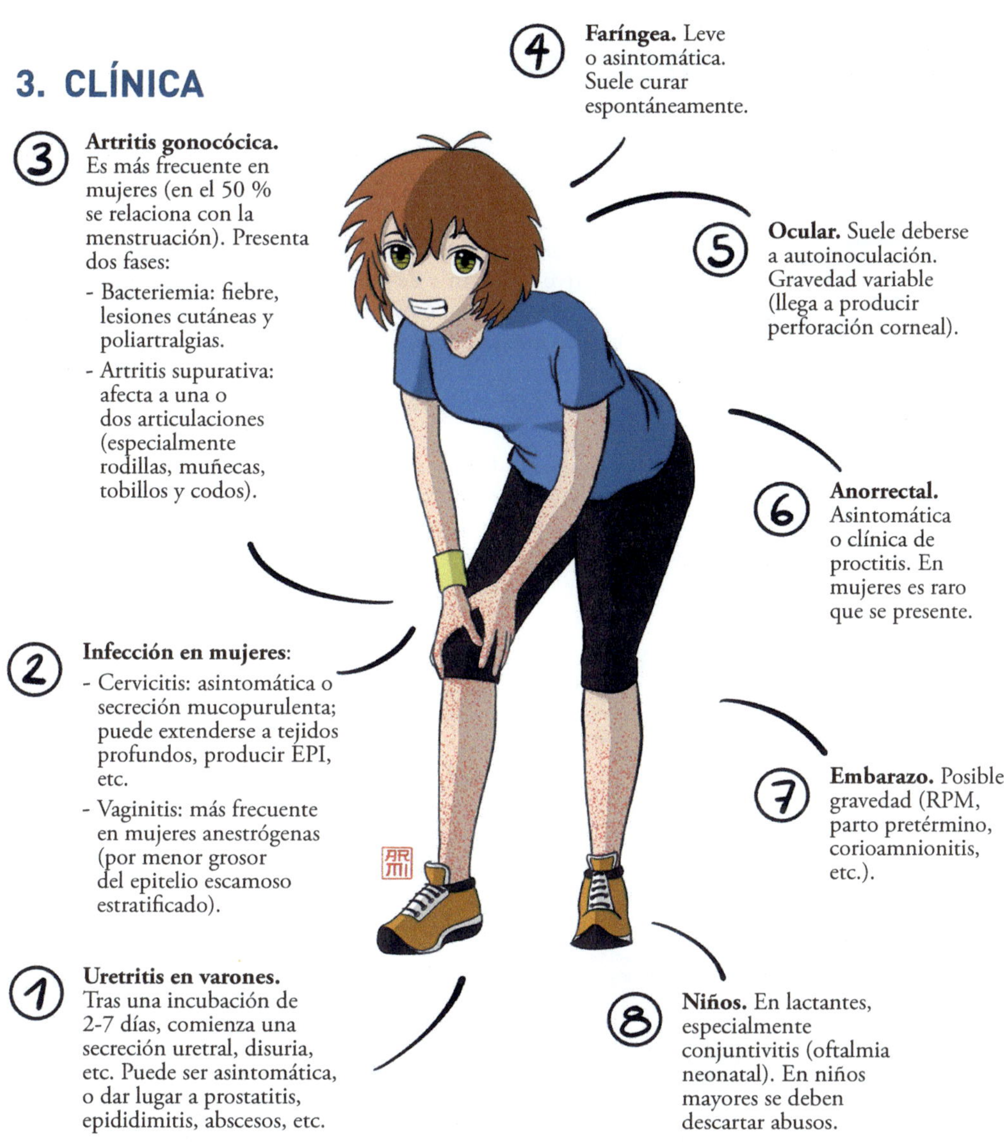

4. DIAGNÓSTICO

- Clínica y epidemiología compatibles.
- Gram, TAAN y cultivo de exudado uretral o rectal. También en orina.
- TAAN/cultivo de exudado faríngeo.
- Hemocultivos y cultivo de líquido articular (es raro que sean positivos simultáneamente).
- Cribado de otras ITS.

5. TRATAMIENTO

- **Tratamiento de elección:** ceftriaxona.
- Las dosis y la duración dependerán de las manifestaciones de la infección.

30 Infección por *Neisseria meningitidis*

1. ETIOLOGÍA

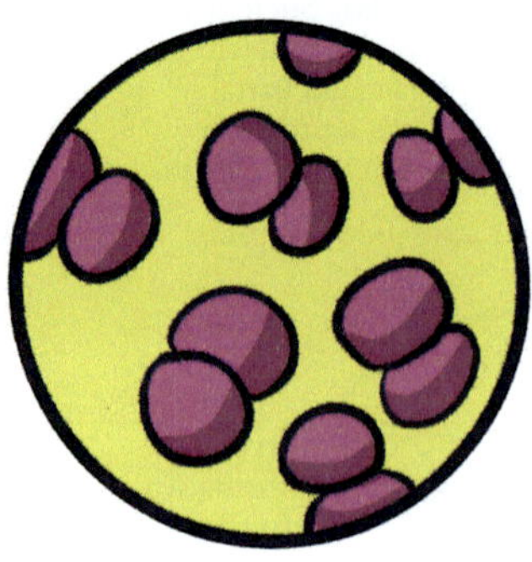

Neisseria meningitidis o meningococo es un diplococo gramnegativo con forma de grano de café que suele colonizar la nasofaringe y solo en ocasiones produce enfermedad invasora. En función de sus polisacáridos capsulares se clasifica en 13 serogrupos, seis de los cuales (A, B, C, W, X e Y) son responsables de la mayor parte de los cuadros graves.

Casi todas las epidemias se producen en el cinturón subsahariano (especialmente por el serogrupo A). Los principales serogrupos en Europa son B y C. El uso de las vacunas ha disminuido la incidencia de enfermedad invasora.

2. PATOGENIA

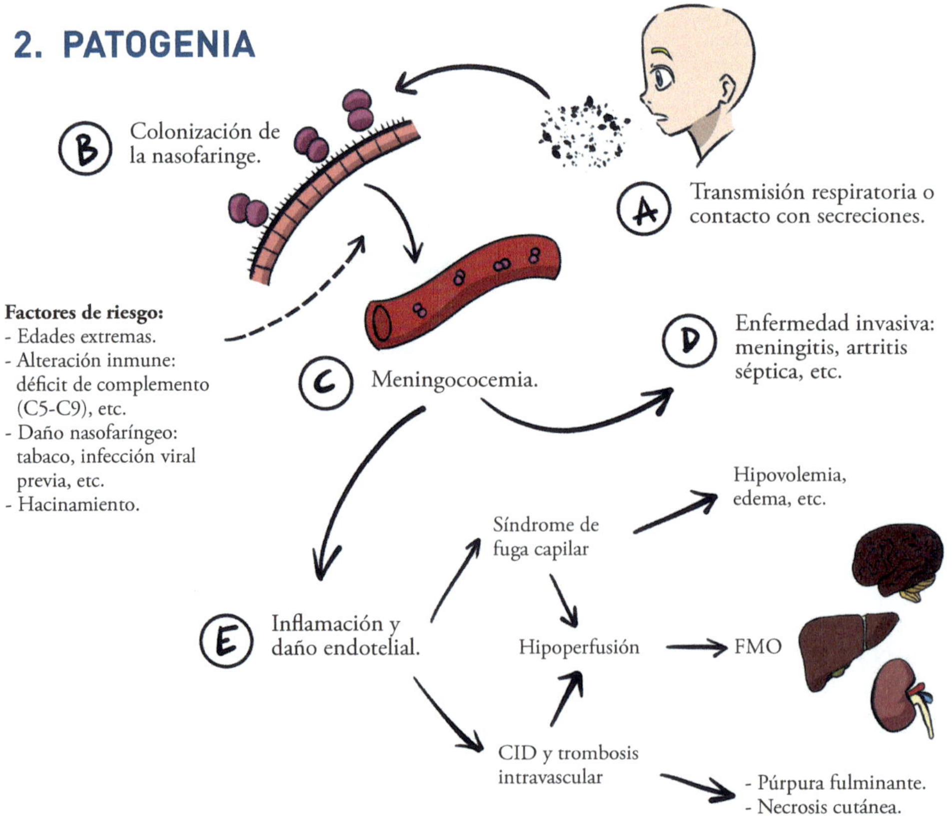

3. CLÍNICA

① Pródromos. Clínica de vías respiratorias altas, 1-10 días antes de la enfermedad.

② Meningitis (40-65 %). Fiebre, vómitos, cefalea, meningismo, fotofobia, disminución del nivel de consciencia, convulsiones, signos focales, etc.

③ Meningococemia (20 %). Fiebre, cefalea, mialgias, vómitos, dolor abdominal, petequias y púrpura, dolor de extremidades, hipoperfusión, shock, etc.

④ Exantema (80 %). Inicialmente macular, después petequias y púrpura

⑤ Meningococemia crónica. Rara. Asocia fiebre, petequias, artralgias, etc. Suele ser un cuadro intermitente y autolimitado.

⑥ Enfermedad posmeningocócica reactiva. Por complejos inmunes. Pápulas y exantema, artritis, iritis, poliserositis, etc. Se resuelve sin tratamiento ni secuelas.

⑦ Complicaciones. Hipoacusia y otras alteraciones neurológicas, cicatrices, amputaciones, etc. La mortalidad alcanza el 10 % a pesar de tratamiento.

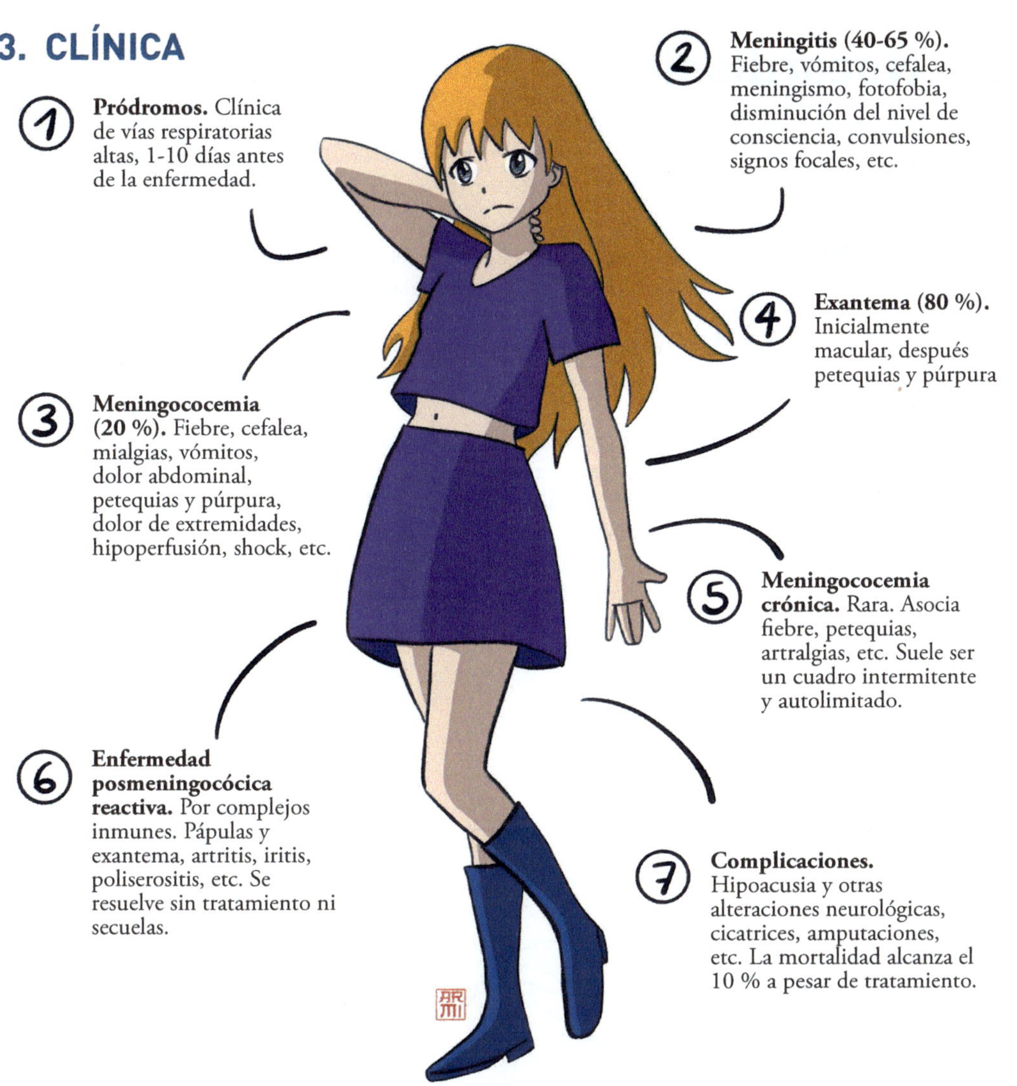

4. DIAGNÓSTICO

- Sospecha clínica y epidemiológica.
- Alteraciones analíticas: leucocitosis, elevación de CRP, hipoglucemia, acidosis, coagulopatía, etc.
- LCR: elevación de proteínas y células (predominio de PMN), hipoglucorraquia, etc.
- Cultivos: sangre (HC positivos en el 75 %), LCR, etc.
- PCR de las muestras.

5. TRATAMIENTO

- Tratamiento de soporte.
- **Tratamiento de elección:** ceftriaxona, cefotaxima o penicilina (se pueden emplear alternativas como aztreonam, meropenem, ciprofloxacino o cloranfenicol).
- Existe controversia respecto al empleo de corticoides en los casos graves.
- **Profilaxis:** vacunación poblacional y administración de antibióticos a los contactos estrechos (rifampicina, ceftriaxona o ciprofloxacino).

31 Nocardiosis

1. ETIOLOGÍA

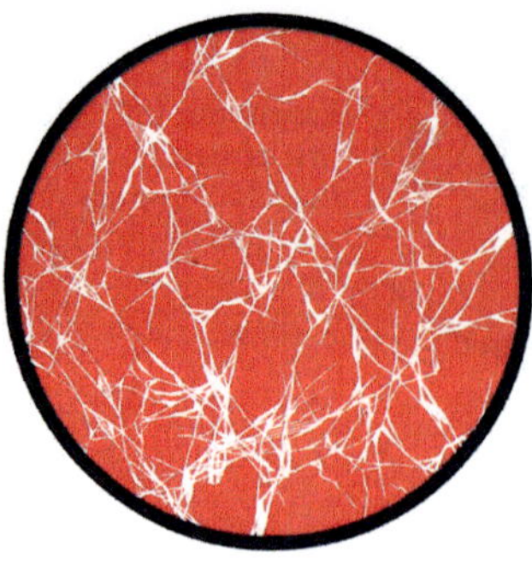

La nocardiosis es una infección producida por bacterias grampositivas aerobias filamentosas y ramificadas del género *Nocardia*. Tienen distribución mundial y se encuentran principalmente en el suelo, el agua y en materia vegetal en descomposición.

La especie aislada tradicionalmente con más frecuencia es *N. asteroides*, pero en la actualidad las técnicas moleculares permiten distinguir más de 100 especies. Entre las más relevantes están *N. cyriacigeorgica*, *N. farcinica*, *N. otitidiscaviarum*, *N. brasiliensis*, *N. pseudobrasiliensis* y los complejos *N. transvalensis* y *N. nova*.

2. PATOGENIA

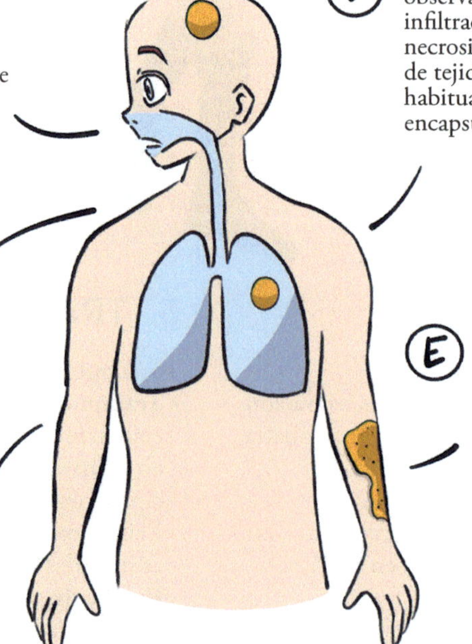

A La vía principal de transmisión es la inhalación de los micelios, aunque también puede inocularse por lesiones cutáneas o por la ingesta.

B *Nocardia* presenta diversos mecanismos para sobrevivir en los fagocitos, como la neutralización de los oxidantes o el bloqueo de la fusión de lisosomas y fagosomas.

C Los casos pulmonares y sistémicos se relacionan con alteración inmune de predominio celular, como linfomas, trasplantes, corticoides, sida, proteinosis alveolar, etc.

D Histológicamente, es típico observar abscesos con gran infiltración de neutrófilos y necrosis. Suelen estar rodeados de tejido de granulación, habitualmente sin fibrosis ni encapsulación.

E El actinomicetoma muestra un tejido inflamatorio supurativo con trayectos fistulosos, y los característicos gránulos en la secreción (microcolonias compuestas por densas masas de filamentos).

3. CLÍNICA

(2) **Afectación extrapulmonar.** Aparece en casi la mitad de los casos de nocardiosis pulmonar, siendo el lugar de extensión más habitual el SNC. También puede haber bacteriemia o afectar a nivel cutáneo, renal, osteomuscular, etc.

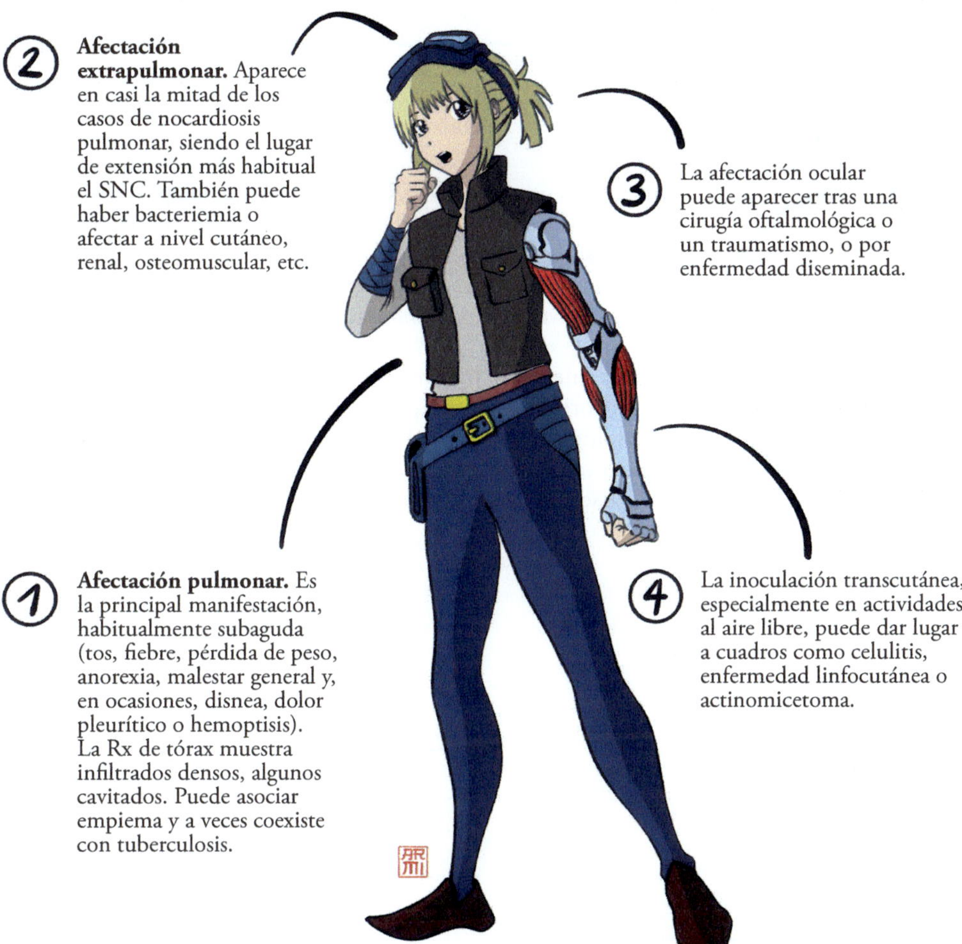

(3) La afectación ocular puede aparecer tras una cirugía oftalmológica o un traumatismo, o por enfermedad diseminada.

(1) **Afectación pulmonar.** Es la principal manifestación, habitualmente subaguda (tos, fiebre, pérdida de peso, anorexia, malestar general y, en ocasiones, disnea, dolor pleurítico o hemoptisis). La Rx de tórax muestra infiltrados densos, algunos cavitados. Puede asociar empiema y a veces coexiste con tuberculosis.

(4) La inoculación transcutánea, especialmente en actividades al aire libre, puede dar lugar a cuadros como celulitis, enfermedad linfocutánea o actinomicetoma.

4. DIAGNÓSTICO

- Suele requerir la combinación de datos clínicos, radiológicos y microbiológicos.
- Las nocardias suelen ser acido-alcohol resistentes, se tiñen con técnicas de plata y crecen con cierta lentitud. Se pueden observar gránulos de secreción.
- Es conveniente realizar métodos moleculares para identificar la especie patógena.

5. TRATAMIENTO

- **Tratamiento de elección:** TMP-SMX (la dosis y la duración varían según la localización y la gravedad de la infección).
- Como alternativas se puede emplear antibióticos como amikacina, ceftriaxona, meropenem o imipenem, minociclina, linezolid o moxifloxacino. La combinación amoxicilina-clavulánico induce la producción de betalactamasas en el complejo *N. nova*.
- En ocasiones se precisa la cirugía.

32 Peste

1. ETIOLOGÍA

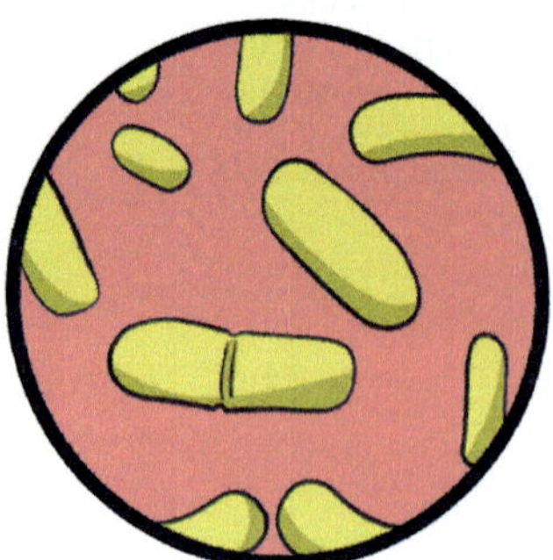

La peste es una zoonosis febril aguda producida por *Yersinia pestis*, un cocobacilo gramnegativo inmóvil de aspecto bipolar. Responsable de grandes epidemias en el pasado, aún supone una amenaza en ciertas regiones de África, Asia y América. Es más común en varones y en menores de 20 años.

La enfermedad se transmite fundamentalmente por pulgas de roedores, en especial por el contacto estrecho con ratas peridomésticas y sus predadores felinos y caninos. Es más frecuente entre mayo y octubre (los casos invernales suelen asociarse con la caza). Puede usarse con fines bioterroristas.

2. PATOGENIA

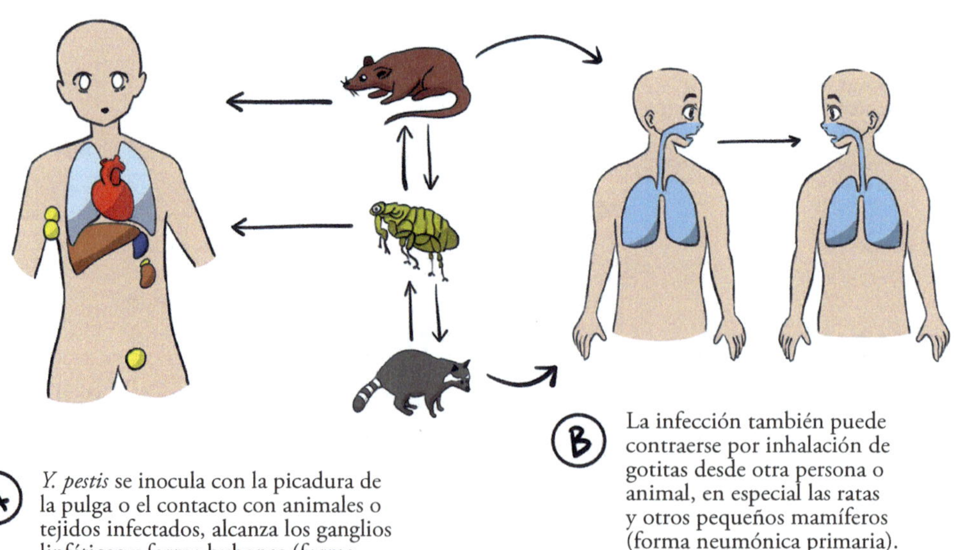

A *Y. pestis* se inocula con la picadura de la pulga o el contacto con animales o tejidos infectados, alcanza los ganglios linfáticos y forma bubones (forma bubónica). Desde allí se disemina por la sangre a otros ganglios (bubones secundarios), bazo, hígado y pulmones (forma septicémica y neumónica secundaria).

B La infección también puede contraerse por inhalación de gotitas desde otra persona o animal, en especial las ratas y otros pequeños mamíferos (forma neumónica primaria).

3. CLÍNICA

 **Peste bubónica.** Por exposición cutánea. Aparece fiebre alta súbita, escalofríos, debilidad y cefalea. Se observa un bubón doloroso, más frecuente en la ingle (depende del drenaje desde el punto de inoculación).

 **Peste septicémica.** Fiebre súbita, sin bubón ni signos de localización obvios. Progresa rápido a sepsis y FMO.

 **Peste neumónica:**
- **Primaria.** Por inhalación desde otro paciente o animal (especialmente gatos). Aparece fiebre, escalofríos, cefalea, malestar y, más tarde, taquipnea, disnea, hipoxia, dolor de tórax y tos. El esputo puede ser hemoptoico. La Rx de tórax muestra una neumonía lobular que progresa a consolidación y diseminación broncógena. Sin tratamiento, suele ser mortal.
- **Secundaria.** Más frecuente. Diseminación hematógena desde un bubón u otra fuente. Aparece tos productiva 5-6 días tras el inicio de la enfermedad. En la Rx de tórax se observan infiltrados alveolares casi siempre bilaterales y derrame pleural. Sin tratamiento, evoluciona a la muerte en pocos días.

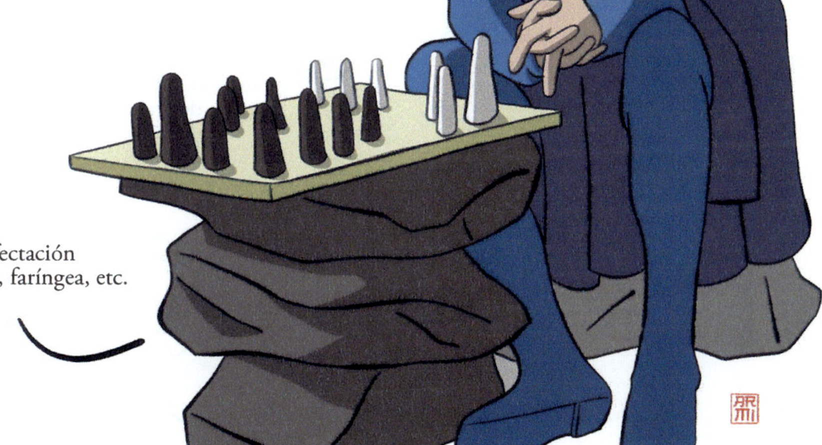

④ **Otros.** Afectación meníngea, faríngea, etc.

4. DIAGNÓSTICO

- Clínica y epidemiología compatibles.
- Aislamiento de *Y. pestis* en cultivos de sangre, aspirados bubónicos o muestras de esputo, lavados traqueobronquiales, lesiones cutáneas, mucosa faríngea, LCR, etc. (según la clínica).
- PCR.
- Serología.

5. TRATAMIENTO

- Se debe iniciar antibioterapia precoz en los casos sospechosos con estreptomicina, gentamicina, ciprofloxacino o doxiciclina.
- Aislamiento de los pacientes con clínica respiratoria.
- Es preciso realizar el adecuado control de roedores y pulgas.

33 Infección por *Pseudomonas aeruginosa*

1. ETIOLOGÍA

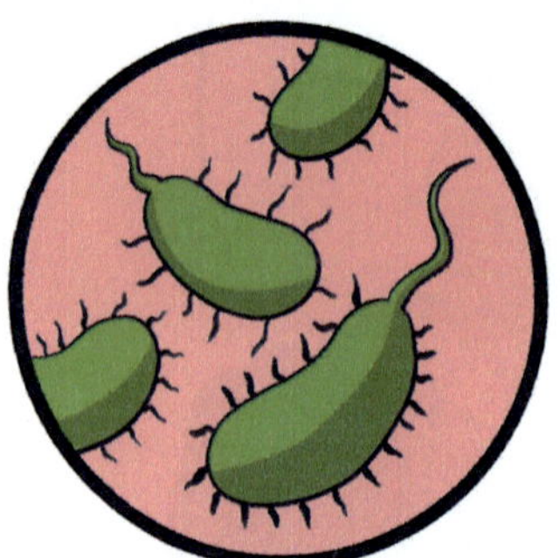

Pseudomonas aeruginosa es un bacilo gramnegativo móvil no fermentador. En la naturaleza se encuentra en ambientes húmedos (tierra, plantas, agua corriente, etc.).

La infección por *P. aeruginosa* se relaciona con la alteración de la inmunidad del hospedador, siendo característica la afectación de pacientes quemados, neutropénicos o ingresados en UCI.

2. PATOGENIA

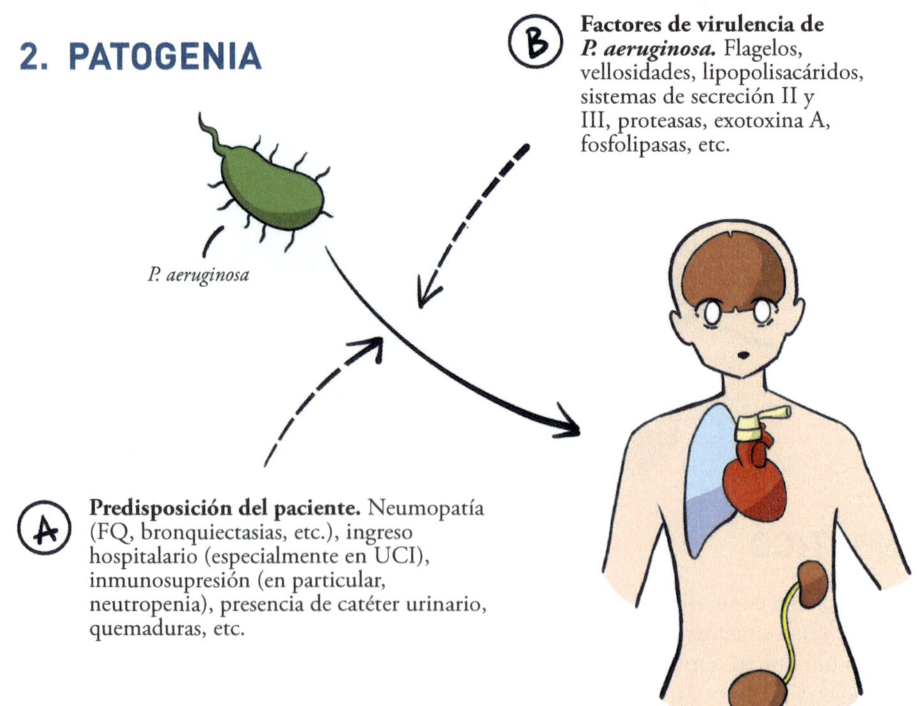

B **Factores de virulencia de *P. aeruginosa*.** Flagelos, vellosidades, lipopolisacáridos, sistemas de secreción II y III, proteasas, exotoxina A, fosfolipasas, etc.

A **Predisposición del paciente.** Neumopatía (FQ, bronquiectasias, etc.), ingreso hospitalario (especialmente en UCI), inmunosupresión (en particular, neutropenia), presencia de catéter urinario, quemaduras, etc.

 **C** Se puede producir infección a diversos niveles.

3. CLÍNICA

(1) Neumonía. Principal infección por *P. aeruginosa*, de expresión clínica y radiológica variable. Se asocia con frecuencia a la ventilación mecánica.

(2) Infección respiratoria crónica. Habitualmente en pacientes con neumopatía previa (especialmente en la FQ).

(3) Infección ocular. Inoculación tras un traumatismo, por lentes de contacto (queratitis) o por bacteriemia (endoftalmitis).

(4) Infección ótica. Oído del nadador (más frecuente en niños) y otitis externa maligna (especialmente en diabéticos o ancianos).

(5) ITU. En general se asocia a cuerpos extraños, obstrucción o instrumentación en el área urinaria.

(6) Infección de piel y tejidos blandos. Pioderma grangrenoso (en especial en neutropénicos), dermatitis (asociada a piscinas, baños públicos, etc.), síndrome de la uña verde, etc.

(7) Infección ósea y articular. Osteomielitis vertebral (habitualmente tras bacteriemia o ITU), artritis séptica (en UDVP, más frecuentemente esternoclavicular) y osteomielitis del pie (por punción de un objeto metálico a través de la suela del calzado).

(8) Bacteriemia. Alta mortalidad. Más frecuente en pacientes en UCI, neutropénicos o quemados. Puede aparecer ectima gangrenoso.

(9) Endocarditis. Más frecuente sobre válvulas derechas. En especial en UDVP y pacientes con prótesis valvular.

(10) Infecciones del SNC. Raras. Meningitis, infección subdural, epidural, etc. Tras traumatismo o cirugía.

4. DIAGNÓSTICO

- Sospecha clínica y epidemiológica.
- Aislamiento o detección por técnicas moleculares en las muestras de cultivo.
- Las pruebas de imagen pueden ser de ayuda en ciertas infecciones.

5. TRATAMIENTO

Existen diversos antibióticos, tanto tradicionales (p.ej. piperacilina-tazobactam, ceftazidima, cefepime, aztreonam, meropenem, ciprofloxacino, amikacina o colistina) como nuevos betalactámicos (p.ej. ceftolozano-tazobactam, ceftazidima-avibactam, cefiderocol o imipenem-cilastatina-relebactam), que se pueden administrar solos o en combinación en función del patrón de resistencias y de la localización y gravedad de la infección.

34 Psitacosis

1. ETIOLOGÍA

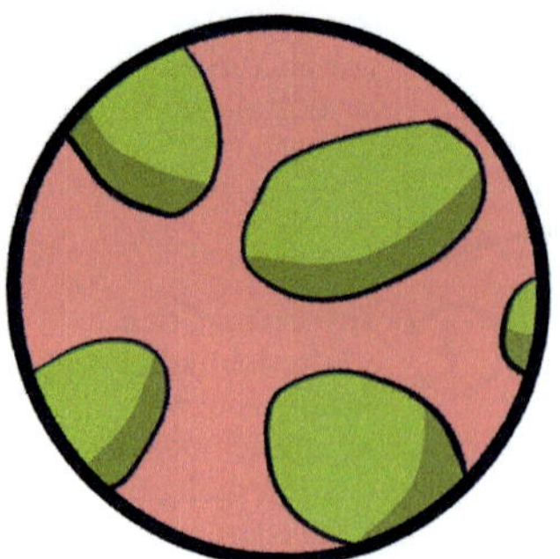

La psitacosis está producida por *Chlamydia psittaci*, un bacilo gramnegativo intracelular obligado que se transmite al ser humano desde un reservorio aviar (periquitos, cacatúas, aves de corral, etc.).

La enfermedad afecta especialmente a los trabajadores en contacto con aves de corral y a los dueños de aves de compañía.

2. PATOGENIA

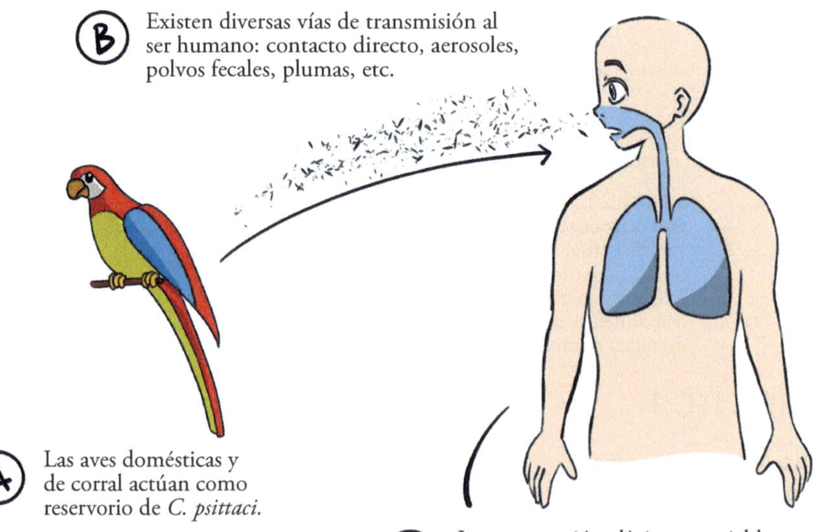

3. CLÍNICA

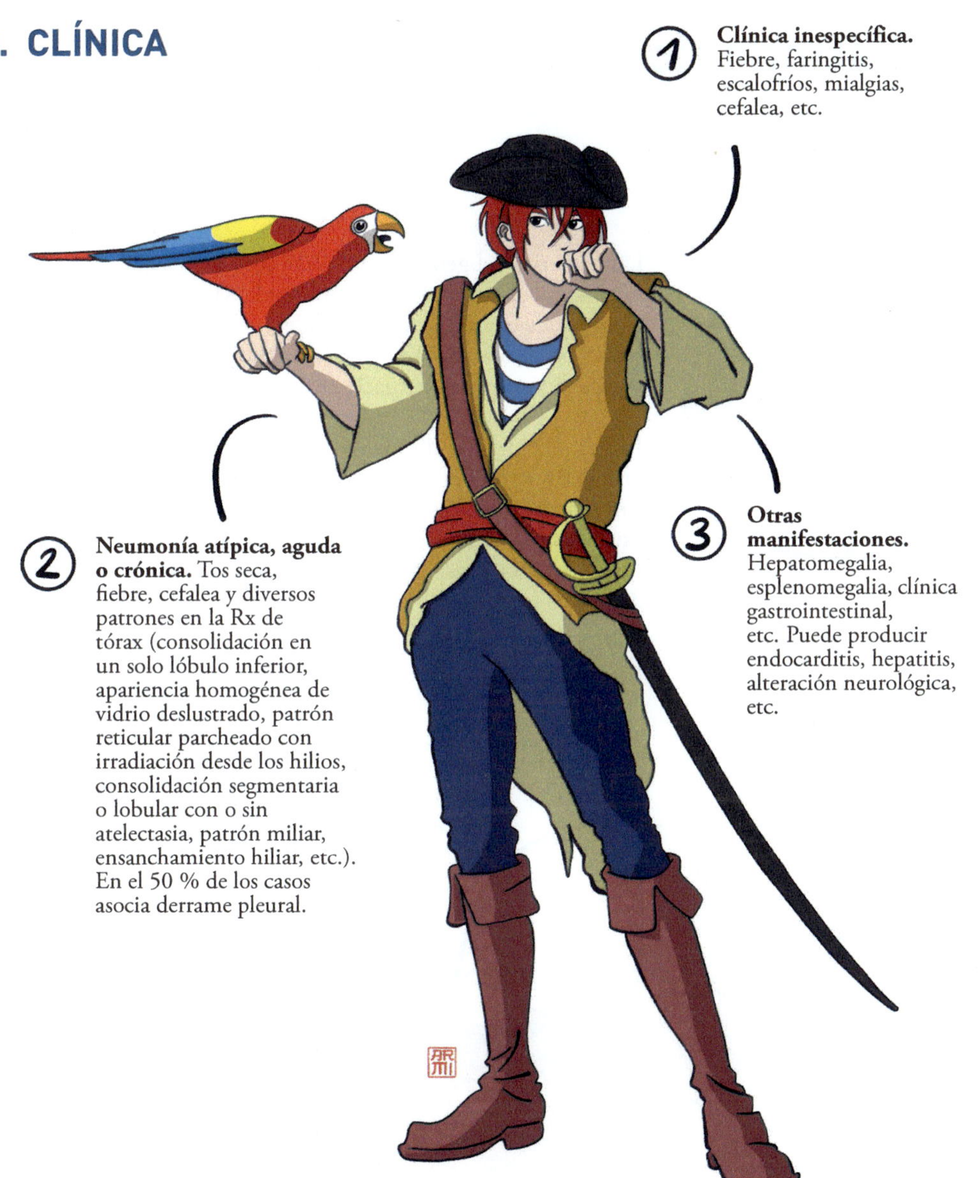

4. DIAGNÓSTICO

- El diagnóstico se realiza mediante serología en la mayoría de los casos.
- La PCR no está disponible en todos los centros.
- El cultivo es posible, aunque peligroso, por riesgo de contagio en el laboratorio.

5. TRATAMIENTO

- El tratamiento de elección es doxiciclina o azitromicina (alternativa: claritromicina o minociclina).
- Puede ser preciso el soporte hemodinámico y respiratorio.
- Control de las aves.

35 Salmonelosis no tifoidea

1. ETIOLOGÍA

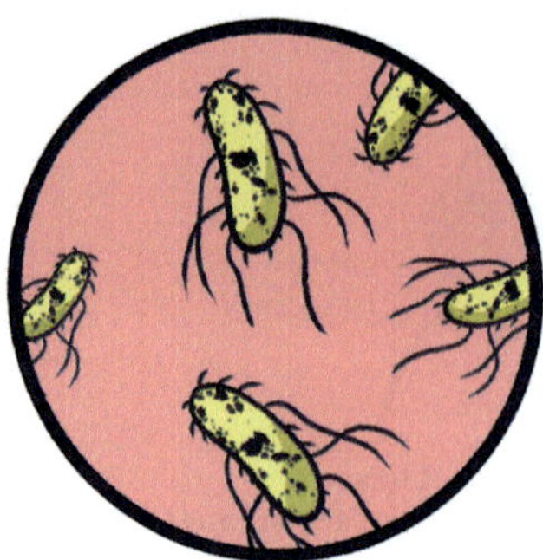

Las bacterias del género *Salmonella* son bacilos gramnegativos muy adaptados a humanos y animales. Mientras *S. typhi* y *S. paratyphi* causan la fiebre tifoidea, casi todos los demás serotipos patógenos (*Salmonella* no tifoidea) se engloban en la especie *S. enterica* subespecie *enterica*.

La salmonelosis no tifoidea se contrae por consumo de productos animales (huevos, pollo, lácteos, etc.) y el contacto con reptiles o anfibios. Es más frecuente y grave en edades extremas y en inmunodeprimidos (infección por VIH, hemoglobinopatías, etc.), y tiene mayor incidencia en la época de lluvias (climas tropicales) y en meses fríos (climas templados).

2. PATOGENIA

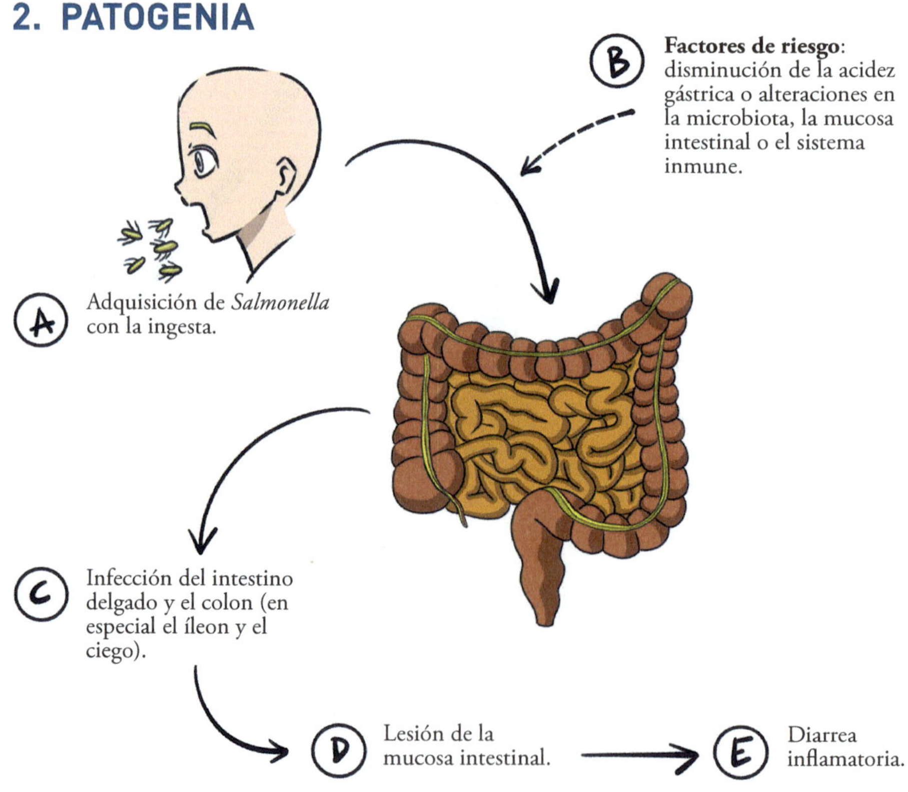

3. CLÍNICA

① Gastroenteritis.
Diarrea sin productos patológicos, a las 6-48 horas de la ingesta. A menudo con náuseas, vómitos, abdominalgia y fiebre. Suele remitir sin tratamiento en 3-7 días. Menos del 1 % de los pacientes permanece en estado de portador.

② Bacteriemia e infección vascular. El 8 % de las gastroenteritis asocia bacteriemia (especialmente por *S. choleraesuis* y *S. dublin*, y en edades extremas e inmunosuprimidos). La afectación vascular es más rara (endocarditis, arteritis, etc.) y se suele relacionar con valvulopatía o vasculopatía previas.

③ Otras infecciones locales. Son raras. Afectación del SNC (meningitis en lactantes, abscesos, etc.), osteomielitis (más frecuente en el fémur, tibia, húmero y vértebras lumbares), artritis (más común en la rodilla, cadera y hombro; la artritis reactiva se asocia a HLA-B27), intraabdominal (abscesos, colecistitis, etc.), pulmonar (neumonía, abscesos, fístulas, etc.), genitourinaria (cistitis, pielonefritis, prostatitis, epididimitis, etc.).

4. DIAGNÓSTICO

- Clínica y epidemiología compatibles.
- Aislamiento del microorganismo en heces, sangre u otros tejidos (según la presentación clínica).
- En función del lugar de la infección, pueden ser de ayuda las pruebas de imagen.

5. TRATAMIENTO

- **Gastroenteritis no complicada:** no está indicada la antibioterapia, pues la infección se autolimita y el tratamiento puede favorecer el estado de portador fecal: únicamente se requiere hidratación y nutrición.
- **Gastroenteritis grave, bacteriemia, infecciones focales y pacientes de alto riesgo (p. ej, inmunosuprimidos, ancianos o neonatos):** fluoroquinolonas o ceftriaxona.
- Se debe realizar el adecuado control de los brotes por parte de las autoridades sanitarias.

36 Shigelosis

1. ETIOLOGÍA

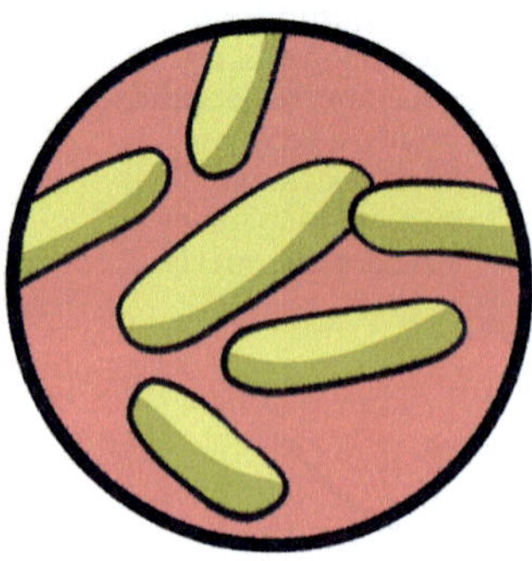

La shigelosis está producida por los bacilos gramnegativos del género *Shigella*, que se clasifican en *S. dysenteriae*, *S. flexneri*, *S. boydii* y *S. sonnei* (respectivamente serogrupos A-D). *S. sonnei* es la principal especie en Europa y Estados Unidos. *S. dysenteriae* tipo 1 codifica la toxina de Shiga y puede causar epidemias graves.

La enfermedad, más frecuente en niños, se produce habitualmente en verano. Se transmite por vía fecal-oral o con la ingesta de alimentos o agua contaminados. Las moscas pueden intervenir en la transmisión en climas tropicales. Influyen en la gravedad las edades extremas y la alteración inmune o nutricional del paciente.

2. PATOGENIA

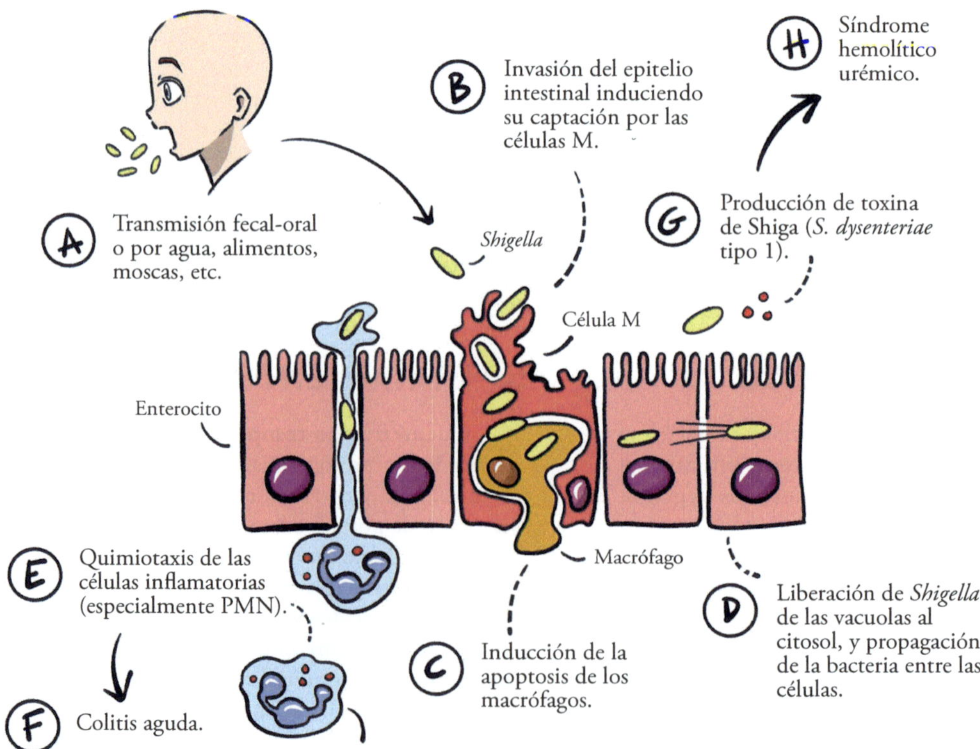

3. CLÍNICA

(1) Tras una incubación de 1-4 días, aparecen fiebre y abdominalgia, seguidas de diarrea acuosa abundante. En esta fase, la invasión se localiza en el intestino delgado.

(2) **Disentería.** Si la infección alcanza el colon, la fiebre disminuye y aumenta el número de deposiciones, con moco y sangre y escaso volumen («heces fraccionales»). El dolor abdominal se agrava, habitualmente en los cuadrantes inferiores. Se asocia tenesmo rectal.

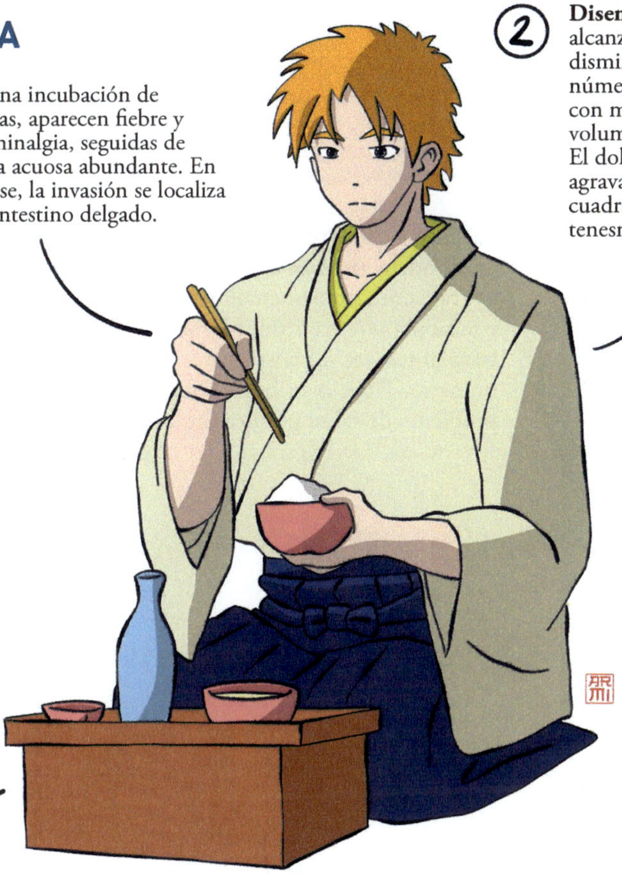

(3) **Complicaciones**:
- Complicaciones intestinales (megacolon tóxico, perforaciones, prolapso rectal, etc.) o metabólicas (hipoglucemia, hiponatremia, deshidratación, etc.).
- La bacteriemia es rara (es más frecuente si existe desnutrición o infección por VIH).
- Alteración de consciencia, sobre todo en niños pequeños. Tiene mal pronóstico.
- SHU: asociado a la toxina de Shiga producida por *S. dysenteriae* tipo 1. A menudo surge tras varios días de diarrea. Se define por la tríada diagnóstica: anemia hemolítica microangiopática, trombocitopenia e insuficiencia renal aguda.
- Artritis reactiva: en el 3 % de las personas infectadas por *S. flexneri* (más frecuentemente si expresan HLA-B27). El cuadro asocia artritis, inflamación ocular y uretritis.

4. DIAGNÓSTICO

- Clínica y epidemiología compatibles.
- Cultivos de heces.
- Abundantes PMN en el examen microscópico directo del frotis fecal.

5. TRATAMIENTO

- La mayoría de los casos son autolimitados, y únicamente requieren rehidratación oral y nutrición.
- Los antibióticos pueden estar indicados en las infecciones graves o en pacientes inmunocomprometidos o con edades extremas: ciprofloxacino o levofloxacino, ceftriaxona, azitromicina o TMP-SMX.
- Control sanitario.

37 Sífilis

1. ETIOLOGÍA

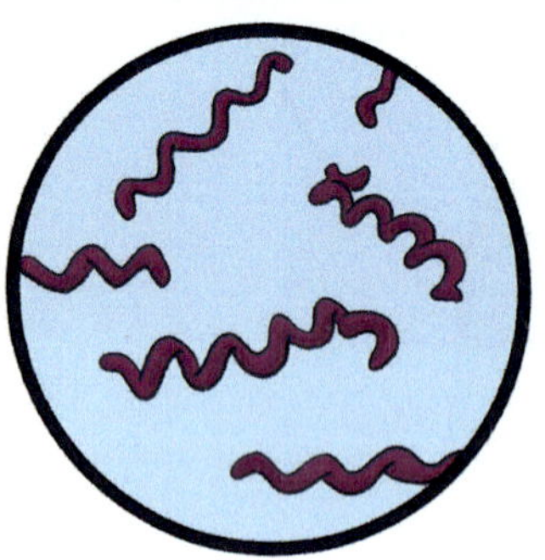

La sífilis es una infección producida por la espiroqueta *Treponema pallidum* subespecie *pallidum*. Se transmite fundamentalmente por vía sexual, y también por vía intrauterina, transfusiones, trasplantes, etc. El hospedador natural es el ser humano. Tiene distribución mundial y es un problema de salud pública importante.

2. PATOGENIA

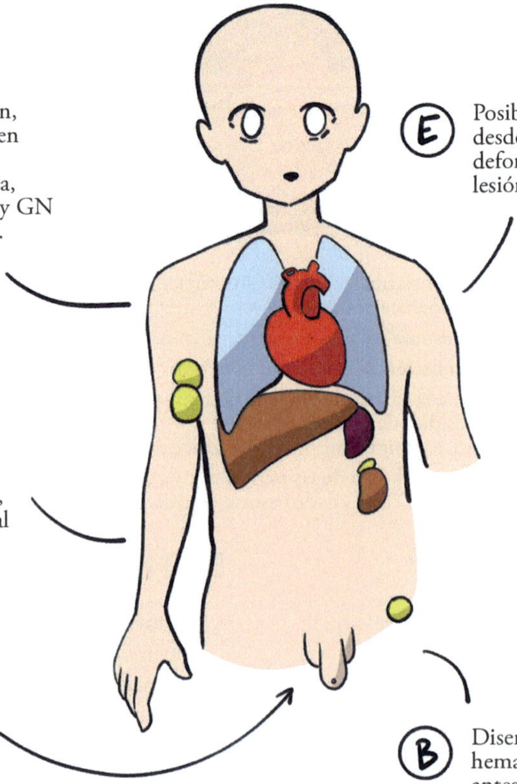

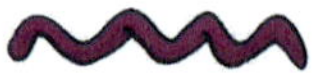

D Aunque las lesiones remiten, los microorganismos pueden permanecer en latencia o producir afectación cutánea, ocular, del SNC, hepatitis y GN por inmunocomplejos, etc.

E Posible evolución desde la latencia a deformidades óseas, lesión de aorta, etc.

C En la lesión primaria se observa un infiltrado perivascular (linfocitos, plasmocitos y macrófagos), con proliferación endotelial y obliteración vascular.

A *T. pallidum* penetra a través de las mucosas o erosiones en la piel.

B Diseminación hematógena y linfática antes de que aparezca la lesión primaria.

3. CLÍNICA

③ Neurosífilis.
Afectación meníngea,
meningovascular o
parenquimatosa (parálisis
general o tabes). También
puede ser asintomática
y mostrar únicamente
alteraciones en el LCR.

④ Congénita. Precoz (rinitis,
lesiones cutáneas u óseas,
esplenomegalia, etc.) o
tardía (puede aparecer
queratitis, artropatía,
hipoacusia, lesiones paladar,
dientes de Hutchinson,
molares «en mora», nariz
«de silla de montar», tibia
«en sable», etc.).

② Sífilis secundaria.
Exantema cutáneo
(incluyendo palmas y
plantas), condilomas
planos y placas
mucosas, síntomas
generales y posible
afectación del SNC
(meningitis aguda)
y ocular. Más
raramente, hepatitis,
nefritis, gastritis,
proctitis, artritis, etc.

⑤ Sífilis latente.
Desaparición sin
tratamiento de
los síntomas y de
las alteraciones
en el LCR.

① Sífilis primaria.
Chancro indoloro en el
punto de inoculación y
adenopatías regionales
bilaterales indoloras.

**⑥ Manifestaciones
tardías.** Aortitis,
insuficiencia aórtica,
aneurismas, gomas
(benignos, en
cualquier órgano), etc.

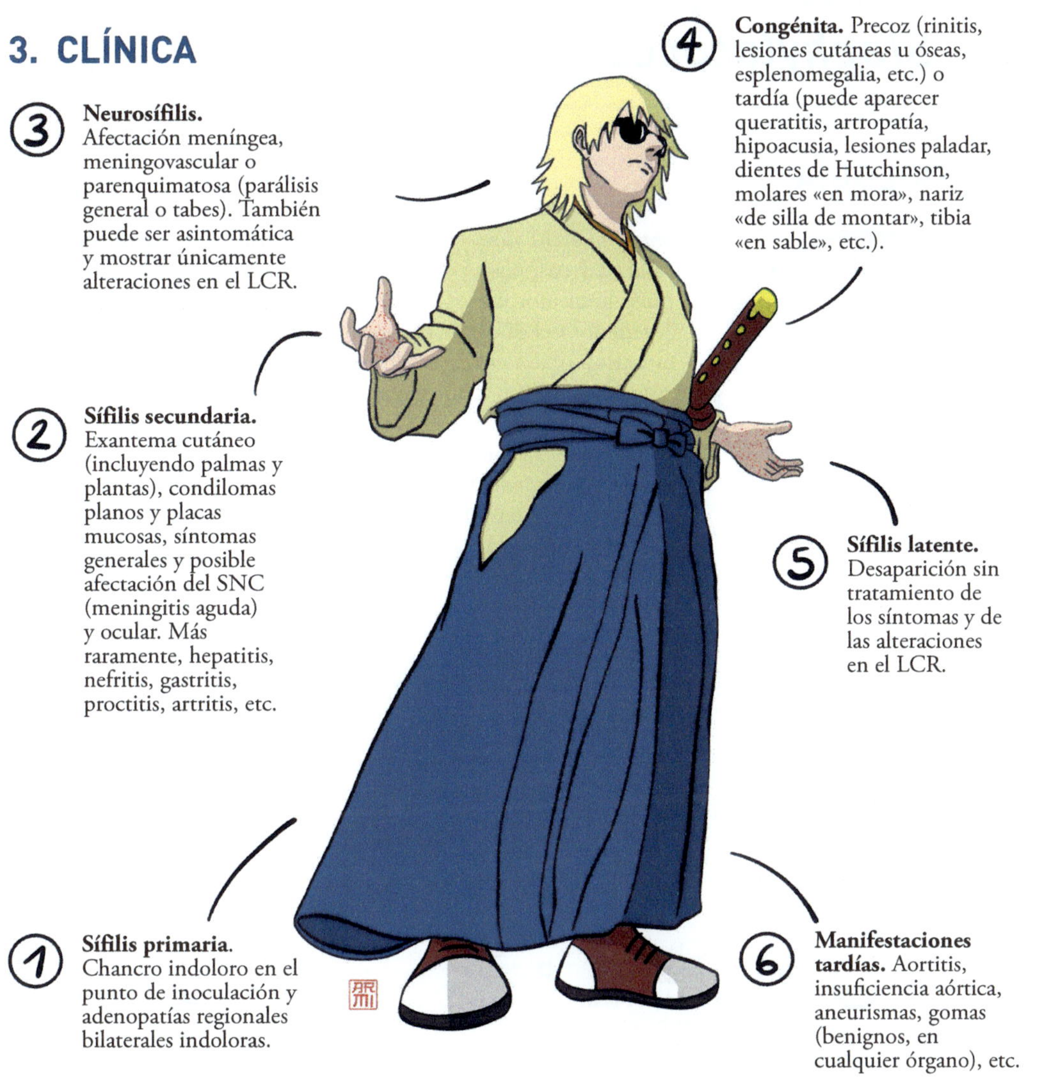

4. DIAGNÓSTICO

- Clínica y epidemiología compatibles.
- Hallazgo de *T. pallidum* en lesiones:
  microscopio de campo oscuro, PCR.
- Serología: pruebas no treponémicas (RPR
  y VDRL: indicadores de actividad) y
  treponémicas (EIA, TPHA, FTA-ABS:
  persisten positivas de por vida).
- LCR (en neurosífilis): pleocitosis linfocitaria
  e hiperproteinorraquia. La prueba de VDRL
  puede ser positiva.

5. TRATAMIENTO

- El tratamiento de elección es penicilina
  G, con diferentes dosis y vías de
  administración según la fase y afectación
  de la infección.
- Como alternativas se pueden emplear
  doxiciclina, ceftriaxona o amoxicilina.
- Debe vigilarse la posible reacción de
  Jarisch-Herxheimer.

38 Infección por *Staphylococcus aureus*

1. ETIOLOGÍA

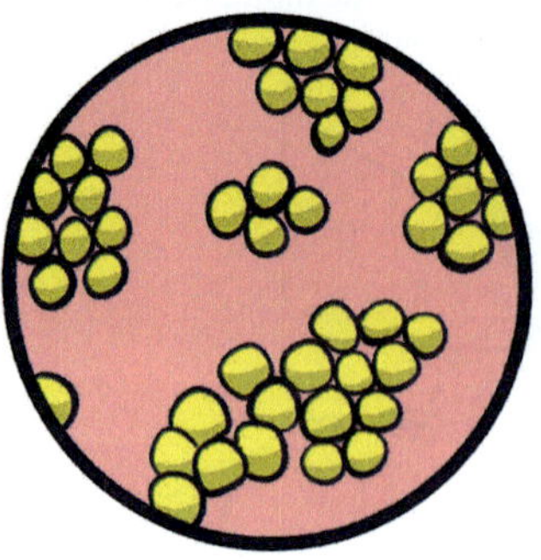

Staphylococcus aureus es un coco grampositivo en racimos, catalasa y coagulasa positivo, que forma colonias doradas y causa gran morbimortalidad pese a los avances terapéuticos. Alrededor del 30 % de las personas sanas están colonizadas, y esta proporción es mayor en pacientes con factores de riesgo como DM, VIH, diálisis, lesiones cutáneas crónicas o UDVP.

S. aureus se transmite especialmente por contacto. Produce enfermedad mediada o no por toxinas, tanto comunitaria como nosocomial, de gravedad variable. En los últimos años se han incrementado las cepas de SARM.

2. PATOGENIA

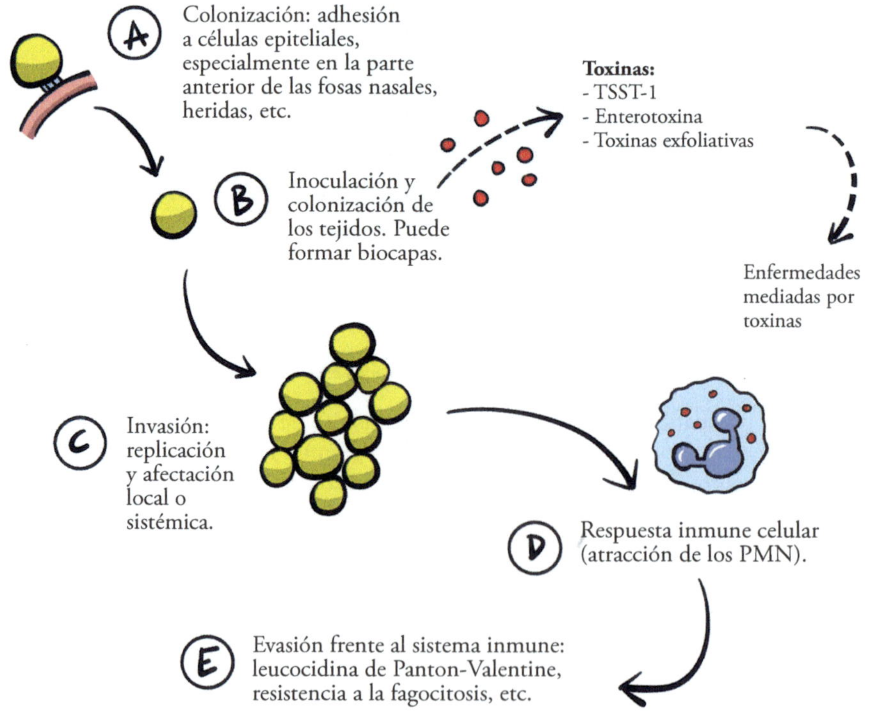

3. CLÍNICA

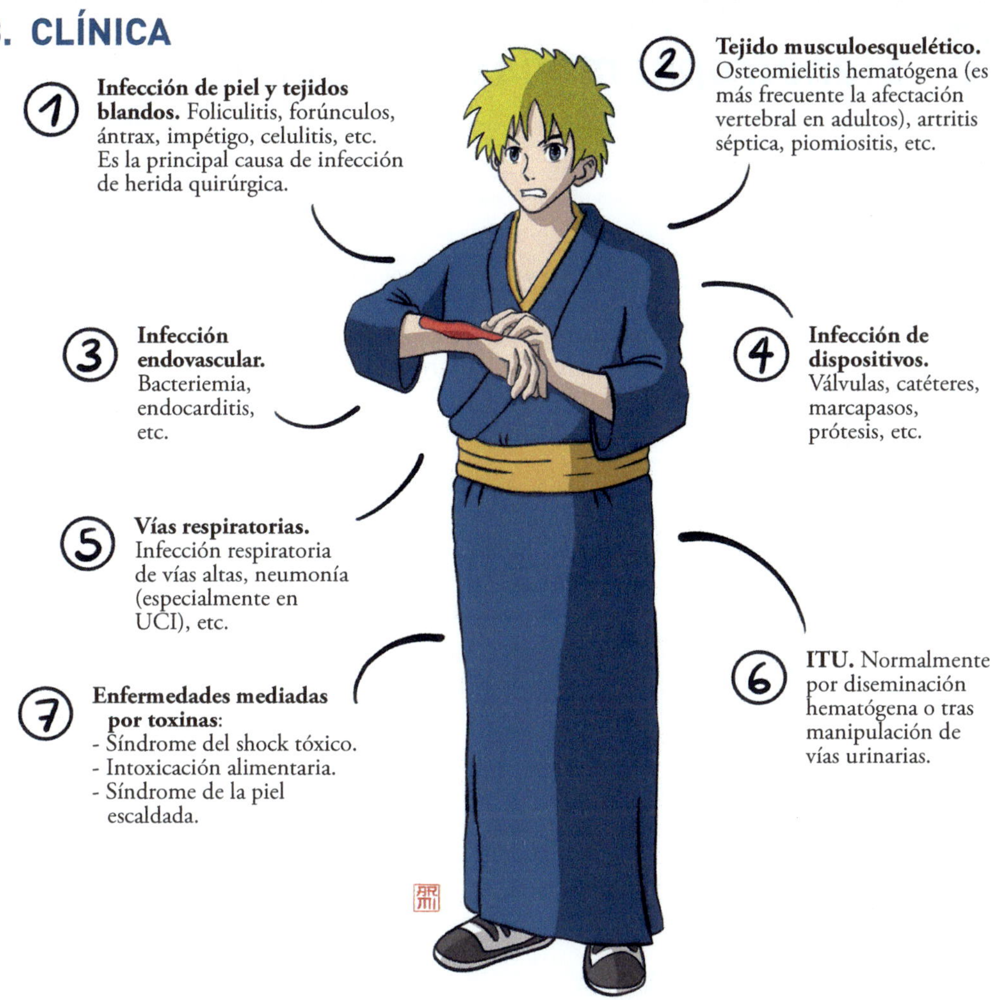

(1) Infección de piel y tejidos blandos. Foliculitis, forúnculos, ántrax, impétigo, celulitis, etc. Es la principal causa de infección de herida quirúrgica.

(2) Tejido musculoesquelético. Osteomielitis hematógena (es más frecuente la afectación vertebral en adultos), artritis séptica, piomiositis, etc.

(3) Infección endovascular. Bacteriemia, endocarditis, etc.

(4) Infección de dispositivos. Válvulas, catéteres, marcapasos, prótesis, etc.

(5) Vías respiratorias. Infección respiratoria de vías altas, neumonía (especialmente en UCI), etc.

(6) ITU. Normalmente por diseminación hematógena o tras manipulación de vías urinarias.

(7) Enfermedades mediadas por toxinas:
- Síndrome del shock tóxico.
- Intoxicación alimentaria.
- Síndrome de la piel escaldada.

4. DIAGNÓSTICO

- Clínica y epidemiología compatibles.
- Tinción, cultivo y PCR del material de los abscesos o tejidos infectados.
- Estudios de imagen en función del foco de infección.

5. TRATAMIENTO

- La pauta de elección dependerá de la sensibilidad del microorganismo y la gravedad y localización de la infección. Entre las principales opciones suele emplearse cloxacilina, cefazolina, amoxicilina-clavulánico, levofloxacino, TMP-SMX, clindamicina o doxiciclina.
- En presencia o sospecha de SARM se puede administrar vancomicina, linezolid o tedizolid, daptomicina, ceftarolina, telavancina, dalbavancina u oritavancina.
- En ocasiones se pueden emplear tratamientos tópicos como bacitracina, neomicina o mupirocina.
- Se debe valorar asociar rifampicina si existe afectación ósea o hay material sintético infectado.
- Siempre que sea posible se debe controlar el foco quirúrgicamente.

39 Infección por *Stenotrophomonas maltophilia*

1. ETIOLOGÍA

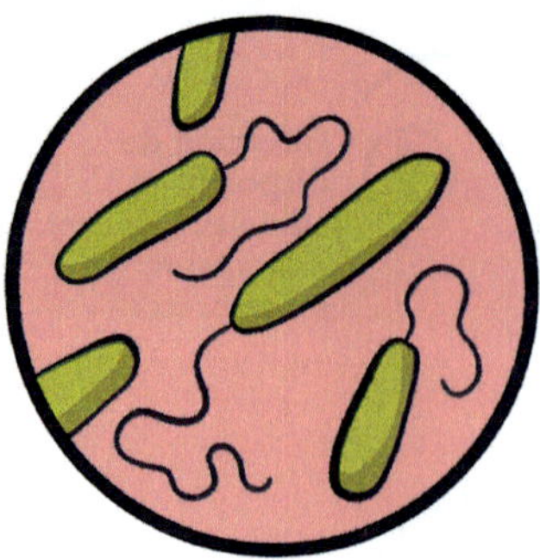

Stenotrophomonas maltophilia es un bacilo gramnegativo oportunista que habita la rizosfera. Su capacidad para generar resistencias a prácticamente todos los antibióticos se atribuye a las bombas de eflujo y las β-lactamasas L1 y L2. A pesar de ello, su virulencia parece limitada.

Tienen más riesgo de infección por *S. maltophilia* los pacientes con enfermedad grave asociada a patología pulmonar, o los que tienen antecedentes de uso prolongado de antibióticos de amplio espectro, ventilación mecánica prolongada o colonización del tracto respiratorio.

3. DIAGNÓSTICO

- El diagnóstico preciso tiene gran importancia, dado el alto grado de resistencia intrínseca de *S. maltophilia* a diversos antibióticos.
- Además del cultivo de las muestras del foco de infección, pueden emplearse métodos de identificación como la secuenciación del ARN ribosomal 16S y MALDI-TOF.

4. TRATAMIENTO

El tratamiento dependerá de los patrones de resistencias, y en muchos casos se recomienda una combinación de diversos antibióticos, entre los que se incluyen TMP-SMX (de elección), levofloxacino, minociclina, tigeciclina, cefiderocol, ceftazidima-avibactam y aztreonam.

2. CLÍNICA

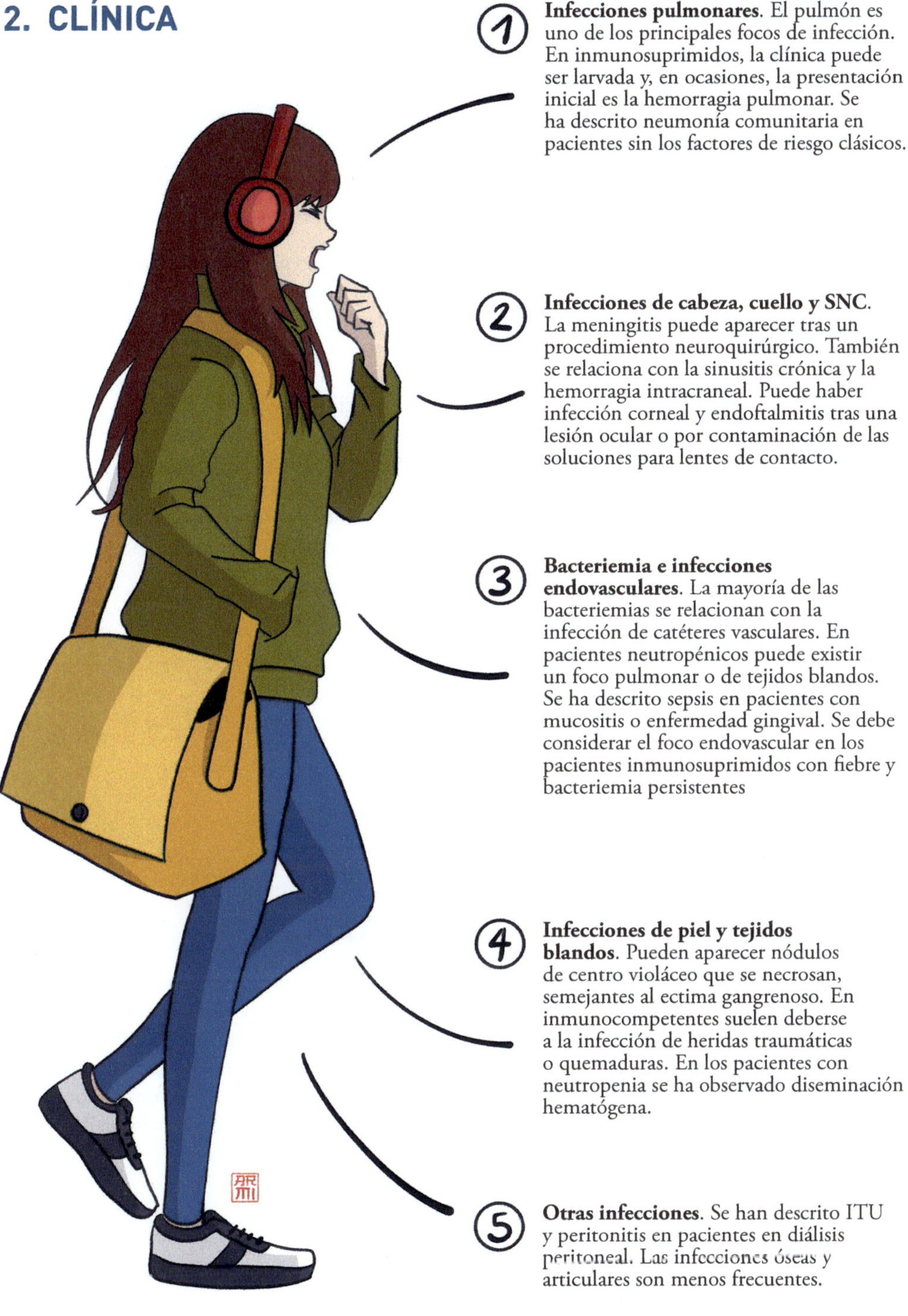

(1) Infecciones pulmonares. El pulmón es uno de los principales focos de infección. En inmunosuprimidos, la clínica puede ser larvada y, en ocasiones, la presentación inicial es la hemorragia pulmonar. Se ha descrito neumonía comunitaria en pacientes sin los factores de riesgo clásicos.

(2) Infecciones de cabeza, cuello y SNC. La meningitis puede aparecer tras un procedimiento neuroquirúrgico. También se relaciona con la sinusitis crónica y la hemorragia intracraneal. Puede haber infección corneal y endoftalmitis tras una lesión ocular o por contaminación de las soluciones para lentes de contacto.

(3) Bacteriemia e infecciones endovasculares. La mayoría de las bacteriemias se relacionan con la infección de catéteres vasculares. En pacientes neutropénicos puede existir un foco pulmonar o de tejidos blandos. Se ha descrito sepsis en pacientes con mucositis o enfermedad gingival. Se debe considerar el foco endovascular en los pacientes inmunosuprimidos con fiebre y bacteriemia persistentes

(4) Infecciones de piel y tejidos blandos. Pueden aparecer nódulos de centro violáceo que se necrosan, semejantes al ectima gangrenoso. En inmunocompetentes suelen deberse a la infección de heridas traumáticas o quemaduras. En los pacientes con neutropenia se ha observado diseminación hematógena.

(5) Otras infecciones. Se han descrito ITU y peritonitis en pacientes en diálisis peritoneal. Las infecciones óseas y articulares son menos frecuentes.

40 Infección por *Streptococcus agalactiae*

1. ETIOLOGÍA

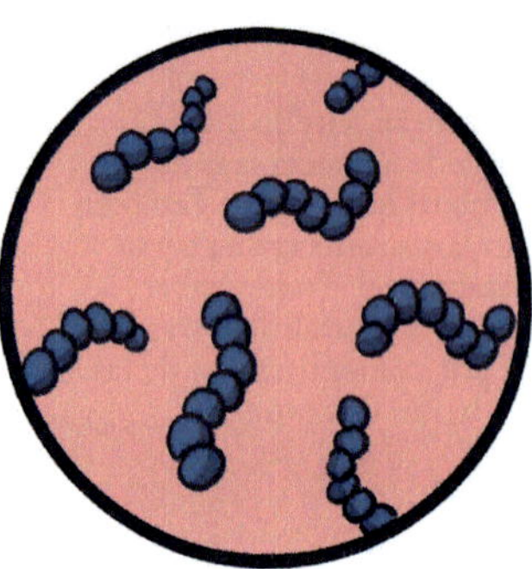

Streptococcus agalactiae es un coco grampositivo en cadenas β-hemolítico que pertenece al grupo B de Lancefield. Su principal factor de virulencia es el polisacárido capsular.

S. agalactiae coloniza la porción inferior del tubo digestivo y el tracto genital, y clásicamente produce sepsis y meningitis de recién nacidos y fiebre durante el parto en madres colonizadas. La detección prenatal sistemática ha disminuido estas infecciones, y ahora es más frecuente la afectación de adultos con enfermedades crónicas, sin relación con el embarazo.

3. DIAGNÓSTICO

- Clínica y epidemiología compatibles.
- Cultivo y PCR de la sangre, exudado vaginal u otros focos de infección.

4. TRATAMIENTO

- El tratamiento de elección es penicilina G, requiriendo dosis más altas en función de la localización y gravedad de la infección.
- Se pueden emplear alternativas como ceftriaxona, clindamicina o vancomicina.
- Las embarazadas colonizadas deben recibir profilaxis.

2. CLÍNICA

① Infección de los recién nacidos

② **Inicio temprano (1ª semana de vida).** Se contrae en el parto o antes, desde madres colonizadas. Son factores de riesgo el parto prematuro, la fiebre materna o las complicaciones durante el parto. El recién nacido presenta letargo e hipotensión, y suele haber bacteriemia. También pueden aparecer neumonía, apnea y meningitis.

③ **Inicio tardío (1ª-12ª semanas).** Se contrae en el parto o después, desde la madre o el personal sanitario. Suele aparecer meningitis. Puede manifestarse con bacteriemia sin causa identificada, osteomielitis, artritis séptica, celulitis facial por adenitis submandibular o preauricular, etc.

④ Infección de los adultos

⑤ **Fiebre puerperal.** Las mujeres pueden presentar tras el parto clínica de endometritis o corioamnionitis. La bacteriemia suele ser transitoria, pero puede dar lugar a meningitis o endocarditis.

⑥ **Infecciones sin relación con el puerperio.** Afectan principalmente a pacientes ancianos o con comorbilidades (DM, enfermedad hepática, renal o cardiovascular, cáncer, etc.). Se puede presentar con infección de tejidos blandos, ITU, neumonía, endocarditis, artritis séptica, abscesos abdominales o pélvicos, osteomielitis, meningitis, etc.

41 Infección por *Streptococcus pneumoniae*

1. ETIOLOGÍA

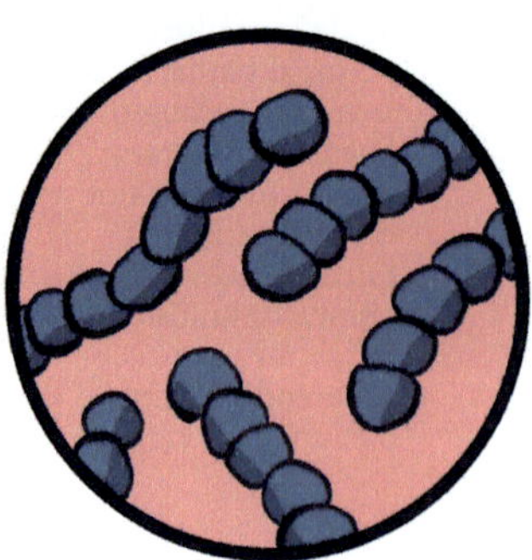

Streptococcus pneumoniae o neumococo es un coco grampositivo agrupado en parejas o cadenas cortas. Es β-hemolítico. Coloniza la nasofaringe (5 % adultos y 40 % niños). Posee una cápsula que lo protege de la fagocitosis y parece ser su principal factor de virulencia. Según el polisacárido capsular, se clasifican en serotipos y serogrupos.

La infección se transmite por gotitas respiratorias, es más frecuente en los meses fríos y afecta más a varones y a personas con factores de riesgo (edades extremas, DM, EPOC, alteración inmune, bronquectasias, etc.). La vacunación ha reducido considerablemente las tasas de enfermedad invasiva.

2. PATOGENIA

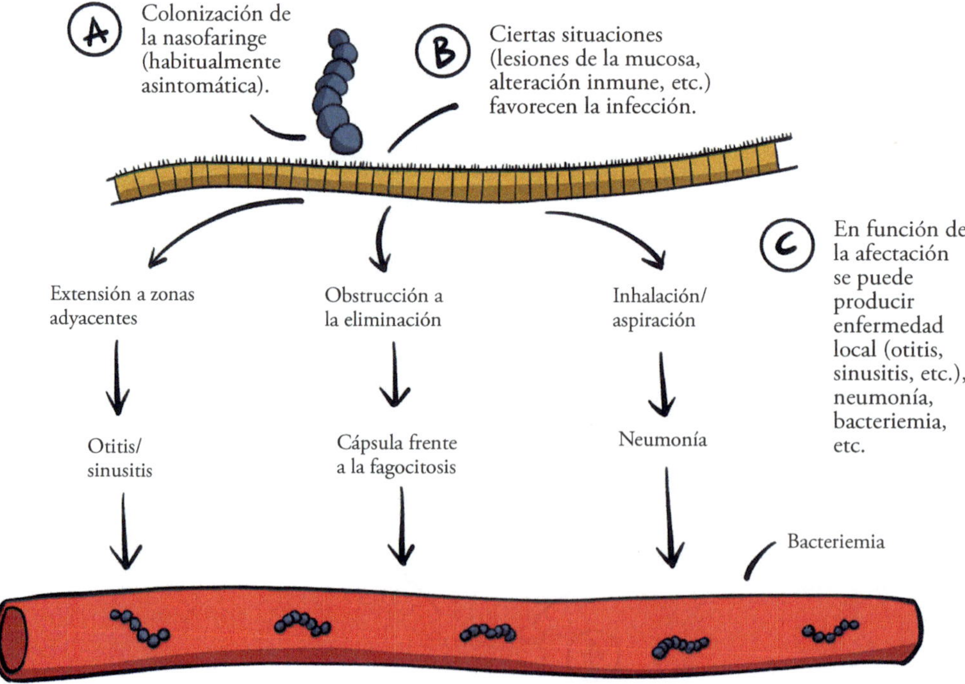

3. CLÍNICA

(1) Otitis media y sinusitis. Es el microorganismo implicado con más frecuencia. La infección viral previa puede favorecerlas.

(3) Meningitis. Por siembra hematógena o extensión desde el oído medio o los senos paranasales, traumatismo craneal, fístulas de LCR, etc. La clínica es indistinguible de la meningitis causada por otras bacterias. La tinción de Gram del LCR suele ser diagnóstica y se confirma con el cultivo. Tiene una mortalidad del 20 %, y el 50 % de los supervivientes presentan secuelas.

(2) Neumonía. Aparece fiebre disnea, tos productiva, dolor pleurítico, etc. En la exploración física se aprecia taquipnea, crepitantes, soplo tubárico, etc. La Rx de tórax habitualmente muestra un infiltrado lobar. La consolidación con broncograma aéreo es más frecuente si existe bacteriemia. En ocasiones se observa derrame pleural y, más raramente, empiema.

(4) Otros. Bacteriemia, osteomielitis, artritis séptica, endocarditis, pericarditis, etc. Puede complicarse con SHU.

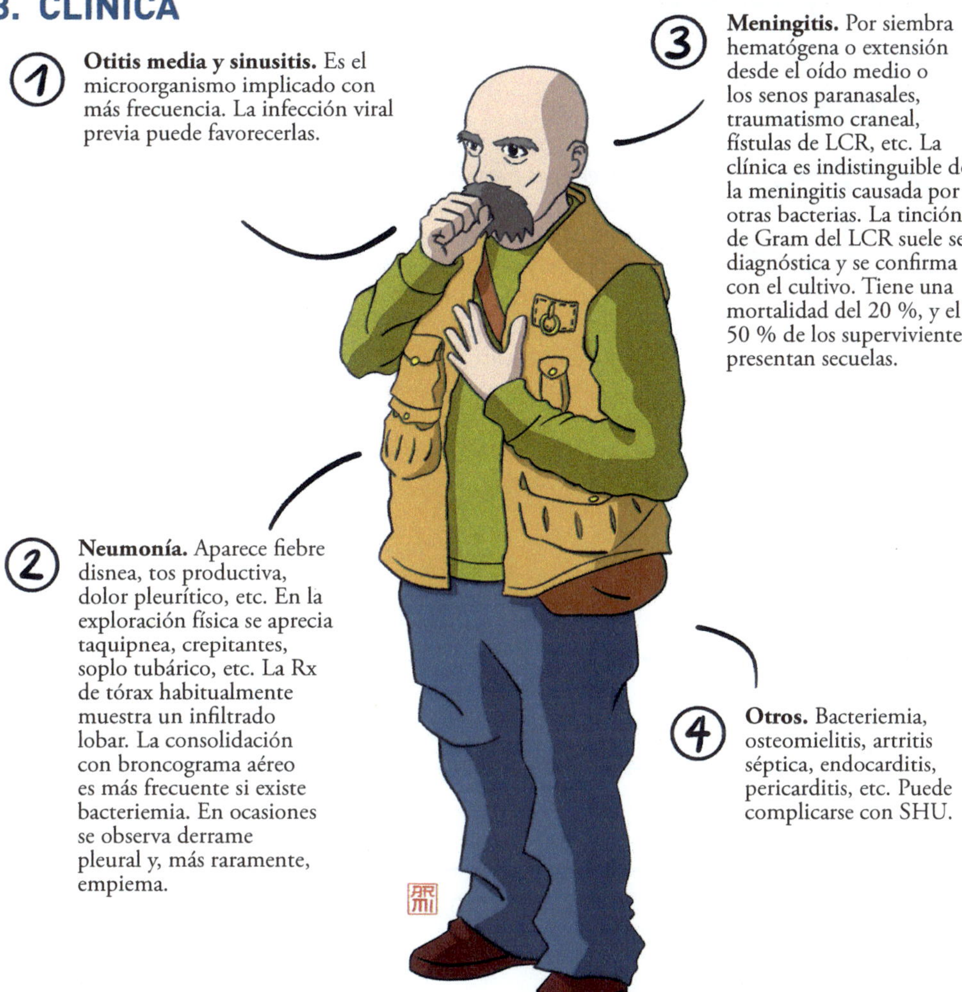

4. DIAGNÓSTICO

- Clínica y radiología compatibles.
- Tinción de Gram y cultivo de esputo, sangre, LCR, etc.
- PCR.
- Antígeno de neumococo en orina.

5. TRATAMIENTO

- La ceftriaxona es el antibiótico de elección en la infección grave; en la meningitis, se puede asociar inicialmente vancomicina.
- Otros antibióticos como amoxicilina, carbapenemes, quinolonas y linezolid también muestran buena actividad.
- **Prevención:** vacunación en personas mayores de 65 años y situaciones de riesgo.

42 Infección por *Streptococcus pyogenes*

1. ETIOLOGÍA

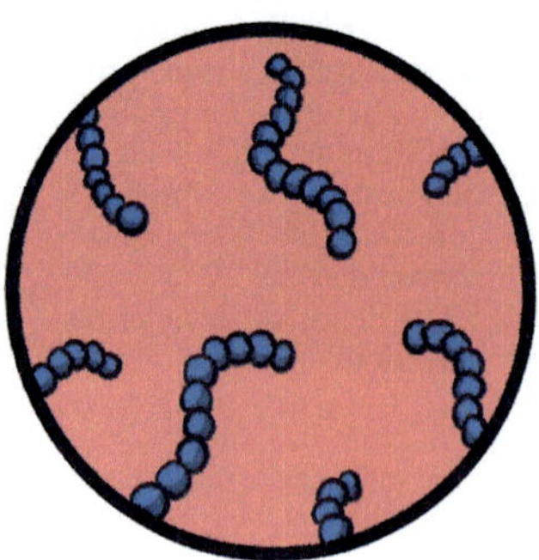

Streptococcus pyogenes es un coco grampositivo en cadenas β-hemolítico del grupo A de Lancefield. Habitualmente produce faringitis, una de las infecciones bacterianas más frecuentes en niños. También puede causar dos síndromes posinfecciosos de origen inmune: la fiebre reumática y la GN posestreptocócica.

Algunas de las infecciones por *S. pyogenes* y sus secuelas tienen alta mortalidad, especialmente en países con escasos recursos.

2. PATOGENIA

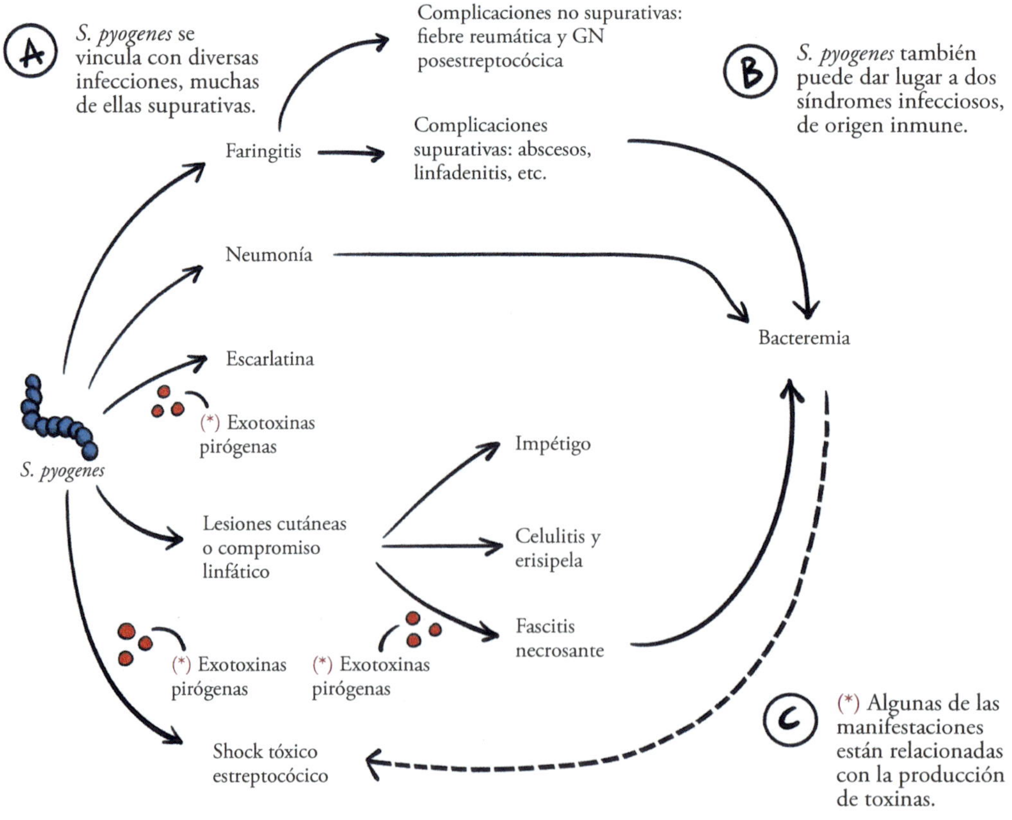

3. CLÍNICA

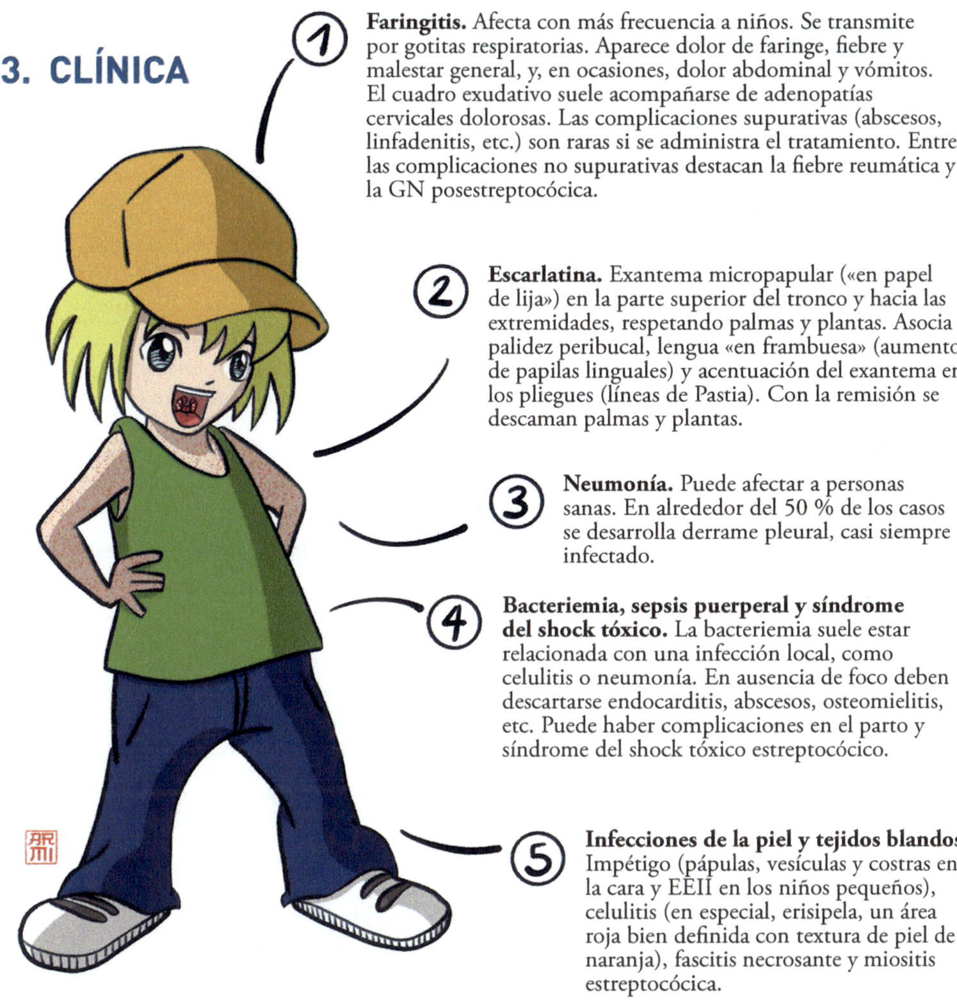

(1) **Faringitis.** Afecta con más frecuencia a niños. Se transmite por gotitas respiratorias. Aparece dolor de faringe, fiebre y malestar general, y, en ocasiones, dolor abdominal y vómitos. El cuadro exudativo suele acompañarse de adenopatías cervicales dolorosas. Las complicaciones supurativas (abscesos, linfadenitis, etc.) son raras si se administra el tratamiento. Entre las complicaciones no supurativas destacan la fiebre reumática y la GN posestreptocócica.

(2) **Escarlatina.** Exantema micropapular («en papel de lija») en la parte superior del tronco y hacia las extremidades, respetando palmas y plantas. Asocia palidez peribucal, lengua «en frambuesa» (aumento de papilas linguales) y acentuación del exantema en los pliegues (líneas de Pastia). Con la remisión se descaman palmas y plantas.

(3) **Neumonía.** Puede afectar a personas sanas. En alrededor del 50 % de los casos se desarrolla derrame pleural, casi siempre infectado.

(4) **Bacteriemia, sepsis puerperal y síndrome del shock tóxico.** La bacteriemia suele estar relacionada con una infección local, como celulitis o neumonía. En ausencia de foco deben descartarse endocarditis, abscesos, osteomielitis, etc. Puede haber complicaciones en el parto y síndrome del shock tóxico estreptocócico.

(5) **Infecciones de la piel y tejidos blandos.** Impétigo (pápulas, vesículas y costras en la cara y EEII en los niños pequeños), celulitis (en especial, erisipela, un área roja bien definida con textura de piel de naranja), fascitis necrosante y miositis estreptocócica.

4. DIAGNÓSTICO

- La faringitis se diagnostica por la clínica y se confirma con test de antígenos rápidos o cultivos de los exudados faríngeos.
- El impétigo, la celulitis y la erisipela también se sospechan por la clínica. Los cultivos confirman el diagnóstico.
- En los procesos invasivos la clínica es más inespecífica, pero los HC son positivos en más del 50 % de los casos. También pueden ser positivos los cultivos del foco de la infección.

5. TRATAMIENTO

- Las penicilinas siguen siendo los fármacos de elección en la mayoría de los casos. También se pueden emplear otros antibióticos como ceftriaxona, azitromicina, clindamicina, vancomicina o linezolid.
- La mayoría de los episodios de impétigo pueden tratarse con bacitracina o mupirocina tópicas.
- En las infecciones graves se suele asociar clindamicina (suprime la producción de toxinas) e Ig i.v. También suele precisarse tratamiento de soporte y abordaje quirúrgico.

43 Tétanos

1. ETIOLOGÍA

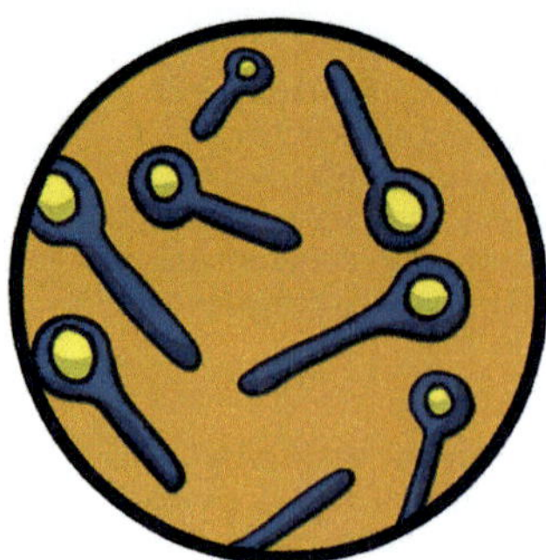

El tétanos está producido por las neurotoxinas liberadas por *Clostridium tetani*, un bacilo anaerobio grampositivo de distribución mundial presente en el suelo y el aparato digestivo de diversos animales. Las bacterias maduras desarrollan una espora terminal y adquieren forma de raqueta. Las esporas sobreviven en el ambiente en condiciones adversas.

Actualmente puede prevenirse con la vacunación y la mayoría de los casos se observan en pacientes con vacunación incompleta. Es especialmente grave en ancianos y en UDVP.

2. PATOGENIA

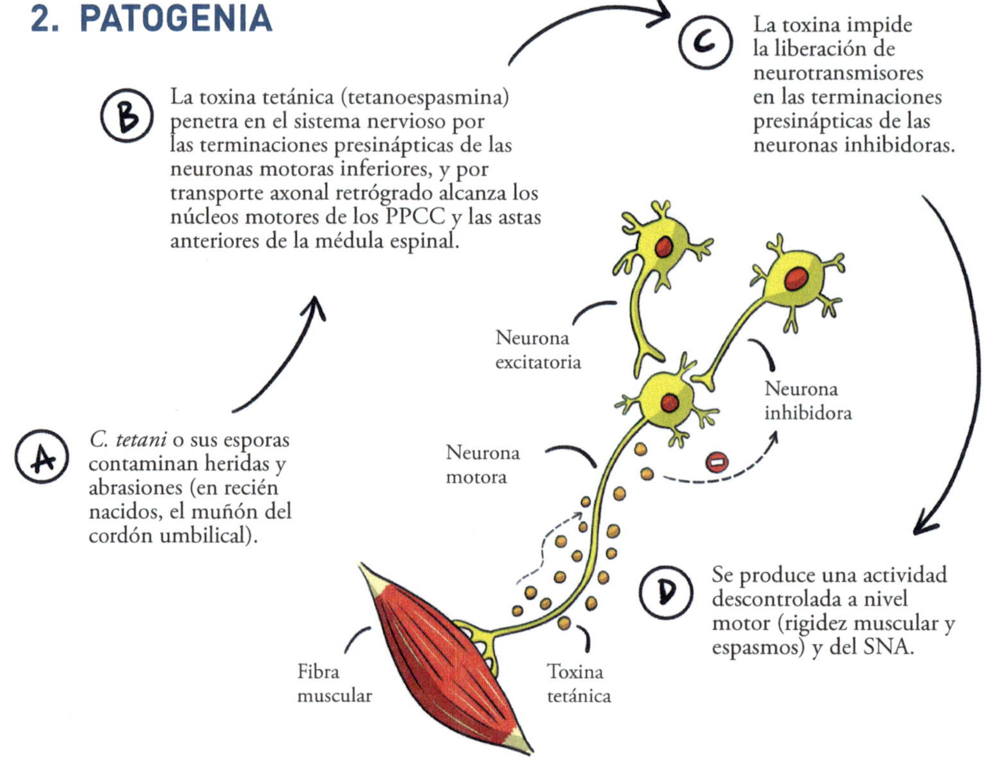

3. CLÍNICA

 **Tétanos generalizado.** Es el más frecuente. Suele iniciarse con la risa sardónica (por afectación del orbicular de los labios) y trismo (por rigidez de los maseteros). De progresión descendente, se adquiere una postura «en opistótonos» y aparecen espasmos dolorosos ante estímulos sensitivos. No se altera la consciencia. Puede haber compromiso respiratorio (afectación de vías altas o del diafragma) o del SNA (inestabilidad de presión arterial y FC, hipertermia, etc.).

 **Tétanos localizado.** Rigidez muscular en el punto de inoculación de la espora. Suele ser autolimitado. Es probable que afecte a pacientes con inmunidad parcial.

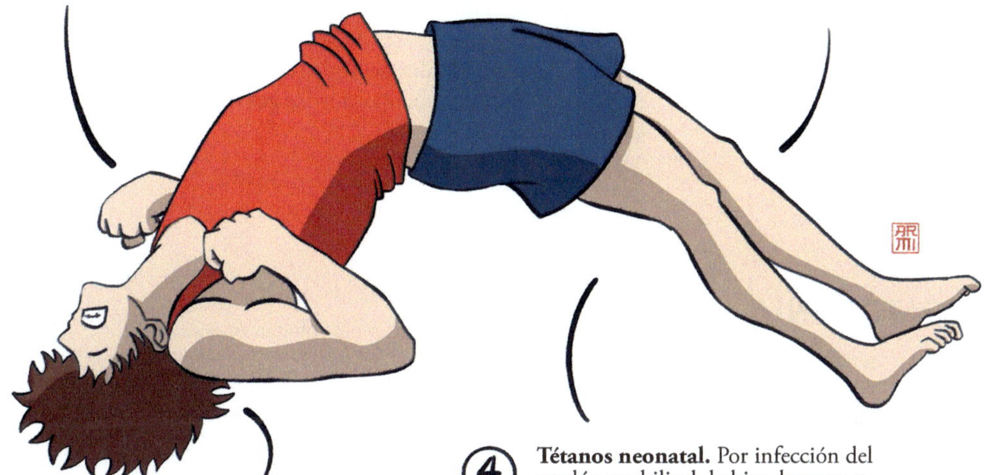 **Tétanos cefálico.** Forma de enfermedad localizada que afecta a los PPCC, casi siempre tras una herida en la cabeza.

Tétanos neonatal. Por infección del cordón umbilical, habitualmente en madres mal inmunizadas. Suele aparecer debilidad generalizada e imposibilidad para alimentarse, y más tarde espasmos y rigidez. La mortalidad es del 90 %, en ocasiones por sobreinfección bacteriana de la herida del cordón umbilical.

4. DIAGNÓSTICO

- Es fundamentalmente clínico.
- Cultivo de *C. tetani* en heridas.
- Elevación de concentraciones de IgG antitetánica.
- Detección de toxina por PCR.

5. TRATAMIENTO

- Estabilización, control de la vía aérea, tratamiento de los espasmos musculares (benzodiazepinas, etc.) y de la disfunción de SNA (labetalol, esmolol, etc.).
- Desbridamiento de la herida.
- Inmunización: Ig antitetánica y toxoide tetánico.
- Pueden valorarse asociar antibióticos como metronidazol o penicilina.
- Prevención: vacunación incluida en el calendario vacunal.

44 Tifus epidémico

1. ETIOLOGÍA

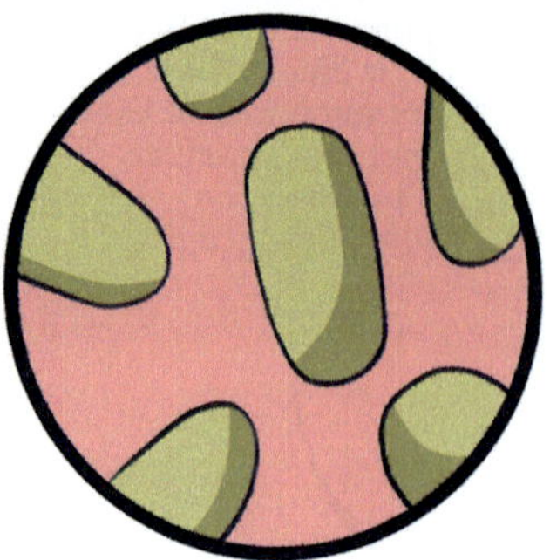

El tifus epidémico está producido por *Rickettsia prowazekii*, un pequeño cocobacilo intracelular transmitido por el piojo humano (*Pediculus humanus corporis*) que habita las ropas de los infectados y se alimenta de su sangre. Se ha identificado un ciclo zoonótico asociado a ardillas voladoras.

Se relaciona con la falta de higiene. Las epidemias surgen en regiones asoladas por las guerras y los desastres naturales.

2. PATOGENIA

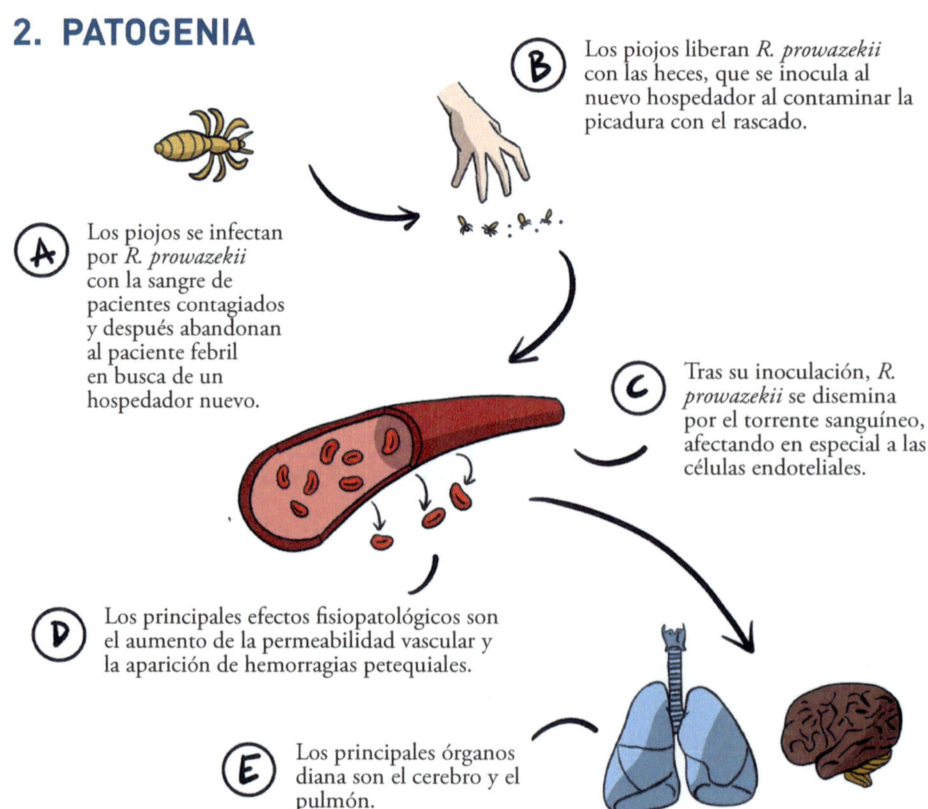

3. CLÍNICA

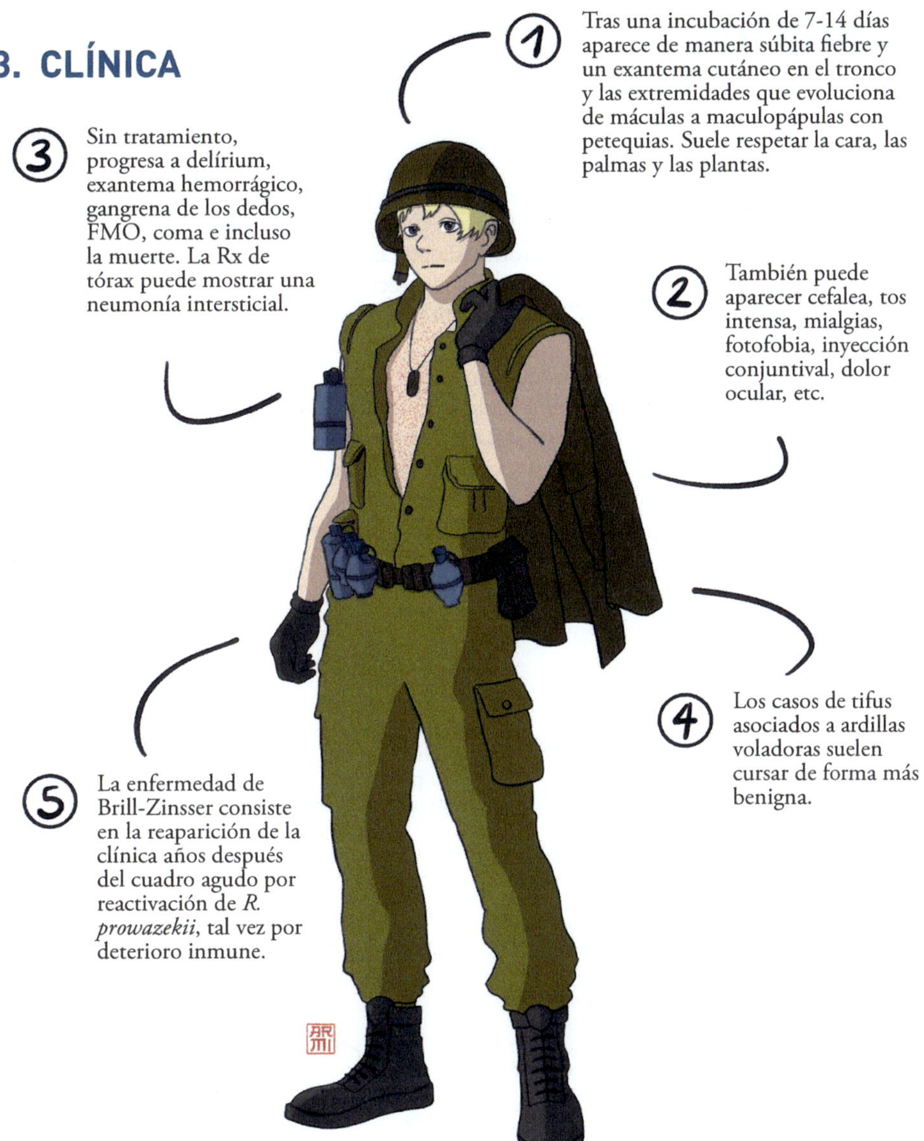

4. DIAGNÓSTICO

- Clínica y epidemiología compatibles.
- Serología.
- *R. prowazekii* puede aislarse en la sangre o los tejidos, o en los piojos de los pacientes.
- La PCR y la inmunohistoquímica en la sangre y los tejidos no suelen estar disponibles.

5. TRATAMIENTO

- **Tratamiento de elección:** doxiciclina (alternativa: cloranfenicol).
- Campañas de higiene y erradicación de piojos.

45 Tosferina

1. ETIOLOGÍA

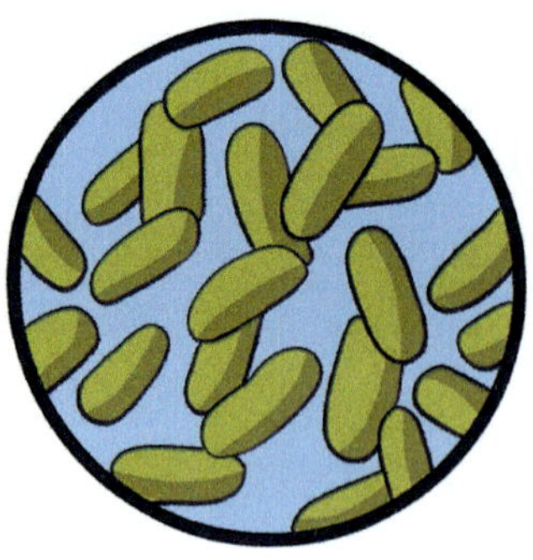

La tosferina (del latín *tussis ferina*, «tos salvaje» o «tos de fiera») está producida por *Bordetella pertussis*, un cocobacilo gramnegativo que solo afecta a humanos. Es la especie de *Bordetella* más exigente y de crecimiento más lento.

La vacuna ha disminuido la mortalidad, pero en los países en desarrollo sigue siendo una causa importante de muerte. En los países desarrollados existe también un incremento en los últimos años, probablemente multifactorial: disminución de la inmunidad con el tiempo, mayor porcentaje de portadores, adaptación de la bacteria, etc.

2. PATOGENIA

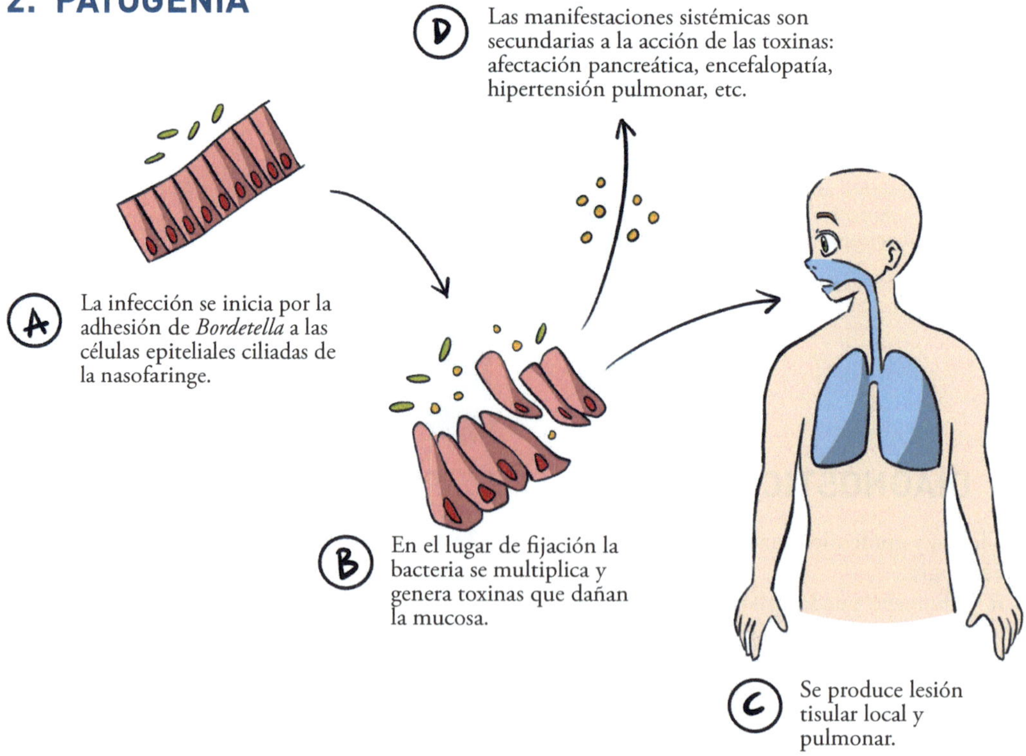

3. CLÍNICA

① **Clínica típica (niños)**:
- **Incubación**: 7-10 días.
- **Fase catarral (1-2 semanas)**: similar a un resfriado común.
- **Fase paroxística (2-4 semanas)**: accesos de tos espasmódica que acaban en vómito, con expulsión de tapón de un moco y un «gallo» inspiratorio.
- **Convalecencia (2-3 meses)**: desaparición progresiva de los síntomas.

② **Clínica atípica (adolescentes y adultos).** Tos paroxística que termina en un vómito, tos de predominio nocturno, accesos de sudor entre los paroxismos de tos, etc.

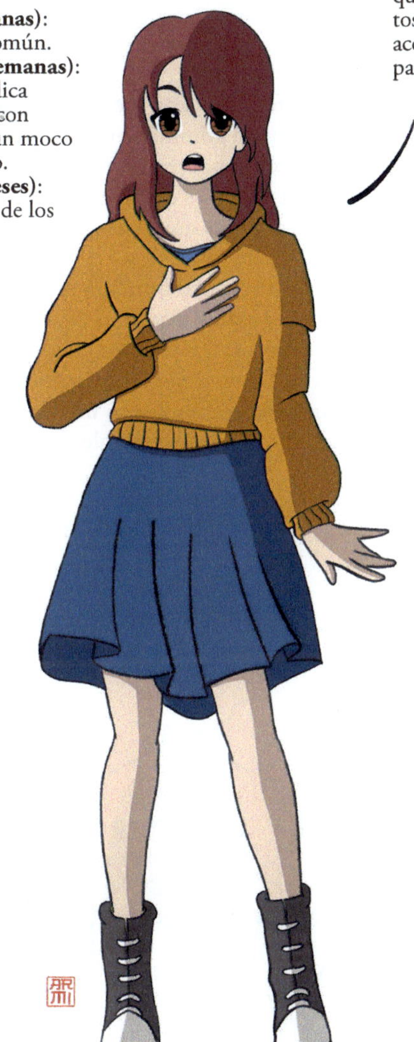

③ **Complicaciones.** Neumonía, hemorragias subconjuntivales, hernias abdominales e inguinales, neumotórax, petequias en la cara y el tronco, adelgazamiento, encefalopatía, etc.

4. DIAGNÓSTICO

- Clínica y epidemiología compatibles.
- Cultivos y PCR en secreciones nasofaríngeas.
- Serología.

5. TRATAMIENTO

- **Tratamiento de elección:** azitromicina o claritromicina (alternativa: TMP-SMX).
- Se debe realizar aislamiento respiratorio.
- Los contactos deben recibir profilaxis.
- La vacuna está incluida en el calendario vacunal.

46 Tularemia

1. ETIOLOGÍA

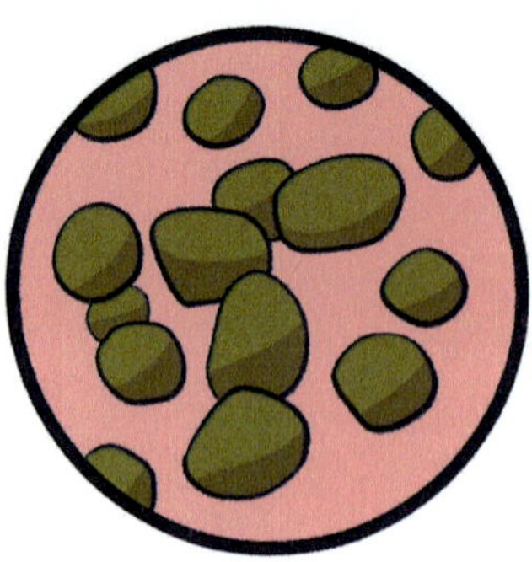

La tularemia es una zoonosis causada por *Francisella tularensis*, un pequeño gramnegativo no esporulado. Se conocen cuatro subespecies: *tularensis, holarctica, novicida* y *mediasiatica*. Persiste semanas o meses en tierra, agua o animales en descomposición. Los reservorios animales incluyen ratones, ardillas, liebres, etc.

La transmisión al humano se suele producir por contacto con productos animales, agua o tierra contaminados, aerosoles y mordeduras, o picaduras de garrapatas (principalmente del género *Dermacentor*) y mosquitos. La transmisión es mayor en primavera y verano, con un pico en invierno en relación con la caza. Puede ser susceptible de uso en bioterrorismo.

2. PATOGENIA

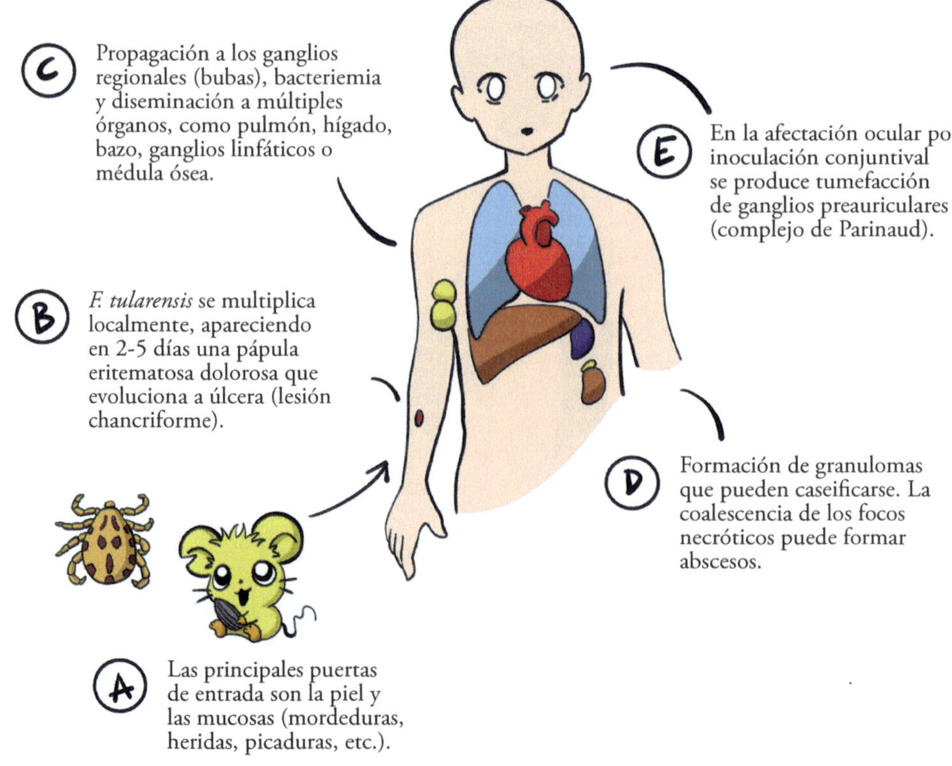

3. CLÍNICA

(1) Cuadro general. Fiebre, escalofríos, cefalea, malestar, anorexia y astenia. Se puede asociar tos, mialgias, molestias torácicas, vómitos, dolor faríngeo, dolor abdominal, diarrea, etc.

(3) Tularemia neumónica. Por vía respiratoria o hematógena. Aparece fiebre, tos seca y dolor pleurítico. Puede requerirse ventilación mecánica. El 25-30 % tienen infiltrados en la Rx de tórax sin clínica.

(5) Tularemia oculoglandular. Rara. De adquisición conjuntival. Aparece fotofobia y lagrimeo, conjuntivitis, edema palpebral, quemosis y úlceras o pápulas conjuntivales. Puede asociar adenopatías regionales.

(2) Tularemia glandular y ulceroglandular. Es la más frecuente. Tras una picadura de garrapata o contacto con animales. Aparece una adenopatía sensible a la palpación. La forma ulceroglandular asocia una lesión cutánea.

(4) Tularemia faríngea. Se contrae por agua, alimentos o aerosoles. Asocia fiebre, odinofagia y una adenopatía cervical. Es habitual la faringitis o amigdalitis exudativa. Puede existir afectación entérica.

(6) Tularemia tifoidea. Modo de adquisición variable. Asocia fiebre, cefalea, mialgias, odinofagia, anorexia, vómitos, diarrea, abdominalgia, tos, etc. No aparecen adenopatías o lesiones cutáneas. Los cuadros graves pueden presentar ictericia. Frecuente afectación pleuropulmonar.

(7) Otras manifestaciones. Puede aparecer clínica cutánea (erupciones maculopapulares o vesiculopapulares, urticarias, pústulas, eritema nodoso, etc.), insuficiencia renal, rabdomiólisis, hepatitis, meningitis, encefalitis, pericarditis, osteomielitis, rotura esplénica, síndrome de Guillain-Barré, otitis media, mastoiditis, endocarditis, aortitis o infección de prótesis articular, etc. Presenta una mortalidad del 2-4 % (hasta el 60 % sin tratamiento).

4. DIAGNÓSTICO

- Clínica y epidemiología compatibles.
- Serología.
- PCR.
- Cultivos: suelen ser negativos. Deben manipularse con medidas apropiadas de bioseguridad.

5. TRATAMIENTO

- En los casos graves el tratamiento de elección es estreptomicina, gentamicina o tobramicina.
- En la enfermedad leve pueden emplearse doxiciclina o ciprofloxacino, que también se utilizan como profilaxis postexposición.

47 Enfermedad de Whipple

1. ETIOLOGÍA

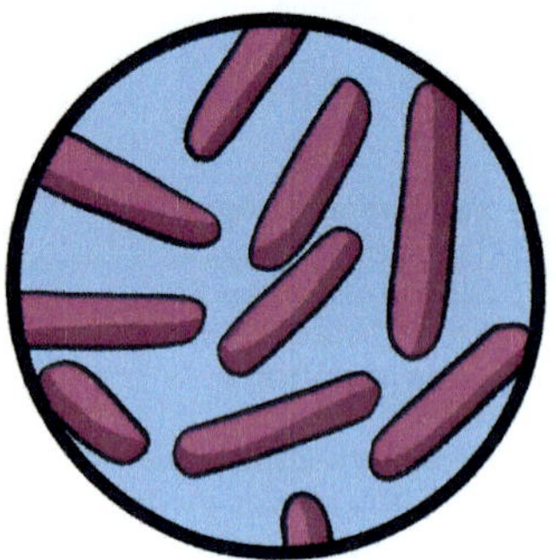

La enfermedad de Whipple es una infección crónica multiorgánica causada por *Tropheryma whipplei*, un bacilo débilmente grampositivo. Los genotipos más frecuentes son 1 y 3.

De distribución mundial, la forma crónica es más común en varones caucásicos de edad madura. Existe mayor riesgo en inmunosuprimidos. Parece existir transmisión oral y tal vez por aire o por aerosoles.

2. PATOGENIA

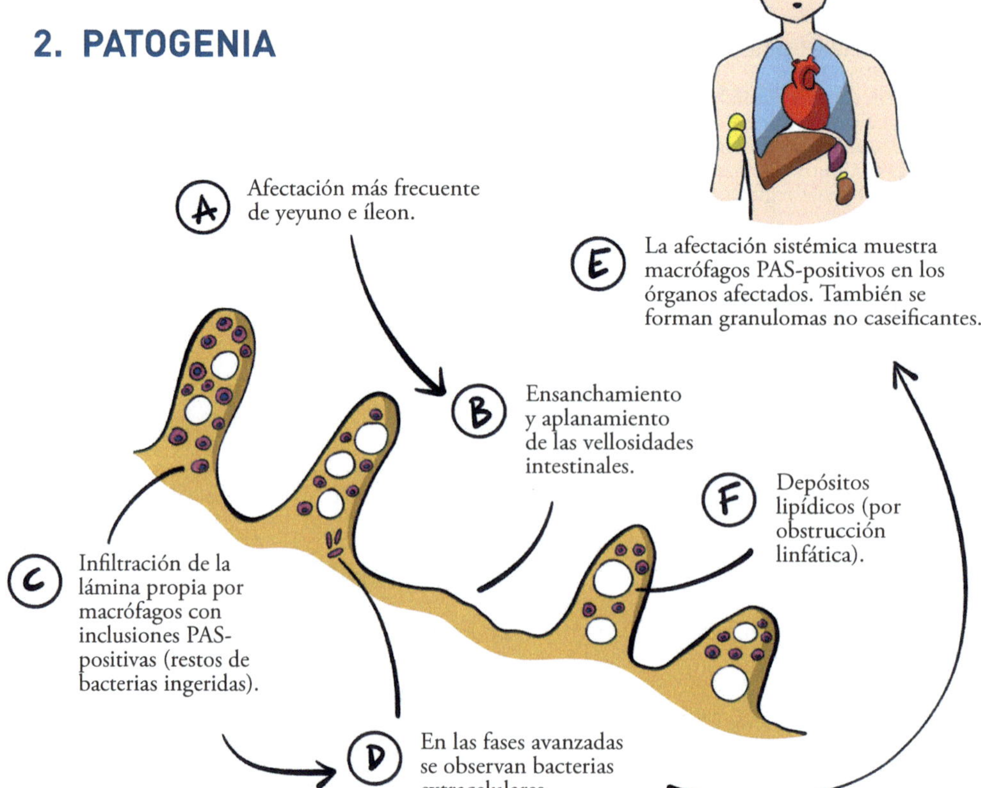

3. CLÍNICA

 Se han definido las siguientes categorías clínicas:

 **Infección transitoria y aguda.** Cuadros pulmonares (tos, neumonía, etc.) y digestivos (gastroenteritis, etc.) que raramente progresan a formas crónicas.

 **Colonización asintomática.** En la mayoría de estos casos se detecta *T. whipplei* en heces y saliva. Pocos pacientes desarrollan enfermedad.

 **Enfermedad clásica y sistémica:**
- Artropatía periférica migratoria, no destructiva, seronegativa. Puede asociar espondilitis, sacroileítis, etc.
- Diarrea acuosa o esteatorrea, a veces con sangre, y dolor abdominal y fiebre. Clínica de malabsorción.
- Afectación del SNC: alteración de la memoria, demencia, oftalmoplejia, nistagmo y mioclonías, ataxia, convulsiones, afectación de PPCC, etc.
- Síntomas sistémicos: fiebre y sudor, adenopatías, hiperpigmentación, tos, dolor de tórax, etc. La pleuritis, ascitis, hipotensión y edema son habituales. Puede haber megalias o afectación genitourinaria y endocrina, y endocarditis con cultivo negativo.

 **Enfermedad localizada.** Endocarditis con cultivo negativo, afectación a nivel ocular, SNC, ganglios linfáticos, cutánea, ósea, etc.

 **Asociada a inmunodepresión.** El tratamiento inmunodepresor de una artritis incierta puede desencadenar clínica digestiva o sistémica. En algunos casos se asocia a neoplasias.

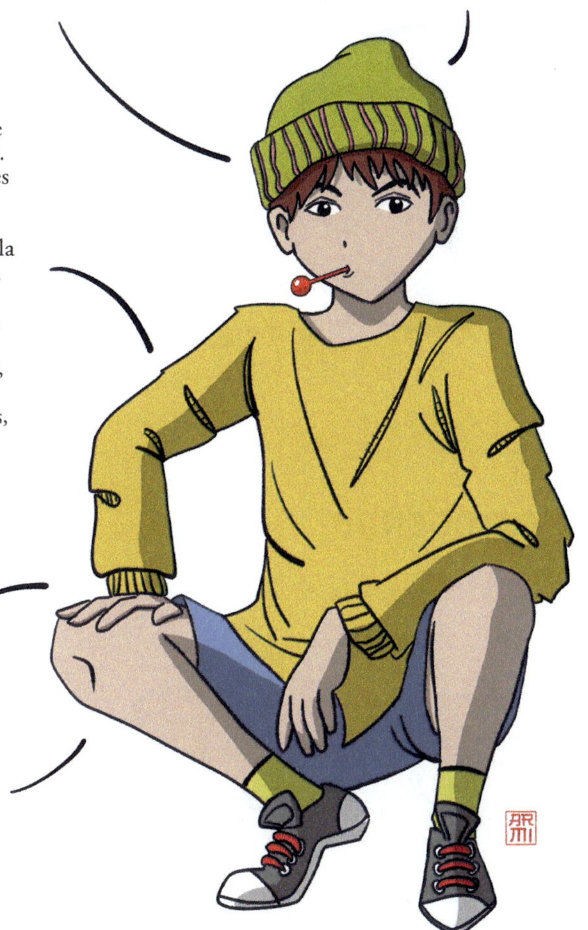

4. DIAGNÓSTICO

- Clínica compatible.
- El diagnóstico suele establecerse mediante biopsia duodenal, que muestra células PAS-positivas en la lámina propia.
- PCR o inmunohistoquímica, a partir de biopsias de órganos o líquidos corporales.

5. TRATAMIENTO

- **Tratamiento de elección:** tratamiento prolongado con doxiciclina e hidroxicloroquina.
- **Alternativa:** inducción con ceftriaxona o meropenem, continuando con TMP SMX en pauta prolongada.

48 Yersiniosis

1. ETIOLOGÍA

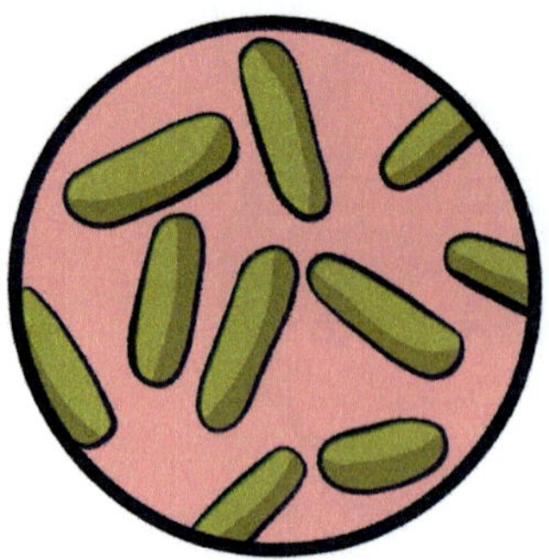

La yersiniosis es una infección producida por *Yersinia enterocolitica* (sobre todo los serogrupos O:3, O:8, O:9 y O:5,27 y biotipos 2, 3 y 4) y *Y. pseudotuberculosis* (serotipos O:1-O:5, con más frecuencia serotipo O:1). Son bacilos gramnegativos cuyos hospedadores habituales son los cerdos y otros animales.

Se transmite habitualmente por el consumo de alimentos contaminados (en especial carne de cerdo) y, más raramente, entre personas o por transfusiones. Es más frecuente en invierno y en climas fríos.

2. PATOGENIA

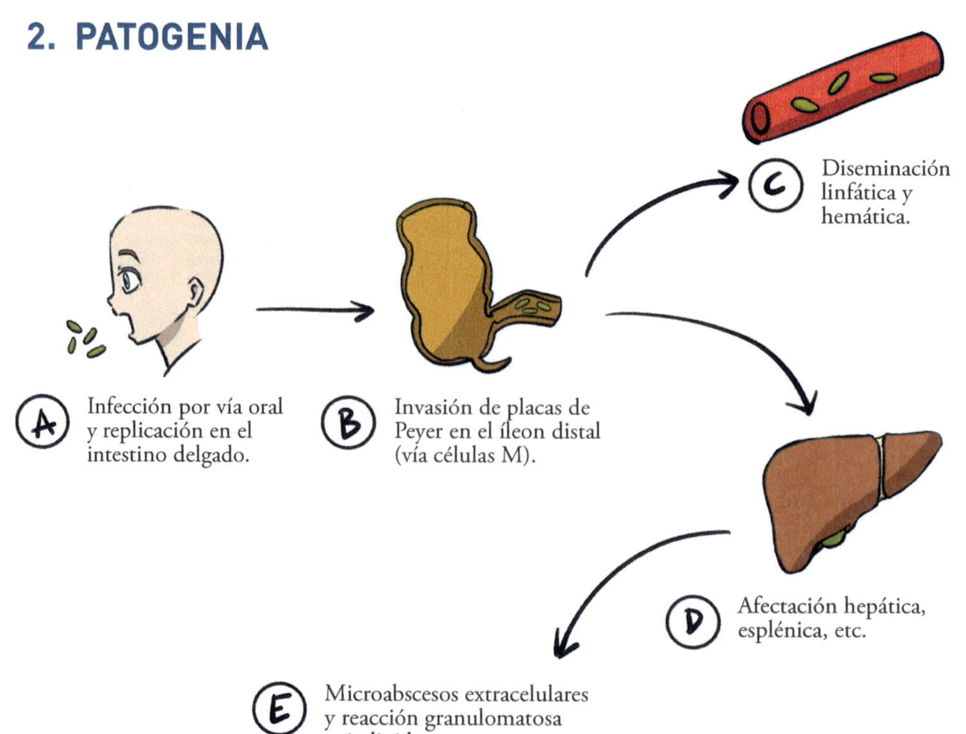

3. CLÍNICA

① La incubación tras la ingesta es de 1-11 días y la diarrea dura unas 2 semanas. Los pacientes son contagiosos en el período sintomático.

② *Y. enterocolitica.* Diarrea invasiva (fiebre, dolor abdominal, deposiciones con moco, sangre y leucocitos). Puede haber perforación del íleon y hemorragia rectal. Los pacientes con adenitis mesentérica o ileítis terminal (especialmente los niños mayores y los adolescentes) pueden simular una apendicitis aguda. Se han comunicado casos de faringitis aguda, neumonía, infecciones de piel y partes blandas, etc.

③ *Y. pseudotuberculosis.* Se suele manifestar con dolor abdominal y fiebre, sin diarrea. Es característica la adenitis mesentérica, que puede simular una apendicitis aguda. Suele autolimitarse.

④ **Sepsis.** Es rara, más frecuente en pacientes ancianos, inmunodeprimidos o con comorbilidades como alcoholismo, cirrosis, DM, cáncer o sobrecarga de hierro. El tratamiento con deferoxamina favorece el crecimiento de *Yersinia* e inhibe los neutrófilos. Pueden aparecer abscesos a diversos niveles, o shock por la transmisión transfusional de *Y. enterocolitica*. La fiebre escarlatiniforme del lejano Oriente se ha relacionado con ciertas cepas de *Y. pseudotuberculosis* de Rusia, Corea y Japón.

⑤ **Complicaciones:**
- Artritis reactiva (10-20%): uretritis, conjuntivitis y artritis. Es más frecuente en personas con HLA-B27.
- Eritema nodoso (3%).
- Existe relación con la enfermedad tiroidea autoinmune y con la enfermedad de Graves.

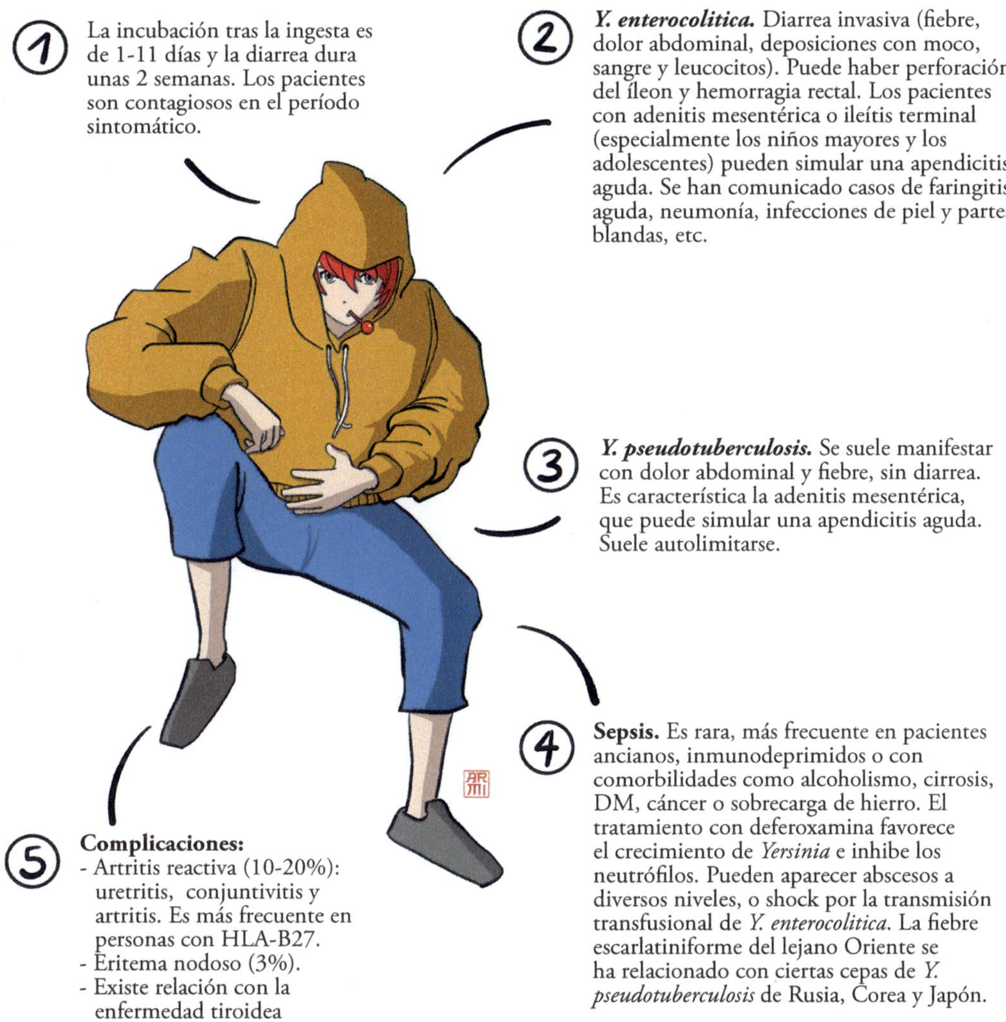

4. DIAGNÓSTICO

- Clínica y epidemiología compatibles.
- Cultivo en heces o líquidos estériles.
- PCR.
- Serología.

5. TRATAMIENTO

- La gastroenteritis suele autolimitarse. En las infecciones graves (o en pacientes inmunocomprometidos o con sobrecarga de hierro) se recomienda administrar ciprofloxacino o ceftriaxona. También pueden emplearse TMP-SMX.
- Control de manipulación de alimentos, transfusiones, etc.

Infecciones causadas por micobacterias

- **Lepra**
- **Micobacterias atípicas**
- **Tuberculosis**

49 Lepra

1. ETIOLOGÍA

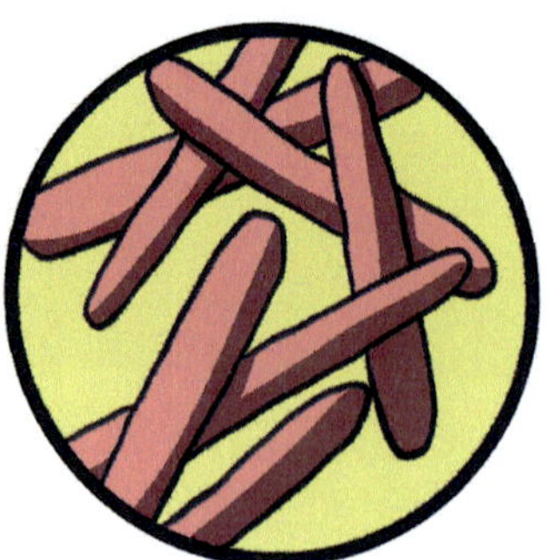

La lepra o enfermedad de Hansen es una enfermedad infecciosa crónica producida por *Mycobacterium leprae*, un BAAR intracelular obligado que afecta principalmente a la piel y los nervios periféricos. No puede cultivarse *in vitro*, y se emplean para ello las almohadillas de los armadillos.

Sigue constituyendo una enfermedad estigmatizante y un problema de salud pública en países tropicales y subtropicales de América, Asia y África. No se conoce bien su vía de transmisión.

2. PATOGENIA

A Se distinguen diversas categorías de lepra que reflejan la respuesta inmune del hospedador:

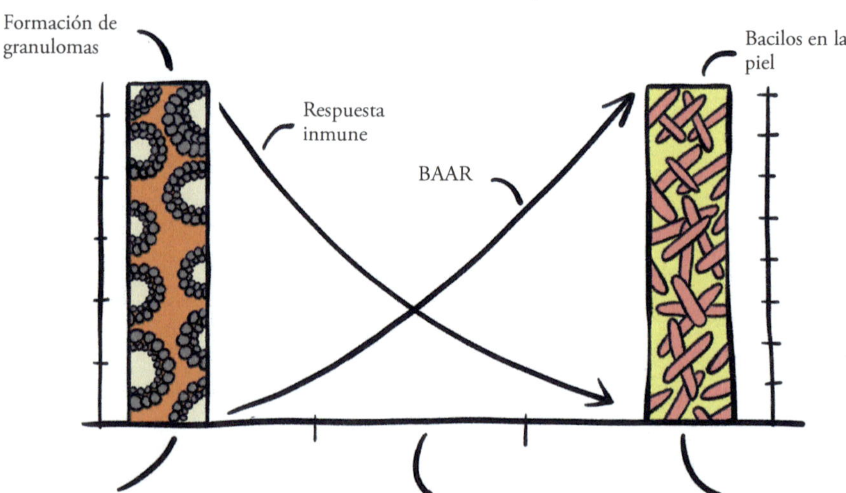

B **Lepra tuberculoide.** Buena respuesta inmune. Se forman granulomas alrededor de los elementos neurovasculares y un infiltrado linfocítico hasta la dermis. Suelen observarse pocos bacilos en la piel.

C **Lepra *borderline*.** Espectro intermedio. En función de su polarización se distinguen *borderline* tuberculoide (BT), *borderline* lepromatosa (BL) y *borderline* media (BB).

D **Lepra lepromatosa.** Débil respuesta inmune, con abundantes bacilos en la piel. No se forman granulomas.

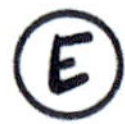
E **Estados reactivos.** Cuadros inflamatorios, en general de mediación inmune, que pueden preceder al diagnóstico o presentarse con el tratamiento. Son las reacciones leprosas tipo 1 y tipo 2, y el fenómeno de Lucio.

3. CLÍNICA

① Lepra tuberculoide. Máculas hipopigmentadas o placas eritematosas, de bordes elevados y curación central. Pueden engrosarse los nervios periféricos, especialmente el cubital, el safeno interno, el tibial posterior y el retroauricular.

② Lepra lepromatosa. Máculas simétricas mal delimitadas y progresiva infiltración cutánea, mayor en las zonas corporales frías (piel, ojos, testículos, nervios periféricos, etc.), donde forman nódulos. Puede observarse facies leonina, pérdida de cejas y pestañas, piel seca, etc. El daño neural suele ser tardío pero extenso.

③ Lepra *borderline*. La BT es similar a la tuberculoide, con más lesiones. La BL es similar a la lepromatosa, con lesiones más definidas, asimétricas y áreas de piel sana. La BB muestra placas de borde elevado con islas de piel sana.

④ Reacciones leprosas tipo 1. Inflamación aguda en la piel y los nervios. El nervio más afectado es el cubital. Sucede antes del tratamiento o tras su inicio. Ocurre en casi el 50 % de las formas *borderline*.

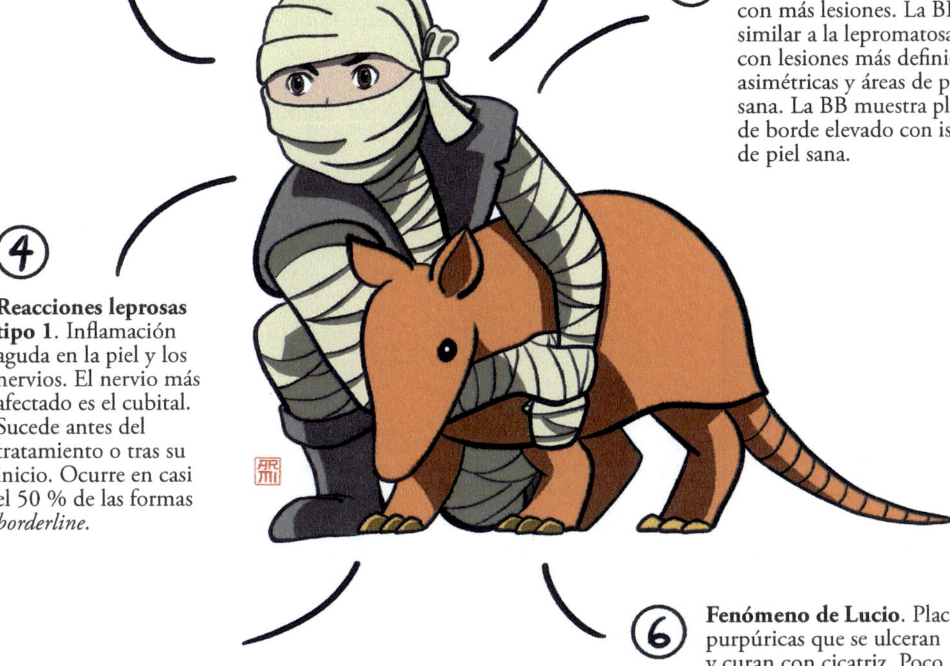

⑤ Reacciones leprosas tipo 2. Pápulas eritematosas, malestar y fiebre. Puede haber neuritis, uveítis, linfadenitis, orquitis, GN, etc. Sucede tras iniciar el tratamiento. Ocurre en casi el 50 % de los pacientes cercanos al extremo lepromatoso.

⑥ Fenómeno de Lucio. Placas purpúricas que se ulceran y curan con cicatriz. Poco frecuente. Se presenta en zonas del Caribe y México, en pacientes con la forma lepromatosa sin tratamiento.

4. DIAGNÓSTICO

- Clínica y epidemiología compatibles.
- Biopsia: hallazgo de granulomas. Se puede realizar PCR.
- Serología: anticuerpos anti-PGL-1. Prueba cutánea de la lepromina (suele ser negativa en la lepra lepromatosa).

5. TRATAMIENTO

- Se recomienda la combinación de dapsona, clofazimina y rifampicina, con diferente duración en función del cuadro clínico.
- En las reacciones leprosas pueden estar indicados tratamientos como corticoides, talidomida o metotrexato.

50 Micobacterias atípicas

1. ETIOLOGÍA

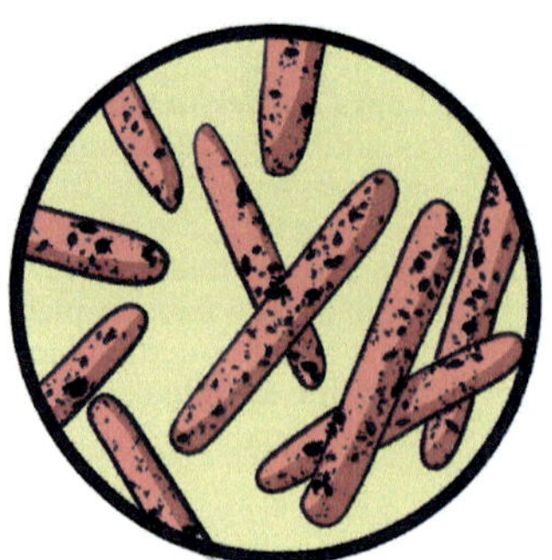

Las micobacterias atípicas o no tuberculosas (MNT) son BAAR del género *Mycobacterium* diferentes de *Mycobacterium tuberculosis* y *M. leprae*. Se clasifican en:
- MNT de crecimiento rápido: *M. fortuitum, M. chelonae, M. abscessus*, etc.
- MNT de crecimiento lento: *M. kansasii, M. marinum, M. avium complex* (MAC), *M. ulcerans, M. xenopi, M. simiae, M. szulgai*, etc.

2. PATOGENIA

A Las MNT se adaptan bien a los entornos hostiles y abundan en la tierra y el agua, algunas en relación con nichos concretos:

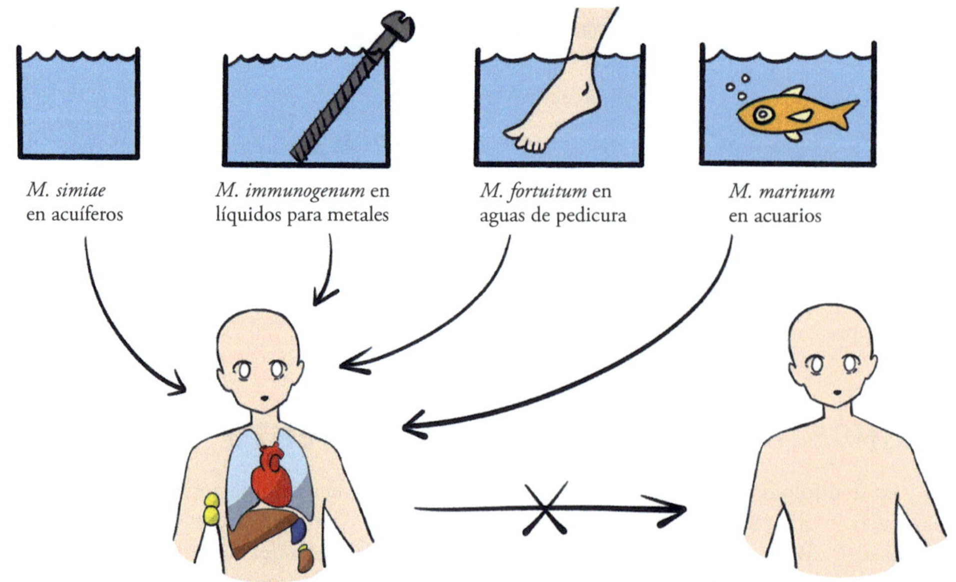

B No suelen causar enfermedad en humanos salvo que exista una neumopatía previa (bronquiectasias, EPOC, fibrosis quística, etc.) o inmunosupresión.

C La transmisión entre personas es rara.

3. CLÍNICA

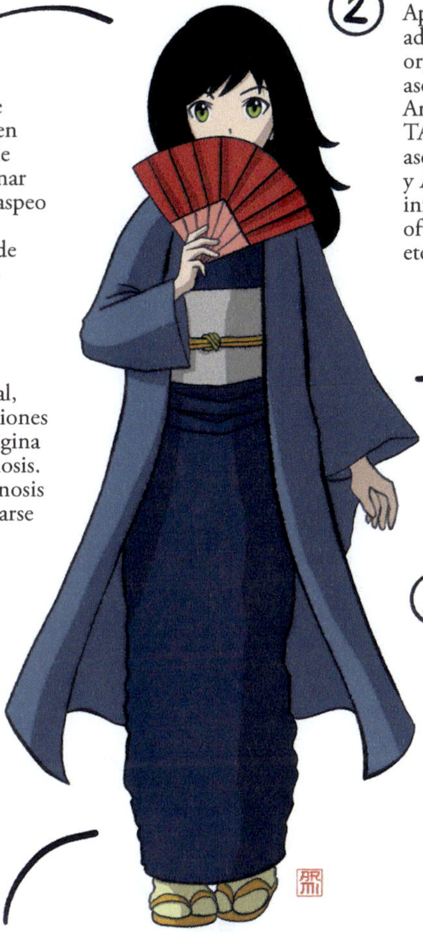

① **Neumopatía.** Infección por MNT más frecuente en países desarrollados (en especial por MAC). Suele existir afectación pulmonar previa. Aparece tos, carraspeo y disnea progresivos. Se ha descrito el síndrome de Lady Windermere como la infección pulmonar por MAC en ancianas no fumadoras, altas y delgadas, en general con escoliosis, prolapso mitral, bronquiectasias o alteraciones torácicas. *M. kansasii* origina clínica similar a tuberculosis. Los pacientes con proteinosis alveolar pueden coinfectarse con *Nocardia*.

② **Enfermedad diseminada.** Aparece malestar, fiebre y adelgazamiento, adenopatías, organomegalias y anemia. Se asocia a la inmunosupresión. Antes de los inicios del TAR, MAC y *M. kansasii* se asociaban a sida. *M. abscessus* y *M. fortuitum* pueden infectar catéteres, soluciones oftalmológicas, inyecciones, etc.

③ **Adenopatías cervicales.** Adenopatía cervical aislada, firme e indolora, con poca afectación general. A menudo por MAC. Es más frecuentes en niños sanos.

④ **Enfermedad de piel y tejidos blandos.** La infección por MNT de crecimiento rápido suele manifestarse con nódulos subcutáneos dolorosos que drenan, sin clínica sistémica. *M. marinum* causa el granuloma de los acuarios, que cursa con pápulas o úlceras en el punto de inoculación, que evolucionan a tendinitis y nódulos de propagación esporotricoide. *M. ulcerans*, en zonas tropicales y tras traumatismos o picaduras, produce úlceras limpias indoloras que se esfacelan y pueden asociar osteomielitis.

4. DIAGNÓSTICO

- Sospecha clínica y epidemiológica.
- Detección de BAAR y cultivo en esputo u otros líquidos corporales.
- PCR, MALDI-TOF.
- Mantoux positivo; el IGRA suele ser negativo (salvo en la infección por *M. marinum*, *M. kansasii* y *M. szulgai*).

5. TRATAMIENTO

- El tratamiento varía en función de la especie implicada, la gravedad del cuadro y la localización de la infección. En general, se emplean combinaciones de antibióticos como macrólidos, etambutol, rifamicinas, isoniacida, amikacina, carbapenemes o cefoxitina.
- La duración del tratamiento habitualmente es prolongada.

51 Tuberculosis

1. ETIOLOGÍA

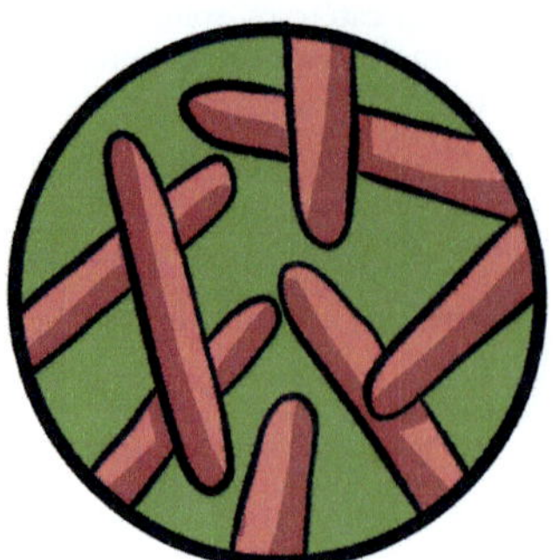

La tuberculosis, una de las enfermedades conocidas más antiguas, está producida por *Mycobacterium tuberculosis*, un BAAR de distribución mundial. Se transmite al ser humano principalmente por vía respiratoria y tiene elevada morbilidad y mortalidad, especialmente en países en desarrollo. Aunque las resistencias van en aumento, las cepas susceptibles suelen curarse con tratamiento. Sin él, la mortalidad alcanza el 50-65 %.

2. PATOGENIA

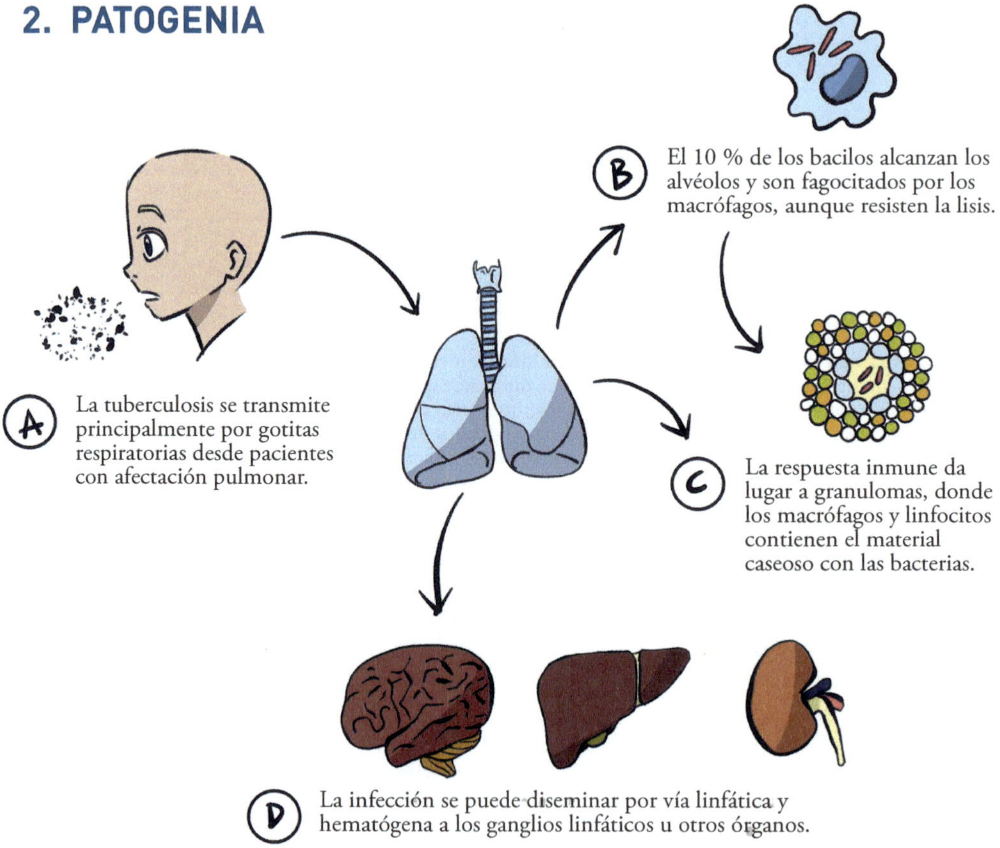

A) La tuberculosis se transmite principalmente por gotitas respiratorias desde pacientes con afectación pulmonar.

B) El 10 % de los bacilos alcanzan los alvéolos y son fagocitados por los macrófagos, aunque resisten la lisis.

C) La respuesta inmune da lugar a granulomas, donde los macrófagos y linfocitos contienen el material caseoso con las bacterias.

D) La infección se puede diseminar por vía linfática y hematógena a los ganglios linfáticos u otros órganos.

3. CLÍNICA

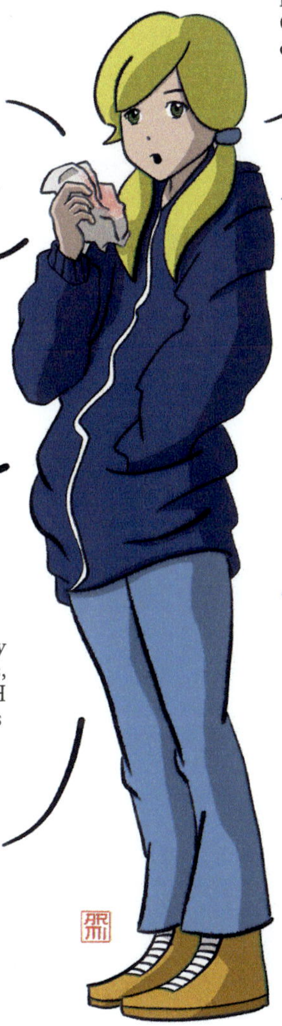

① **Pulmonar primaria.** Aparece tras la infección inicial. Sin síntomas o leves (fiebre, dolor pleurítico, etc.). Es más frecuente en niños y hay mayor afectación de campos medios e inferiores. Complejo de Ghon: foco inicial calcificado (foco de Ghon) y adenopatía regional.

② **Pulmonar secundaria.** En general en lóbulos superiores (de pequeños infiltrados a cavitaciones extensas). Clínica larvada: fiebre, sudor nocturno, astenia, anorexia, pérdida de peso, malestar general, etc. Puede haber tos, dolor pleurítico, hemoptisis, etc.

③ **Linfadenitis.** Más frecuente en niños y pacientes con VIH. Afecta con frecuencia a ganglios cervicales y supraclaviculares. Posible escrófula (masa que puede fistulizar y drenar material caseoso).

④ **Pleural.** Más común en adultos jóvenes. Líquido pleural seroso o hemático, linfocitario, con proteínas y adenosina-desaminasa altas, glucosa normal o baja y pH bajo. El empiema es menos común. Puede producir fibrosis pleural.

⑤ **Genitourinaria.** Clínica urinaria con piuria estéril. Lesiones destructoras en riñones y uréteres, trompas de Falopio, endometrio, epidídimo, testículos y próstata.

⑥ **Osteoarticular.** Es más frecuente en la columna vertebral (espondilitis o mal de Pott, abscesos, etc.), cadera y rodillas.

⑦ **Gastrointestinal.** Con más frecuencia en íleon terminal y ciego. En la peritonitis el líquido ascítico es exudativo y rico en proteínas y linfocitos.

⑧ **Miliar.** Por diseminación hematógena. Síntomas generales, fiebre, adenopatías, etc. La Rx de tórax puede mostrar un patrón intersticial característico.

⑨ **SNC.** La meningitis afecta más a la base del cerebro, con frecuentes paresias de PPCC. El LCR muestra linfocitosis, proteínas altas y glucosa baja. El tuberculoma es más raro.

⑩ **Otros.** Enfermedad de vías respiratorias altas, pericarditis, afectación ocular o cutánea, otitis, etc.

4. DIAGNÓSTICO

- Clínica y epidemiología compatibles.
- Mantoux e IGRA positivos.
- Estudios bioquímicos (de líquidos biológicos), radiológicos y anatomopatológicos, según la sospecha.
- Tinción de micobacterias, cultivos.
- PCR.

5. TRATAMIENTO

- Se emplean combinaciones de antibióticos. Entre los fármacos de primera línea se incluyen isoniazida, pirazinamida, rifampicina y etambutol.
- Como alternativas se pueden emplear diversos antibióticos, como estreptomicina, cicloserina, PAS, etionamida, quinolonas, imipenem, linezolid, bedaquilina, delamanid o pretomanid.
- La duración del tratamiento suele ser prolongada, y varía en función del cuadro clínico y de la pauta escogida.
- Existen varias pautas de profilaxis en la tuberculosis latente.

Infecciones causadas por virus

- **Infección por calicivirus**
- **Infección por el virus del chikungunya**
- **Infección por citomegalovirus**
- **COVID-19**
- **Fiebre hemorrágica de Crimea-Congo**
- **Dengue**
- **Infección por los virus del Ébola y Marburg**
- **Infección por enterovirus**
- **Infección por el virus de Epstein-Barr**
- **Gripe**
- **Infección por el virus del herpes simple**
- **Infección por el parvovirus B19**
- **Rabia**
- **Infección por el virus respiratorio sincitial**
- **Infección por rinovirus**
- **Infección por rotavirus**
- **Sarampión**
- **Infección por el virus de la varicela-zóster**
- **Infección por el VIH**
- **Infección por el virus del Zika**

52 Infección por calicivirus

1. ETIOLOGÍA

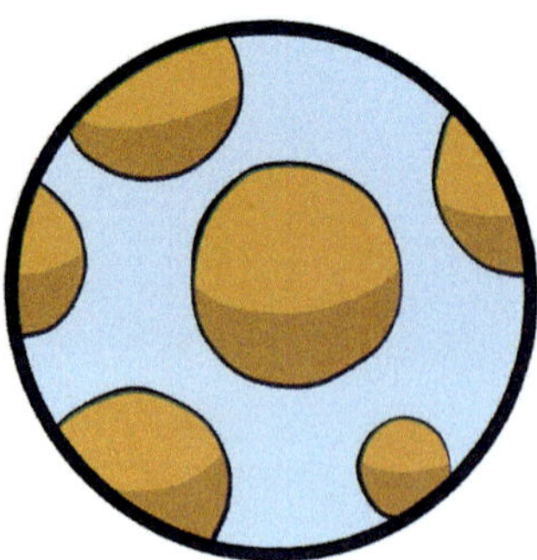

Los calicivirus son pequeños virus ARN monocatenarios sin cubierta, redondos o icosaédricos. Se clasifican en dos géneros dentro de la familia *Caliciviridae*: norovirus y sapovirus. Los norovirus son tal vez los agentes infecciosos más comunes de gastroenteritis benigna comunitaria y afectan a todos los grupos de edad. También causan diarrea en los viajeros. El prototipo es el virus de Norwalk. Los sapovirus son más frecuentes en niños.

Las infecciones son más habituales en los meses fríos en climas templados. Se transmiten sobre todo por la vía fecal-oral, aunque también es posible por aerosoles, fómites o contacto directo.

2. PATOGENIA

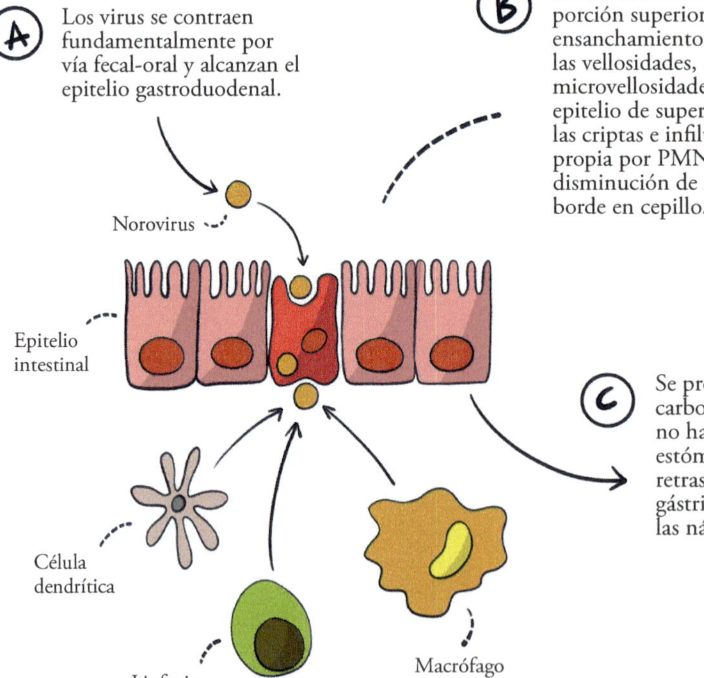

3. CLÍNICA

① Tras un período de incubación de unas 24 horas, el paciente presenta náuseas y vómitos (más comúnmente en los niños), cólicos abdominales y diarrea acuosa sin sangre, moco ni leucocitos (más frecuentemente en adultos).

② Los síntomas generales incluyen cefalea, fiebre, escalofríos y mialgias.

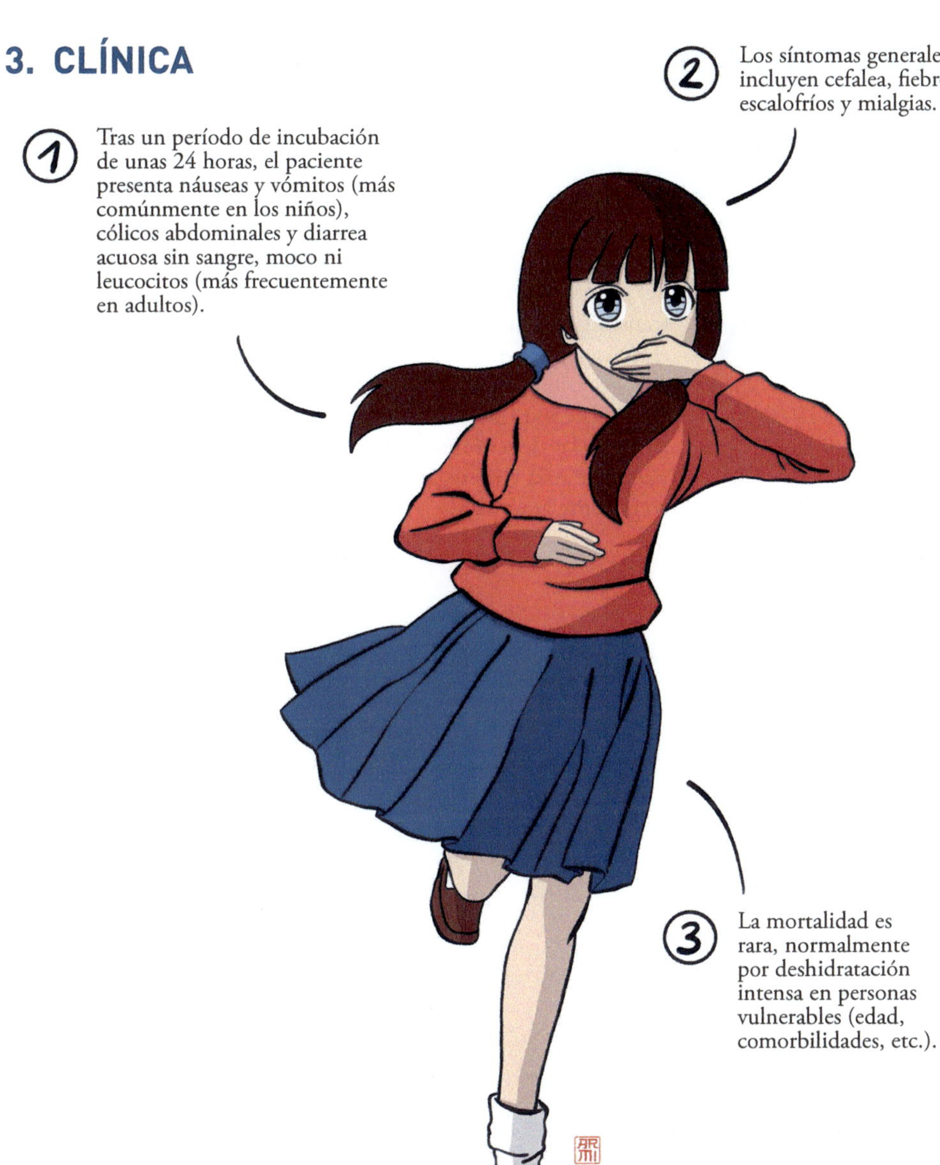

③ La mortalidad es rara, normalmente por deshidratación intensa en personas vulnerables (edad, comorbilidades, etc.).

4. DIAGNÓSTICO

- Clínica y epidemiología compatibles.
- Detección en heces mediante PCR.
- Se dispone de técnicas de EIA para la detección de antígenos y serología.

5. TRATAMIENTO

- Tratamiento de soporte: rehidratación v.o. o i.v., según la gravedad.
- Medidas de control de manipulación de alimentos y agua.

53 Infección por el virus del chikungunya

1. ETIOLOGÍA

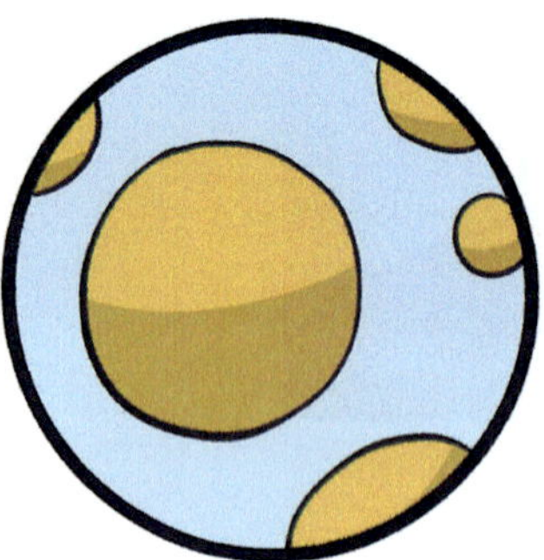

El virus Chikungunya es un virus ARN del género *Alphavirus*, familia *Togaviridae*, transmitido por la picadura de los mosquitos *Aedes aegypti* y *A. albopictus*.

Se ha aislado principalmente en regiones de África, islas del océano Índico, India y otras partes de Asia y las regiones tropicales del continente americano.

2. PATOGENIA

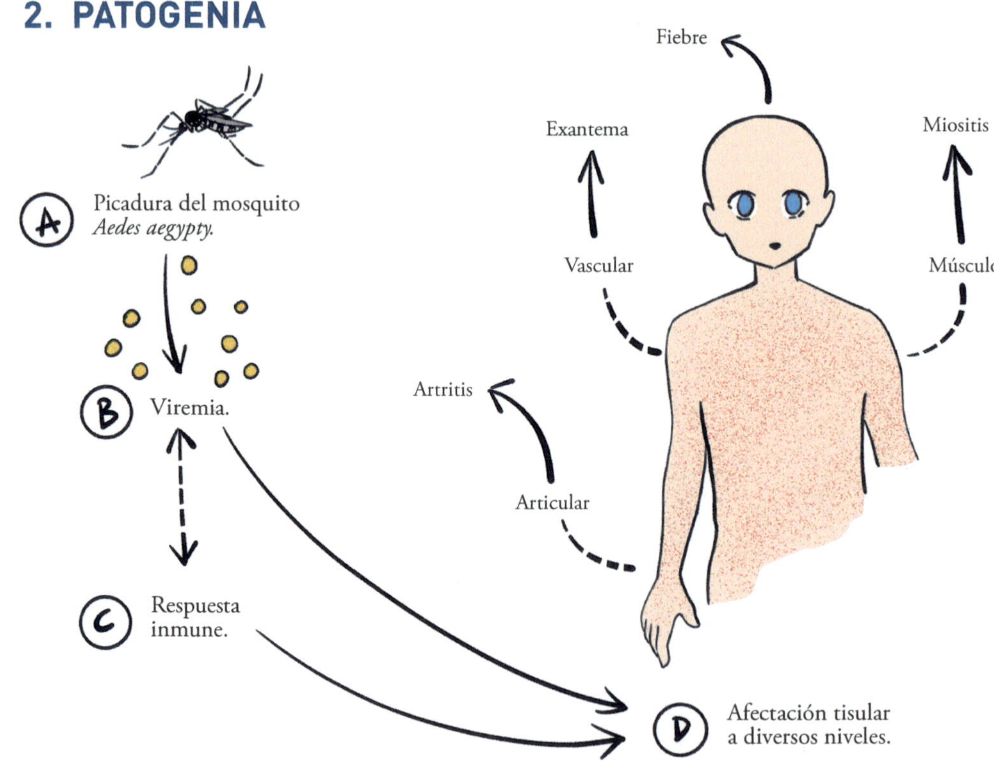

3. CLÍNICA

① Fiebre. De hasta 40 °C, que puede desaparecer y reaparecer (patrón «en silla de montar»).

② Artropatía. Poliartralgias, sobre todo de articulaciones pequeñas, muy invalidantes (*chikungunya*, en el idioma makonde, de Tanzania, significa «caminar encorvado»). Pueden acompañarse de mialgias.

③ Exantema. En general aparece desde el inicio. Suele comenzar con un eritema facial y progresa a un patrón papular o maculopapular, que en ocasiones asocia prurito y evoluciona a tronco, extremidades, cara, palmas y plantas. También pueden aparecer petequias.

④ Otros síntomas. Se puede asociar cefalea, fotofobia, dolor retroorbitario, faringitis, náuseas y vómitos, etc.

4. DIAGNÓSTICO

- Clínica y epidemiología.
- Leucopenia leve con linfocitosis.
- Elevación de VSG y CRP.
- Detección de viremia (PCR).
- Serología.

5. TRATAMIENTO

- Tratamiento sintomático y de soporte.
- Prevención de las picaduras.
- Recientemente se ha aprobado una vacuna para personas en riesgo.

54 Infección por citomegalovirus

1. ETIOLOGÍA

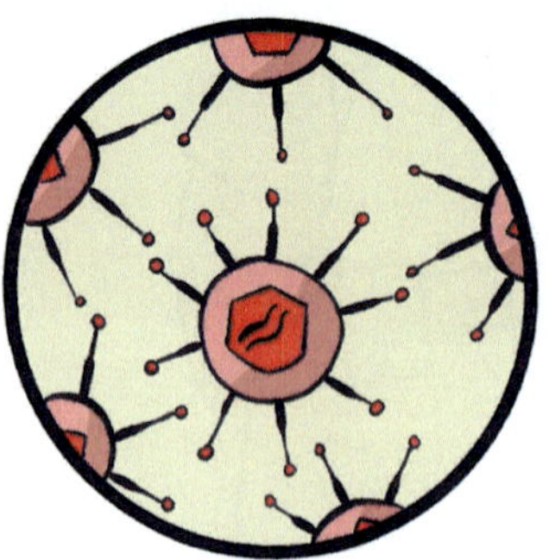

El CMV es un β-herpesvirus con ADN de doble cadena. Tiene distribución mundial.
Se transmite por secreciones, transfusiones, a través de la placenta o del órgano trasplantado, etc.

La infección puede tener diversas manifestaciones, desde la presentación subclínica o el síndrome de mononucleosis en inmunocompetentes hasta la infección diseminada en inmunodeprimidos.

2. PATOGENIA

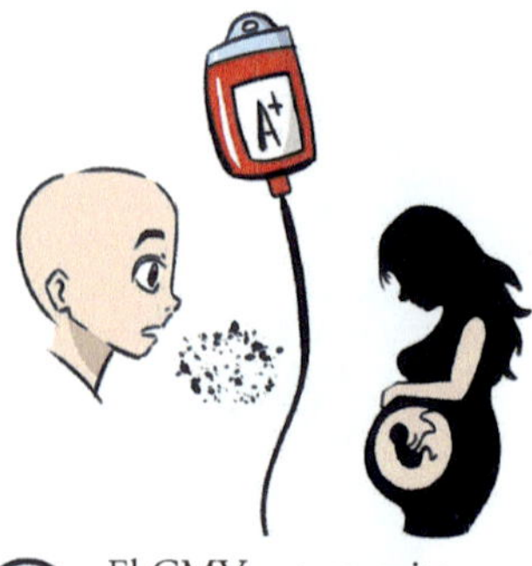

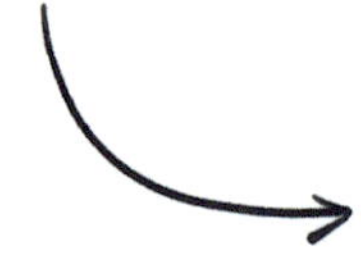

A El CMV se transmite por secreciones orales y genitales, leche materna, vía transplacentaria, órganos trasplantados, transfusiones, etc.

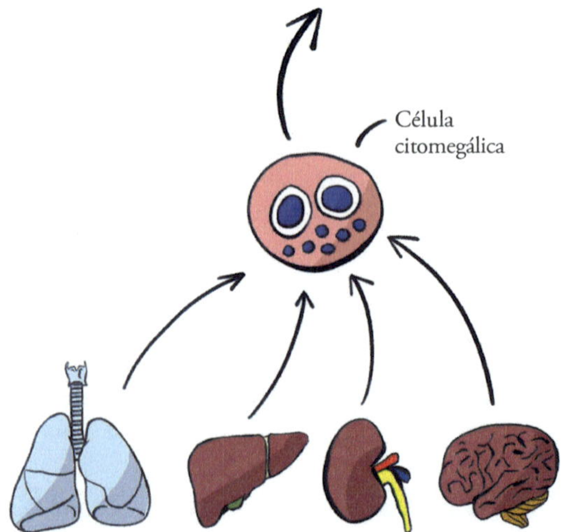

C El CMV permanece de por vida, normalmente en modo latente, aunque se puede reactivar en situaciones de inmunosupresión.

B La replicación viral se asocia a la aparición de células citomegálicas (grandes inclusiones intranucleares excéntricas, rodeadas de un halo claro «en ojo de búho») en diversos órganos: pulmón, hígado, riñón, intestino, páncreas, SNC, etc.

3. CLÍNICA

Inmunocompetentes. Sin clínica, o aparición del síndrome de mononucleosis (especialmente en jóvenes), con fiebre, astenia, mialgias, cefalea, esplenomegalia y exantema tras la exposición a amoxicilina. Son más raras la faringitis exudativa, las adenopatías y la afectación pulmonar, cardíaca o articular. Puede haber linfocitosis atípica, pancitopenia y alteración del perfil hepático, sin anticuerpos heterófilos. La mayoría se recupera sin secuelas.

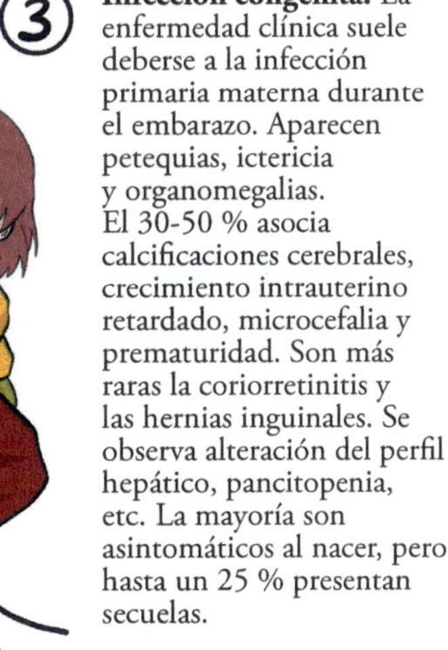

Infección congénita. La enfermedad clínica suele deberse a la infección primaria materna durante el embarazo. Aparecen petequias, ictericia y organomegalias. El 30-50 % asocia calcificaciones cerebrales, crecimiento intrauterino retardado, microcefalia y prematuridad. Son más raras la coriorretinitis y las hernias inguinales. Se observa alteración del perfil hepático, pancitopenia, etc. La mayoría son asintomáticos al nacer, pero hasta un 25 % presentan secuelas.

Inmunodeprimidos. Máximo riesgo en primeros meses tras el TOS y en pacientes con sida. Puede aparecer fiebre, astenia, anorexia, etc. Se observa leucopenia (con linfocitosis atípica), hepatitis, neumonitis (patrón intersticial bilateral en periferia y lóbulos inferiores), esofagitis, encefalitis y retinitis (pequeñas áreas blanquecinas de necrosis retiniana, que asocian hemorragias y edemas). Puede conllevar la pérdida del injerto. Asocian mal pronóstico la viremia persistente, el FMO y la sobreinfección bacteriana.

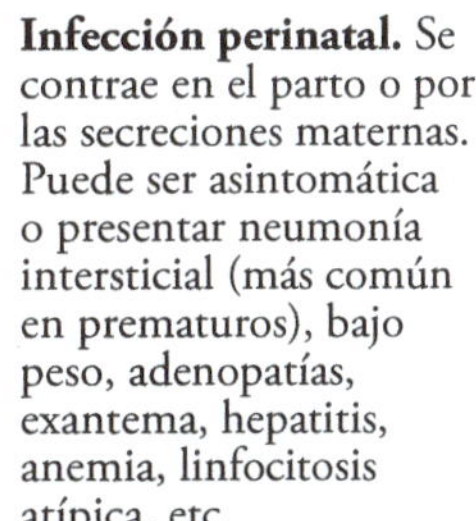

Infección perinatal. Se contrae en el parto o por las secreciones maternas. Puede ser asintomática o presentar neumonía intersticial (más común en prematuros), bajo peso, adenopatías, exantema, hepatitis, anemia, linfocitosis atípica, etc.

4. DIAGNÓSTICO

- Clínica y epidemiología compatibles.
- Aunque el virus puede cultivarse, la serología y la PCR en sangre u otros focos de infección son los pilares del diagnóstico.
- Se pueden observar las alteraciones citopáticas características en las biopsias de los tejidos afectados.
- Serología.

5. TRATAMIENTO

- **Antivirales de elección:** ganciclovir, valganciclovir (existen alternativas como foscarnet, cidofovir o maribavir). Se pueden asociar IG anti-CMV.
- Profilaxis en pacientes de riesgo con ganciclovir, valganciclovir, letermovir o IG anti-CMV. También se puede valorar tratamiento anticipado.
- Medidas de control de la infección, como higiene de manos o precauciones durante los contactos.

55 COVID-19

1. ETIOLOGÍA

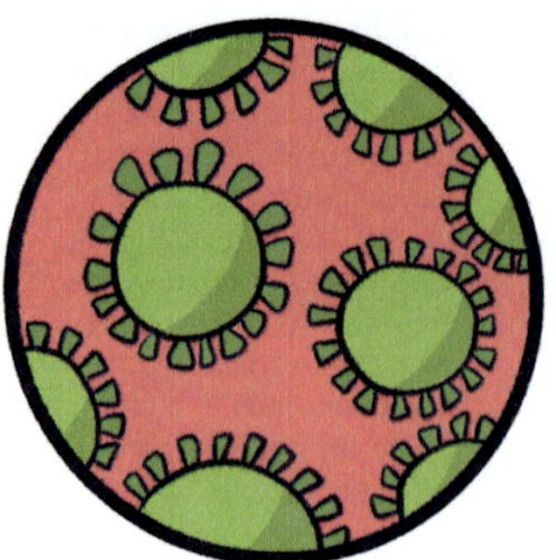

En diciembre de 2019 se extendió desde China a todo el mundo la enfermedad por el nuevo coronavirus 2019 (COVID-19), causada por SARS-CoV-2, un virus ARN β-coronavirus. Declarada pandemia en 2020, produjo millones de casos y cientos de miles de muertes.

2. PATOGENIA

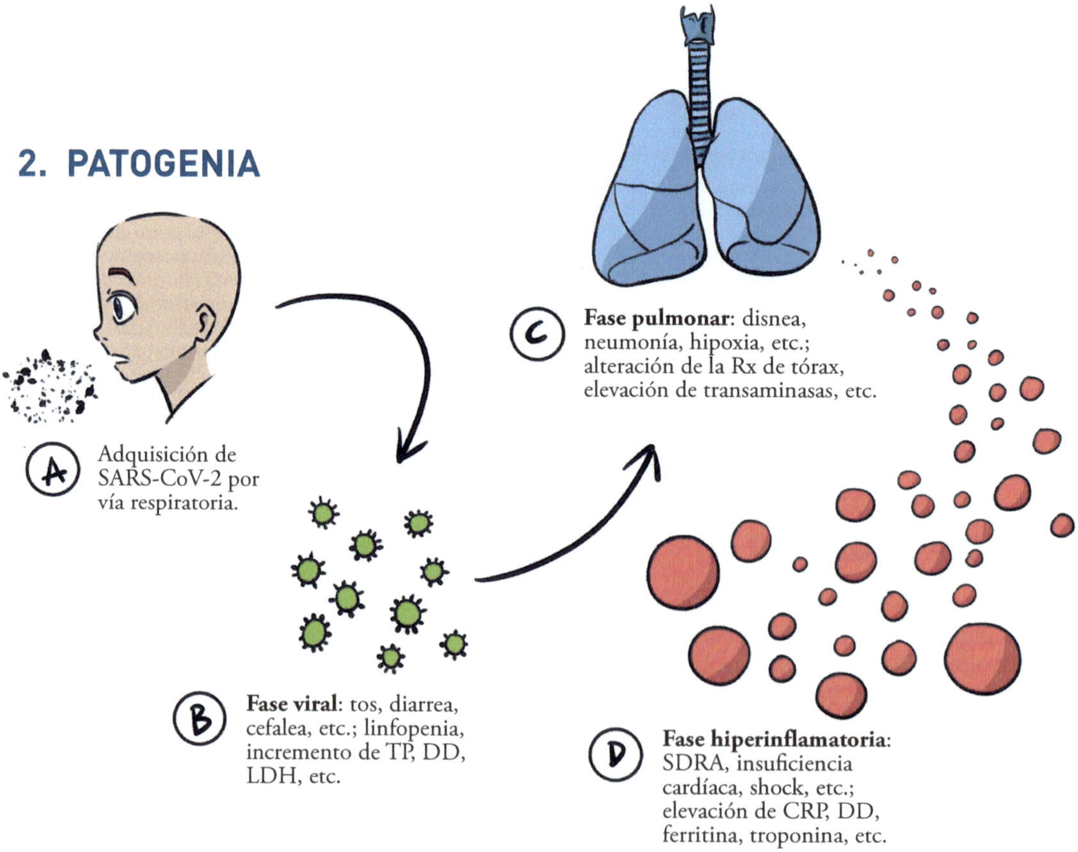

A Adquisición de SARS-CoV-2 por vía respiratoria.

B **Fase viral**: tos, diarrea, cefalea, etc.; linfopenia, incremento de TP, DD, LDH, etc.

C **Fase pulmonar**: disnea, neumonía, hipoxia, etc.; alteración de la Rx de tórax, elevación de transaminasas, etc.

D **Fase hiperinflamatoria**: SDRA, insuficiencia cardíaca, shock, etc.; elevación de CRP, DD, ferritina, troponina, etc.

3. CLÍNICA

① **Enfermedad leve.** Fiebre, tos seca, dolor de garganta, náuseas, pérdida del olfato o del gusto etc.

② **Enfermedad moderada.** Se acompaña de afectación pulmonar sin alteración de la SatO2.

③ **Enfermedad grave.** SatO2 < 94 %, PAFI < 300 mm Hg, FR > 30 rpm, afectación pulmonar mayor del 50 % en la Rx de tórax, etc.

④ **Enfermedad crítica.** Fallo respiratorio y necesidad de IOT, FMO, shock séptico, etc.

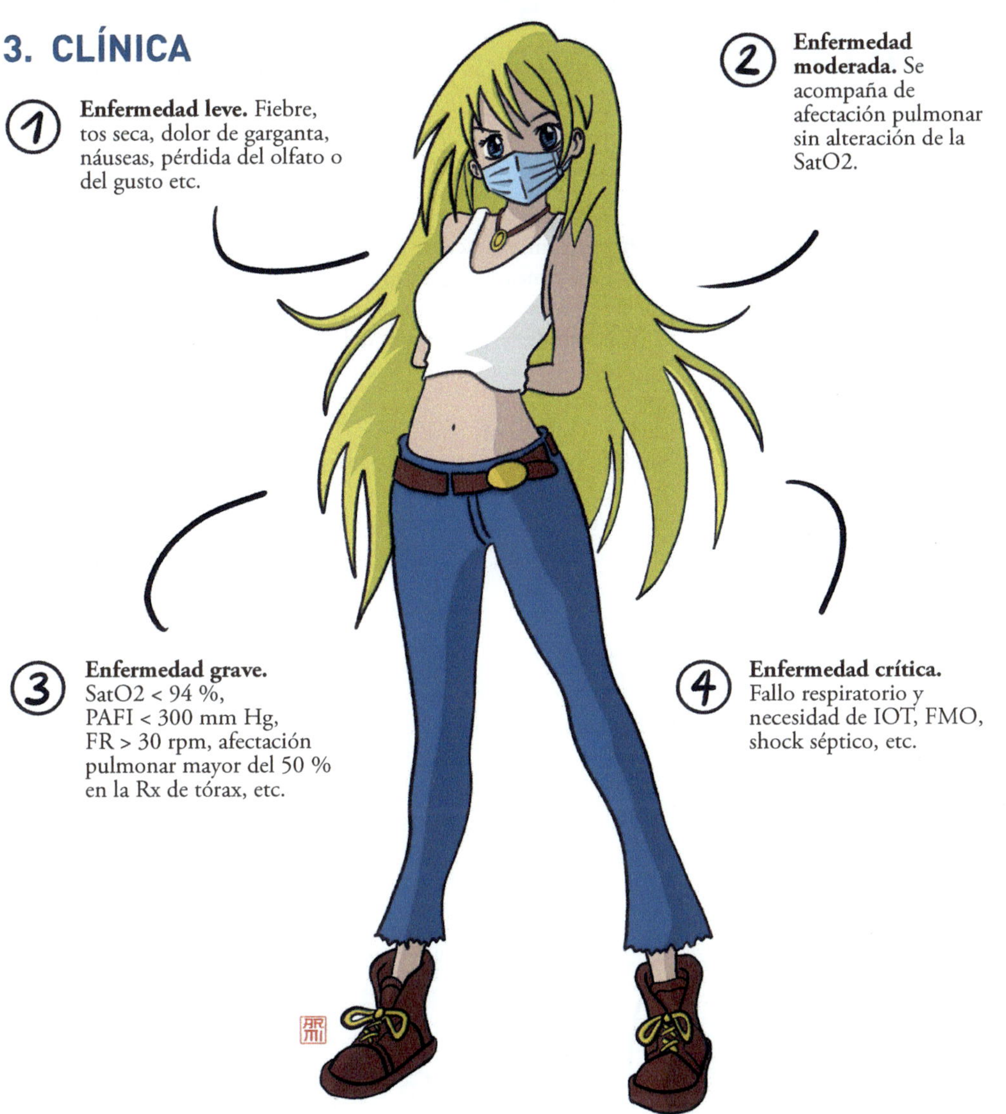

4. DIAGNÓSTICO

- Clínica y epidemiología compatibles.
- Pruebas complementarias: puede existir linfopenia, elevación de DD, alteración de la Rx de tórax, etc.
- Detección viral por PCR o antígenos en frotis nasofaríngeo.
- Serología.

5. TRATAMIENTO

- Tratamiento de soporte
- Se han desarrollado diversos tratamientos antivirales (como remdesivir, nirmatrelvir-ritonavir o molnupiranvir).
- También se pueden emplear inmunomoduladores como corticoides, tocilizumab, baricitinib, sotrovimab, bebtelovimab, bamlanivimab-etesevimab o carisivimab-imdevimab).
- Prevención: vacuna.

56 Fiebre hemorrágica de Crimea-Congo

1. ETIOLOGÍA

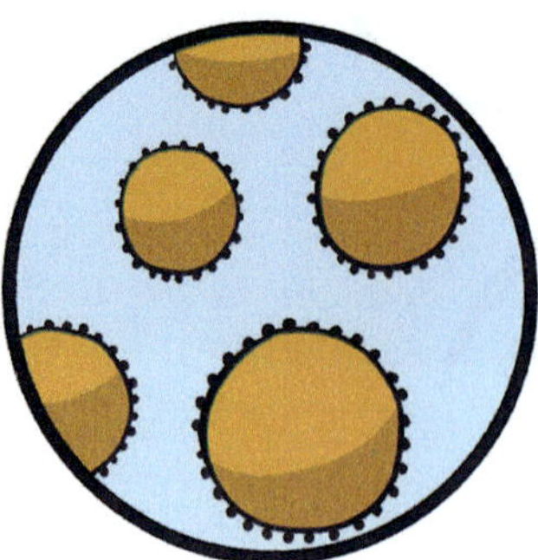

La fiebre hemorrágica de Crimea-Congo se produce por el virus de Crimea-Congo, un virus ARN monocatenario del género *Nairovirus* (familia *Bunyaviridae*). Se transmite por la picadura de las garrapatas del género *Hyalomma* o por el contacto con la sangre o los tejidos de animales o personas infectados.

La distribución geográfica se solapa con la del vector: es endémica en África, Balcanes, Oriente Medio y Asia, aunque se han descrito casos en otras partes del mundo.

2. PATOGENIA

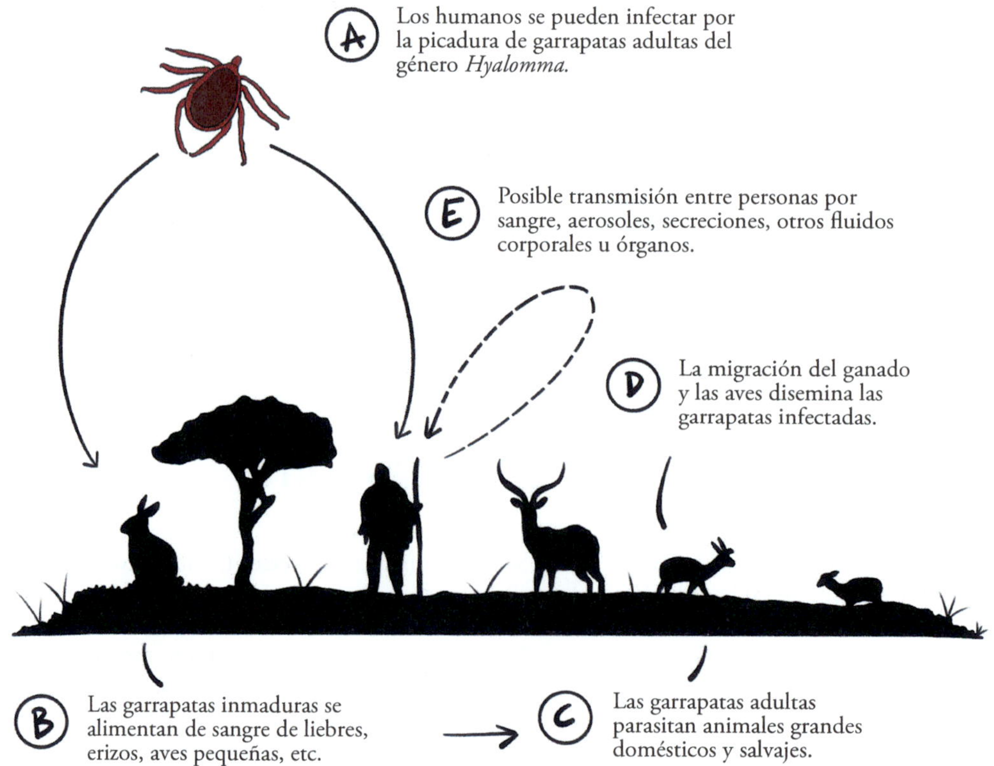

3. CLÍNICA

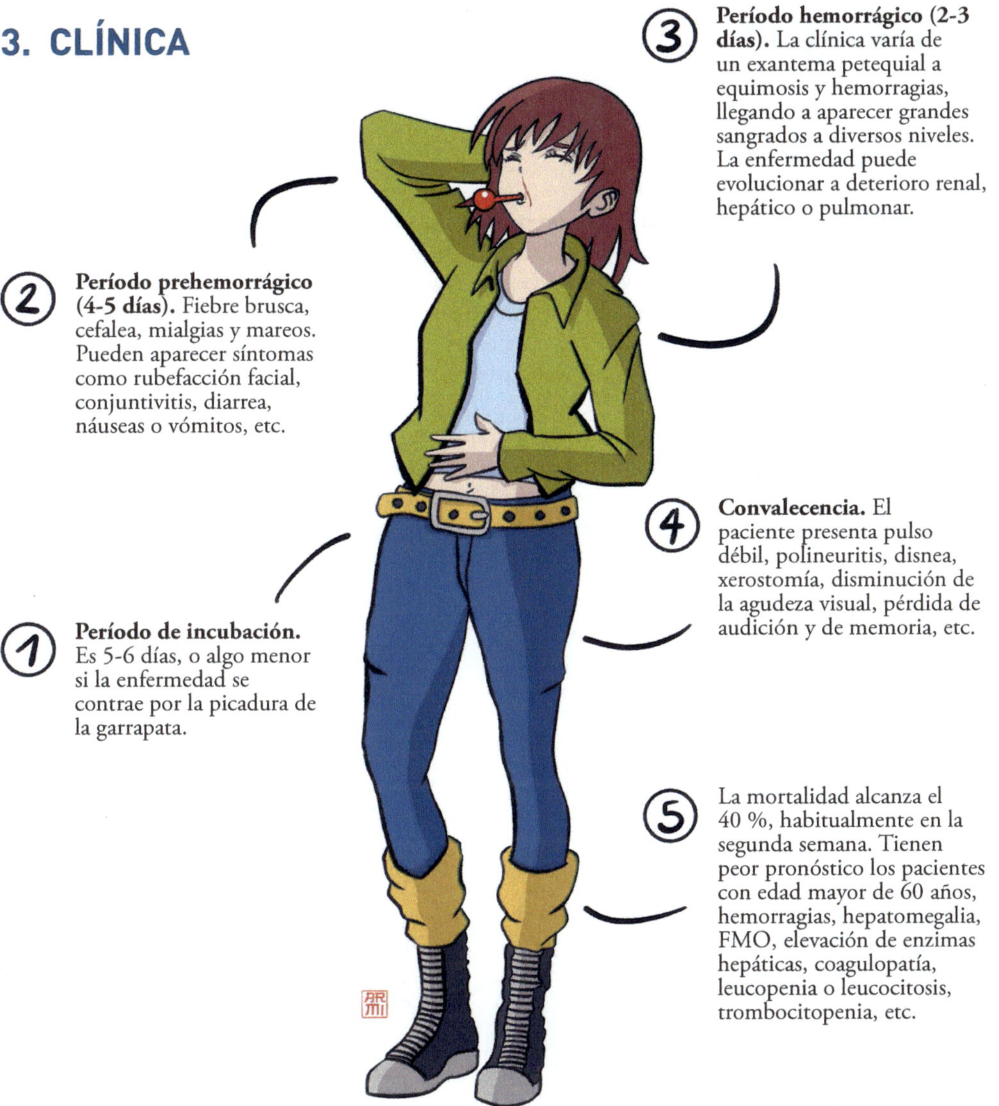

② Período prehemorrágico (4-5 días). Fiebre brusca, cefalea, mialgias y mareos. Pueden aparecer síntomas como rubefacción facial, conjuntivitis, diarrea, náuseas o vómitos, etc.

① Período de incubación. Es 5-6 días, o algo menor si la enfermedad se contrae por la picadura de la garrapata.

③ Período hemorrágico (2-3 días). La clínica varía de un exantema petequial a equimosis y hemorragias, llegando a aparecer grandes sangrados a diversos niveles. La enfermedad puede evolucionar a deterioro renal, hepático o pulmonar.

④ Convalecencia. El paciente presenta pulso débil, polineuritis, disnea, xerostomía, disminución de la agudeza visual, pérdida de audición y de memoria, etc.

⑤ La mortalidad alcanza el 40 %, habitualmente en la segunda semana. Tienen peor pronóstico los pacientes con edad mayor de 60 años, hemorragias, hepatomegalia, FMO, elevación de enzimas hepáticas, coagulopatía, leucopenia o leucocitosis, trombocitopenia, etc.

4. DIAGNÓSTICO

- Clínica y epidemiología compatibles.
- Detección viral: cultivos celulares, detección de antígenos, PCR, etc.
- Serología (los anticuerpos aparecen a los 5-14 días).
- Las muestras deben manipularse con las máximas medidas de bioseguridad.

5. TRATAMIENTO

- Tratamiento de soporte.
- Se puede emplear ribavirina e Ig i.v., asociando corticoides en los casos graves.
- Existen vacunas y anticuerpos monoclonales en desarrollo.
- Se deben evitar las picaduras y extremar el cuidado en el contacto con pacientes.

57 Dengue

1. ETIOLOGÍA

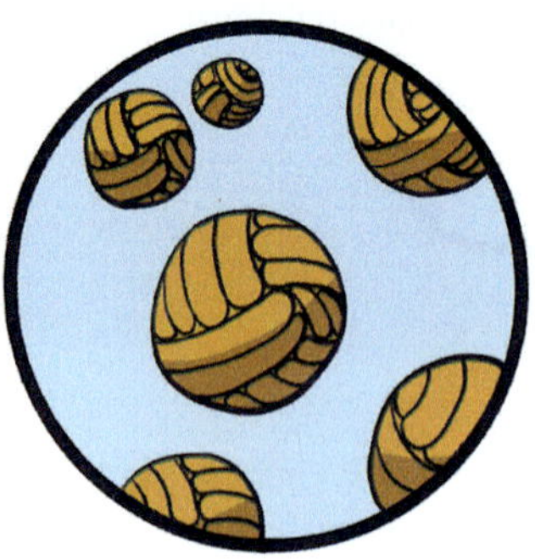

La infección por el virus del dengue, o fiebre quebrantahuesos, está producida por el virus del dengue, un virus ARN del género *Flavivirus* que se transmite fundamentalmente por la picadura del mosquito *Aedes aegypti* (aunque otras especies, como *A. albopictus*, pueden transmitirlo también). Se conocen cuatro serotipos.

La infección se transmite fundamentalmente en los trópicos y en estaciones lluviosas, aunque los cambios climáticos están haciendo variar la distribución geográfica. Los mosquitos depositan sus huevos en el agua estancada.

2. PATOGENIA (EN EL DENGUE HEMORRÁGICO)

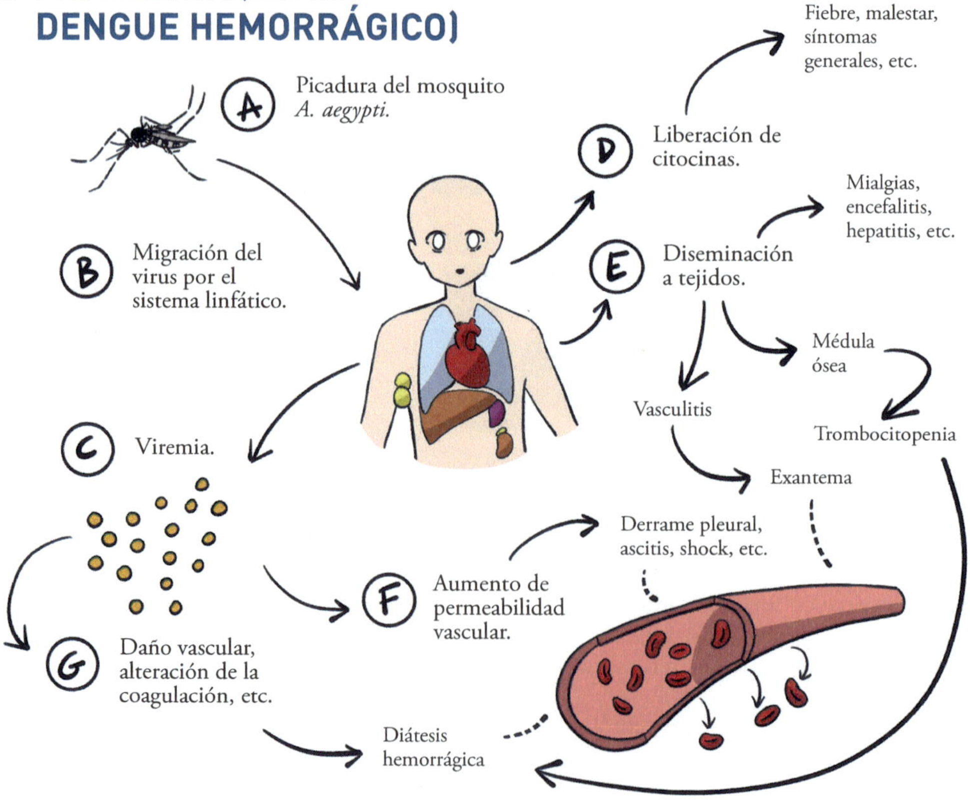

3. CLÍNICA

 El cuadro clínico típico asocia fiebre, cefalea, dolor retroocular, mialgias, artralgias de grandes articulaciones («fiebre quebrantahuesos») y un exantema macular que respeta palmas y plantas. Puede aparecer conjuntivitis, adenopatías, eritema orofaríngeo y facial, clínica digestiva, hiperestesia cutánea o hemorragias menores, como petequias, equimosis, hematomas o púrpura. La prueba del torniquete puede ser positiva. Las alteraciones analíticas más frecuentes son leucopenia, trombocitopenia y alteraciones del perfil hepático. La clínica puede reaparecer tras una aparente resolución (patrón «en silla de montar»). En la convalecencia se puede observar falta de atención, astenia e incluso depresión.

 Una pequeña proporción de pacientes puede evolucionar a la forma grave, especialmente aquellos con inmunidad heteróloga por reinfección con un serotipo diferente al previo. Se consideran signos de alarma la presencia de dolor abdominal, vómitos incoercibles, hemorragias mucosas, datos de aumento de permeabilidad vascular (como el derrame pleural, la ascitis o el incremento del hematocrito), la hepatomegalia y los síntomas neurológicos (letargia o inquietud). El dengue grave se puede presentar con shock o dificultad respiratoria, hemorragias graves o FMO (fundamentalmente a nivel hepático, renal o del SNC, con alteración del nivel de conciencia). El deterioro hemodinámico puede presentarse súbitamente, en pacientes hasta ese momento con buen estado general, y a pesar de las medidas de soporte. La mortalidad alcanza el 50 %.

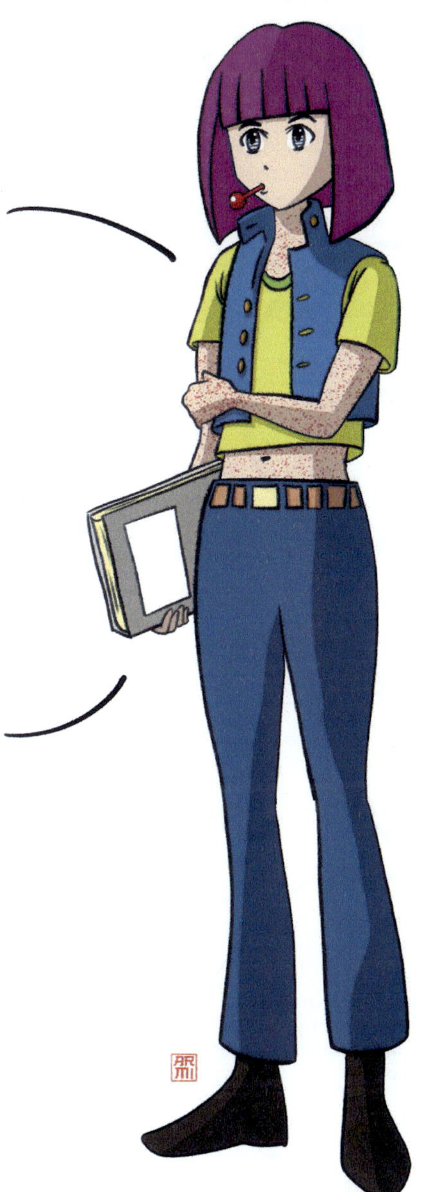

4. DIAGNÓSTICO

- Detección viral (antígenos, PCR, etc.) en sangre, LCR o biopsias.
- Identificación del serotipo viral infectivo.
- Serología.

5. TRATAMIENTO

- Medidas de soporte.
- Tratamiento sintomático.
- Control de mosquitos.
- Vacunación de población de áreas endémicas.

58 Infección por los virus del Ébola y Marburg

1. ETIOLOGÍA

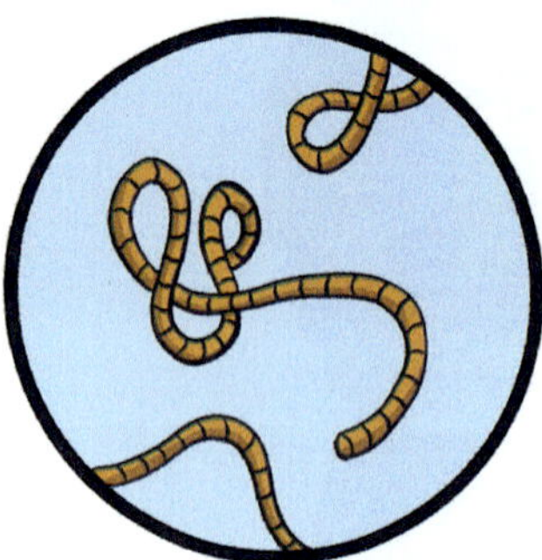

Entre los virus ARN causantes de fiebre hemorrágica son especialmente temidos los de la familia *Filoviridae*, que adoptan desde aspecto circular o «en 6» hasta formas filamentosas. Existen dos géneros patógenos: *Marburgvirus* y *Ebolavirus*. Los *Marburgvirus* constituyen una especie con dos miembros (Marburg y virus de Ravn). Los *Ebolavirus* se distribuyen en cinco especies (*Bundibugyo, Reston, Sudan, Taï Forest* y *Zaire ebolavirus*).

La mayoría de los brotes de infección se producen en el continente africano y se extienden a otros continentes por casos importados, accidentes de laboratorio o transmisión nosocomial. Parece que los murciélagos frugívoros pueden ser el reservorio principal.

2. PATOGENIA

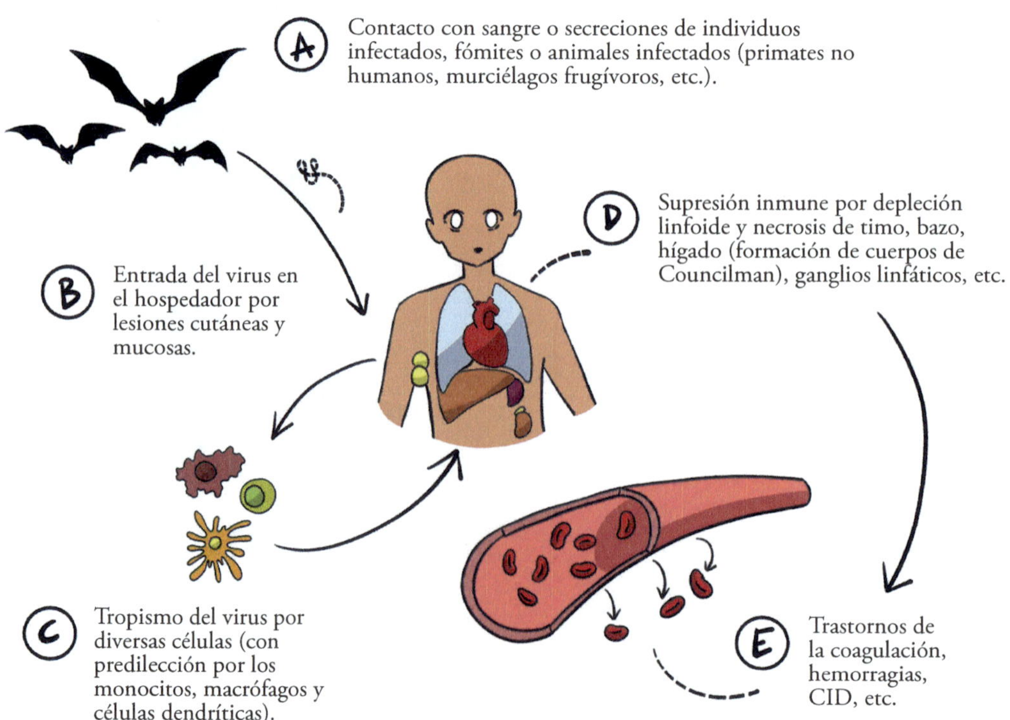

3. CLÍNICA

(1) Tras una incubación de 2-21 días, el paciente presenta fiebre, malestar, mialgias, cefalea, diarrea, etc.

(3) Posible evolución a FMO, shock y muerte.

(2) Pueden aparecer exantemas y trastornos de la coagulación.

(4) La analítica muestra leucopenia y linfopenia, trombocitopenia, neutrofilia, elevación de enzimas hepáticas y DD, prolongación del TP, etc.

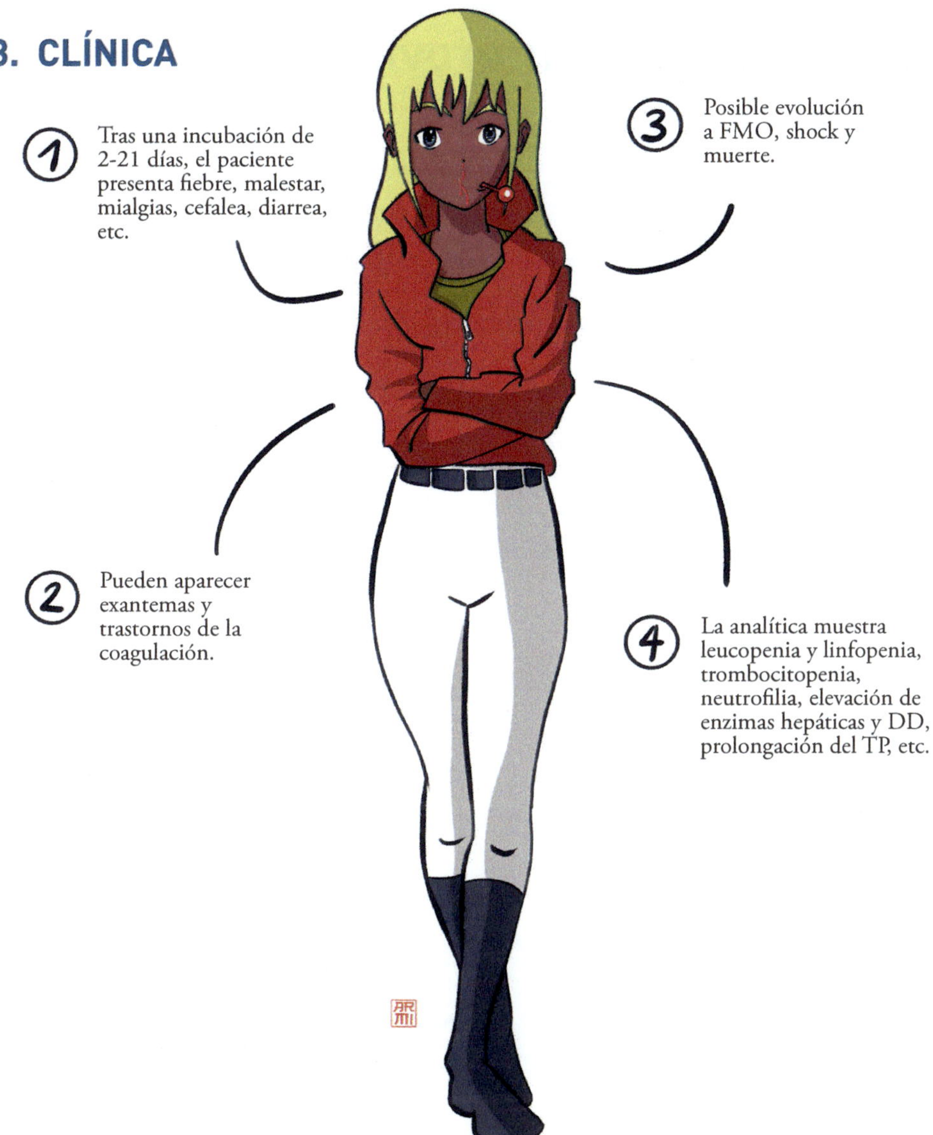

4. DIAGNÓSTICO

- Clínica y epidemiología compatibles.
- Detección del virus en sangre o tejidos: cultivos, microscopia, PCR o antígenos.
- Serología.

5. TRATAMIENTO

- Tratamiento de soporte.
- Además de los tratamientos empleados en los primeros brotes de este siglo (p.ej. Zmapp, favipiravir o remdesivir), se han desarrollado otros fármacos, como RegN-EB3 (atoltivimab-maftivimab-odesivimab) o mAb114 (ansuvimab).
- También se puede emplear el suero de convalecientes.
- Existen vacunas desarrolladas para personas en riesgo.

59 Infección por enterovirus

1. ETIOLOGÍA

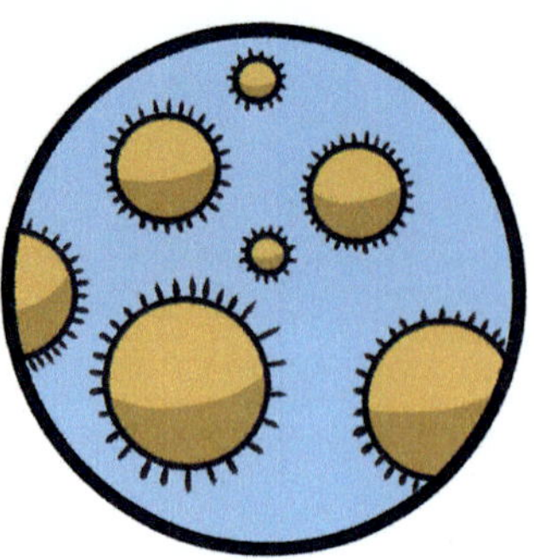

Los enterovirus son virus de ARN monocatenario de la familia *Picornaviridae*. Sin cápsula lipídica, son estables en medios ácidos y ante los desinfectantes habituales. Existen más de 100 serotipos, entre los que destacan los poliovirus, coxsakievirus A y B, algunos virus ECHO y los enterovirus 68 a 71.

Los enterovirus tienen distribución mundial y la mayoría producen infección subclínica. La infección es más frecuente en áreas de bajo nivel socioeconómico.

2. PATOGENIA

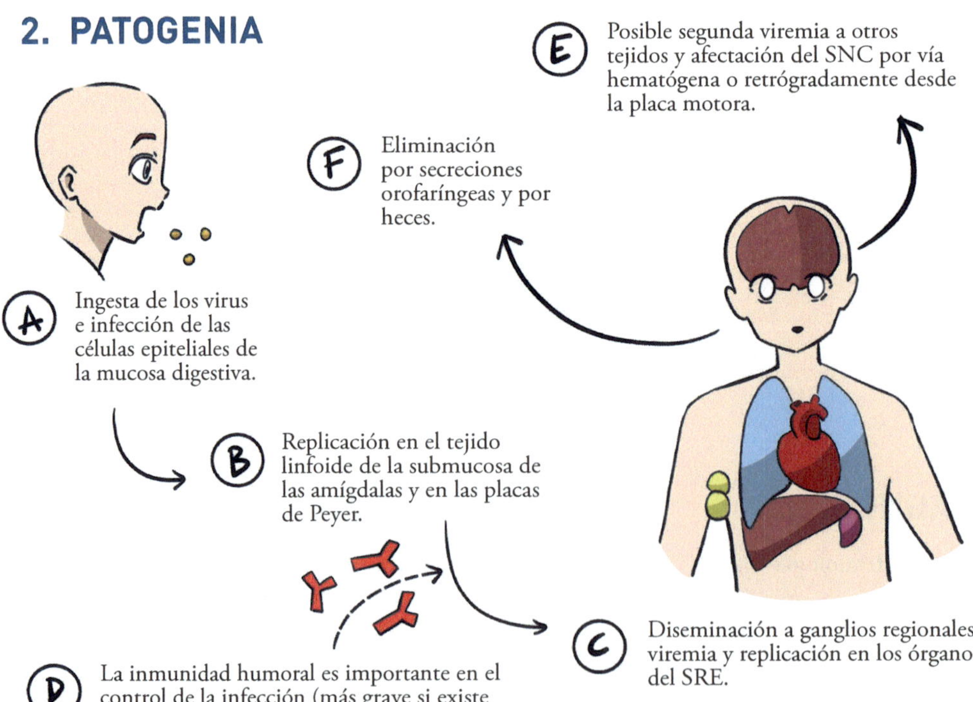

3. CLÍNICA

(1) Infección por poliovirus. La mayoría de los casos son asintomáticos. Con la vacuna, es poco frecuente la poliomielitis paralítica (dolor de espalda y cuello, mialgias y debilidad asimétrica proximal, más habitual en EEII, frecuentemente con secuelas). En el pasado se describieron casos aislados tras la vacunación oral.

(10) Conjuntivitis hemorrágica aguda. Dolor ocular, visión borrosa, secreción acuosa, hemorragia subconjuntival, etc. Es frecuente la aparición de una adenopatía preauricular. Es más común por enterovirus 70 y coxsackievirus A24.

(9) Herpangina. En general por coxsackievirus A. Aparece fiebre, faringitis y lesiones ulceradas en el paladar blando, pilares anteriores y úvula.

(8) Enfermedad de mano, pie y boca. La mayoría se deben a coxsackievirus A16 o enterovirus 71. Tras la fiebre, anorexia y malestar, aparece dolor de faringe y vesículas en la mucosa oral y lengua, y más tarde lesiones dolorosas en manos y pies (incluyendo palmas y plantas). Es muy contagiosa.

(7) Exantemas. Primera causa de exantemas infantiles en verano y otoño, especialmente por virus ECHO 9 (exantema rubeoliforme) y ECHO 16 (exantema de Boston).

(2) Gripe de verano. Frecuente. Cuadro febril, más común en verano e inicio del otoño.

(3) Enfermedad del recién nacido. Más grave en la primera semana de vida. La clínica puede ser similar a la sepsis bacteriana.

(4) Meningitis aséptica. Frecuente en niños y adultos jóvenes. Puede asociar diarrea, exantema, etc. Mas común en verano y otoño. Suele tener buen pronóstico.

(5) Pleurodinia (enfermedad de Bornholm). Aparece fiebre y dolor torácico o abdominal. La mayoría por virus coxsackievirus B.

(6) Miopericarditis. Más frecuente en recién nacidos, adolescentes o adultos jóvenes, en general varones. Suele estar precedida de una infección respiratoria. La evolución en jóvenes y adultos es favorable.

4. DIAGNÓSTICO

- Clínica y epidemiología compatibles.
- Cultivo o PCR de secreciones faríngeas, heces, LCR, sangre y de diversos tejidos (corazón, encéfalo, etc.) y líquidos (orina, líquido pericárdico, vesículas, etc.).

5. TRATAMIENTO

- Medidas de soporte y tratamiento sintomático.
- En ciertas situaciones (p.ej. miocarditis) pueden estar indicadas las inmunoglobulinas.
- Control de transmisión con lavado de manos, batas y guantes.
- Existen vacunas frente al poliovirus y otros enterovirus.

60 Infección por el virus de Epstein-Barr

1. ETIOLOGÍA

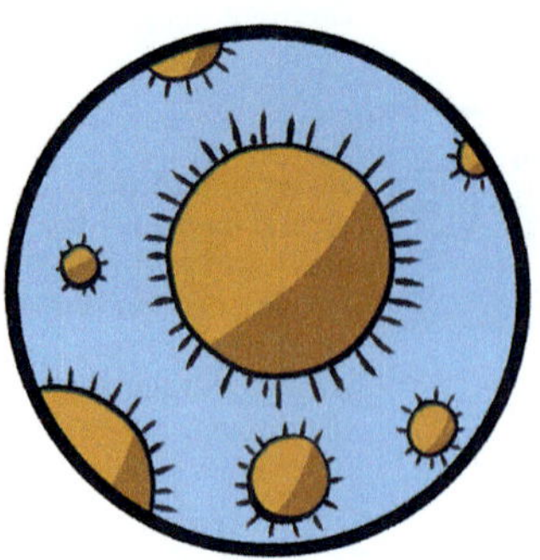

El VEB es un virus ADN lineal de la familia *Herpesviridae* de distribución mundial. Se transmite principalmente por la saliva, aunque también se puede contraer por otras vías, como transfusiones o trasplante de médula ósea. La infección es más frecuente en la infancia y al final de la adolescencia.

2. PATOGENIA

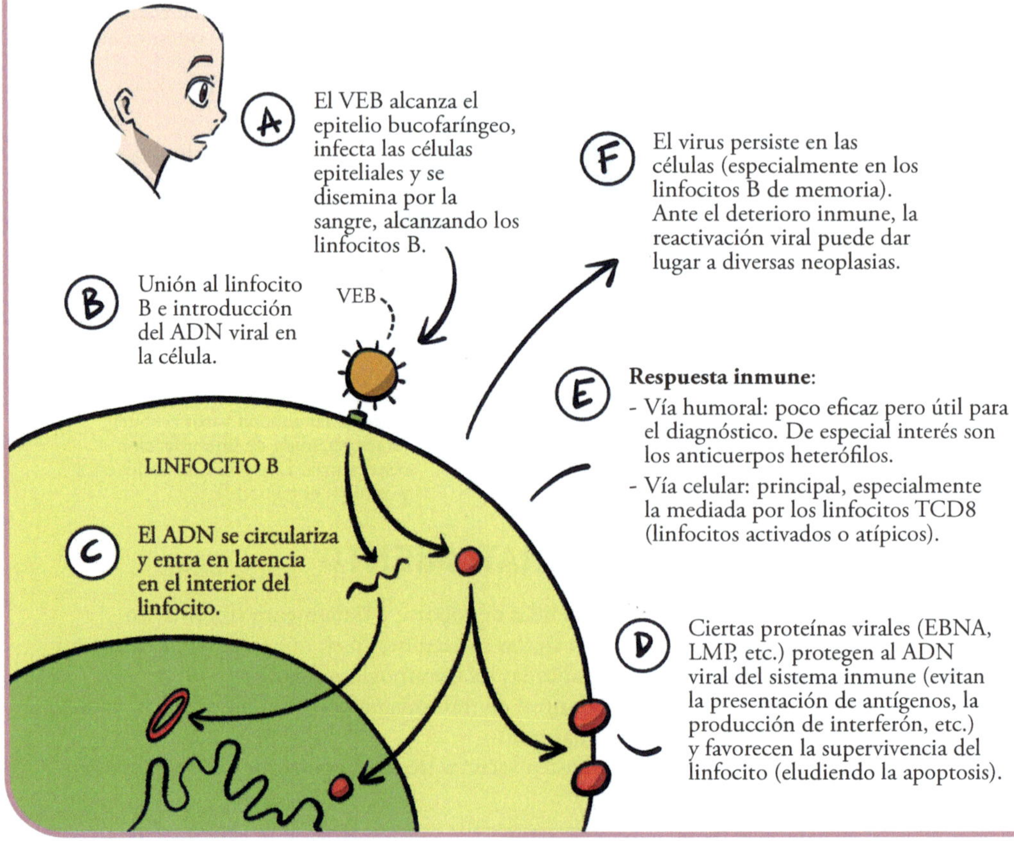

A El VEB alcanza el epitelio bucofaríngeo, infecta las células epiteliales y se disemina por la sangre, alcanzando los linfocitos B.

B Unión al linfocito B e introducción del ADN viral en la célula.

C El ADN se circulariza y entra en latencia en el interior del linfocito.

D Ciertas proteínas virales (EBNA, LMP, etc.) protegen al ADN viral del sistema inmune (evitan la presentación de antígenos, la producción de interferón, etc.) y favorecen la supervivencia del linfocito (eludiendo la apoptosis).

E **Respuesta inmune:**
- Vía humoral: poco eficaz pero útil para el diagnóstico. De especial interés son los anticuerpos heterófilos.
- Vía celular: principal, especialmente la mediada por los linfocitos TCD8 (linfocitos activados o atípicos).

F El virus persiste en las células (especialmente en los linfocitos B de memoria). Ante el deterioro inmune, la reactivación viral puede dar lugar a diversas neoplasias.

3. CLÍNICA

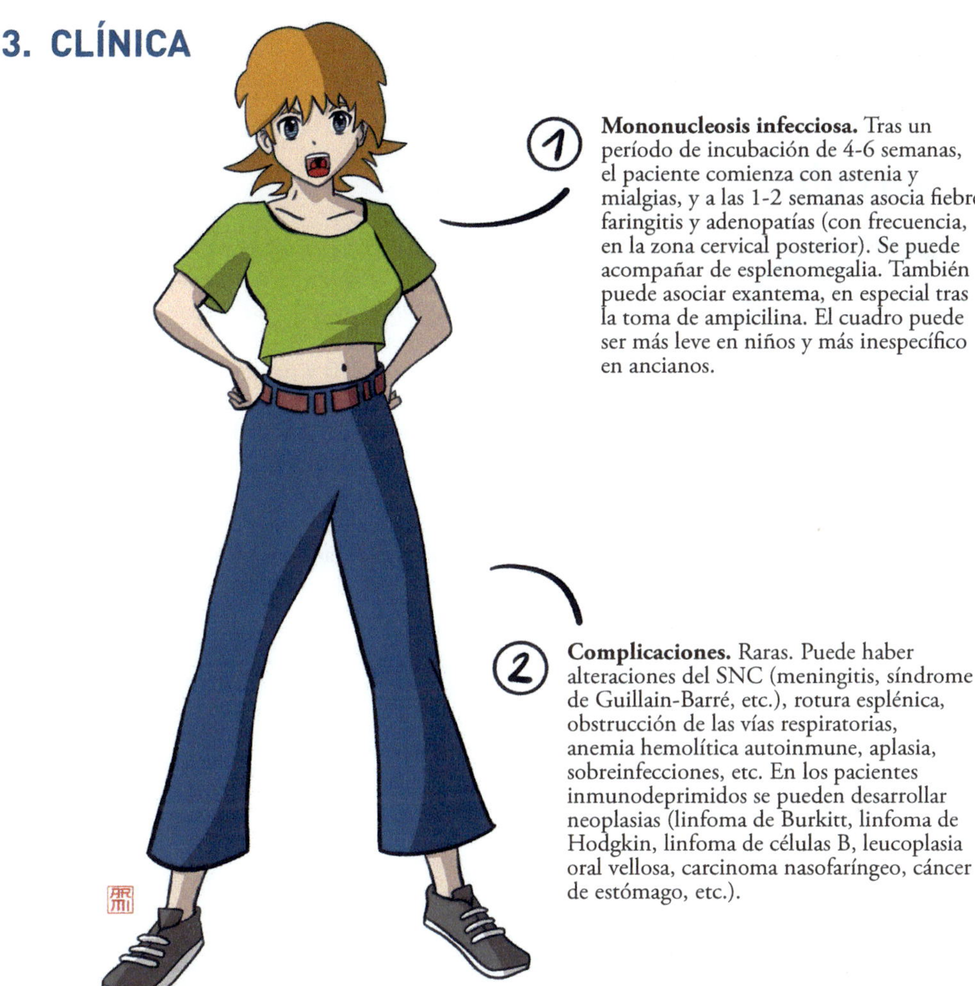

① **Mononucleosis infecciosa.** Tras un período de incubación de 4-6 semanas, el paciente comienza con astenia y mialgias, y a las 1-2 semanas asocia fiebre, faringitis y adenopatías (con frecuencia, en la zona cervical posterior). Se puede acompañar de esplenomegalia. También puede asociar exantema, en especial tras la toma de ampicilina. El cuadro puede ser más leve en niños y más inespecífico en ancianos.

② **Complicaciones.** Raras. Puede haber alteraciones del SNC (meningitis, síndrome de Guillain-Barré, etc.), rotura esplénica, obstrucción de las vías respiratorias, anemia hemolítica autoinmune, aplasia, sobreinfecciones, etc. En los pacientes inmunodeprimidos se pueden desarrollar neoplasias (linfoma de Burkitt, linfoma de Hodgkin, linfoma de células B, leucoplasia oral vellosa, carcinoma nasofaríngeo, cáncer de estómago, etc.).

4. DIAGNÓSTICO

- Clínica y epidemiología compatibles.
- Detección de anticuerpos heterófilos (Paul-Bunnell).
- Detección de anticuerpos específicos frente al VEB.
- Detección de ADN o proteínas del VEB en la sangre o los tejidos neoplásicos.
- También se observa leucocitosis con linfocitosis (más del 10 % de linfocitos atípicos), trombocitopenia y alteración del perfil hepático.

5. TRATAMIENTO

- La mononucleosis infecciosa normalmente sólo requiere tratamiento sintomático.
- En situaciones de gravedad o riesgo de complicaciones (gran esplenomegalia, obstrucción de vía aérea o afectación del SNC) se pueden administrar corticoides.
- Las enfermedades linfoproliferativas asociadas al VEB pueden tratarse con una reducción de la inmunosupresión, con rituximab o con inmunoterapia adoptiva.

61 Gripe

1. ETIOLOGÍA

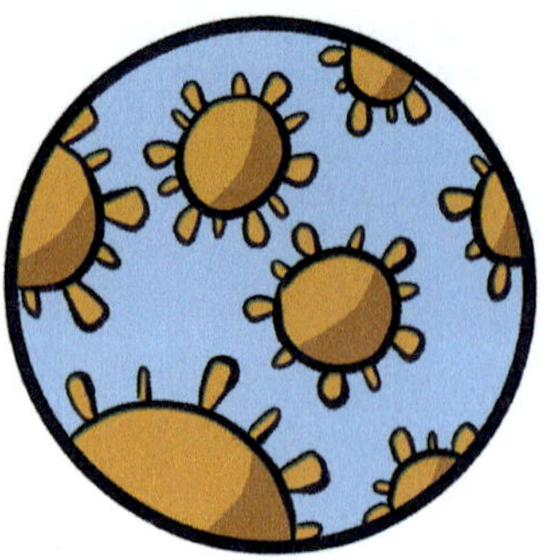

La gripe es una infección respiratoria aguda producida por el virus de la gripe, un virus de ARN monocatenario de genoma segmentado de la familia *Orthomyxoviridae*. Existen tres tipos: A, B y C; el tipo A, el más agresivo, se clasifica según sus antígenos de superficie de hemaglutinina (H) y neuraminidasa (N). Se transmiten por vía respiratoria y provocan brotes y epidemias, por lo general en invierno en los climas templados. Esporádicamente surgen nuevos subtipos de gripe A que dan lugar a pandemias.

La infección se puede complicar, especialmente en pacientes de edades extremas o con comorbilidades, y en embarazadas. El virus también infecta a variedad de animales, en particular aves migratorias.

2. PATOGENIA

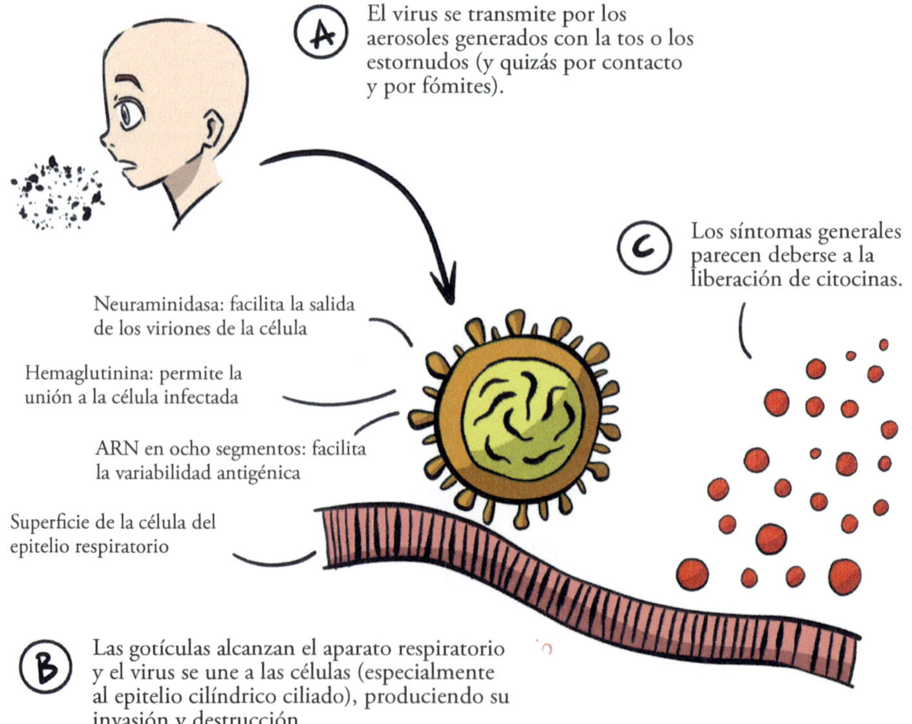

3. CLÍNICA

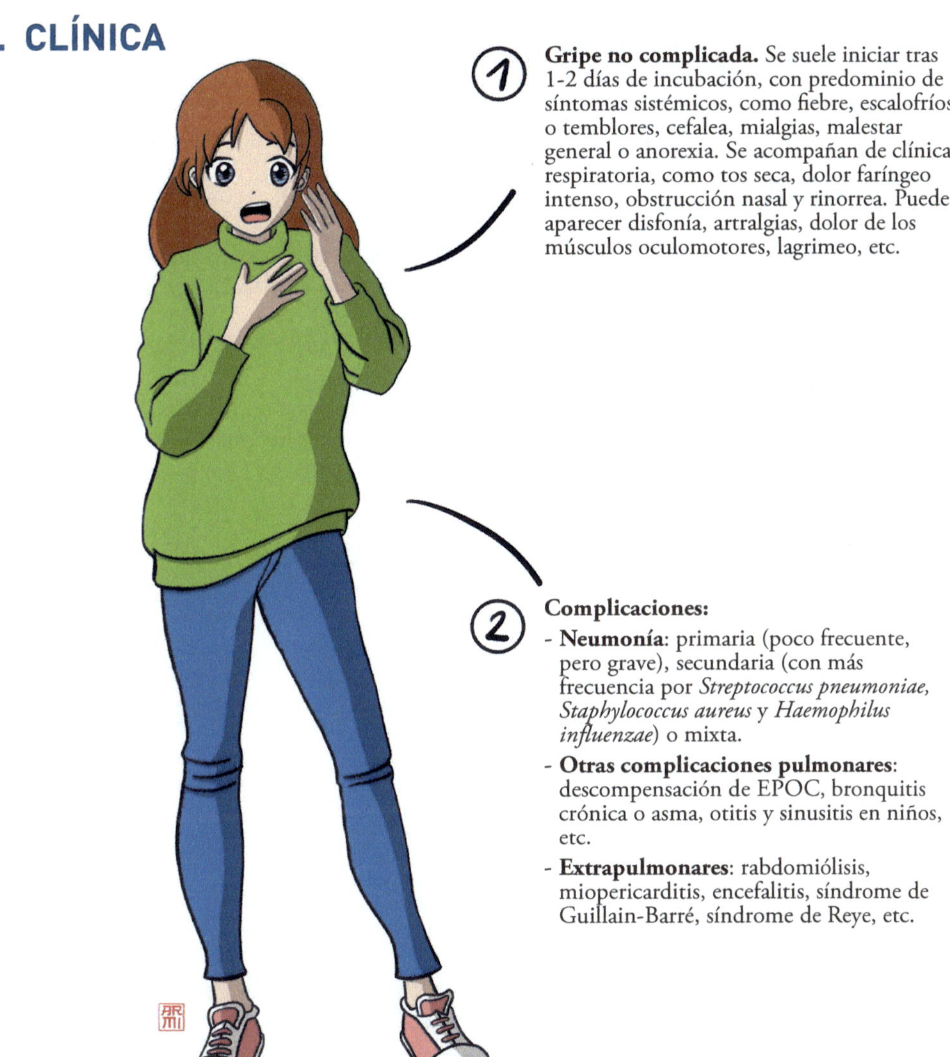

1. **Gripe no complicada.** Se suele iniciar tras 1-2 días de incubación, con predominio de síntomas sistémicos, como fiebre, escalofríos o temblores, cefalea, mialgias, malestar general o anorexia. Se acompañan de clínica respiratoria, como tos seca, dolor faríngeo intenso, obstrucción nasal y rinorrea. Puede aparecer disfonía, artralgias, dolor de los músculos oculomotores, lagrimeo, etc.

2. **Complicaciones:**
   - **Neumonía**: primaria (poco frecuente, pero grave), secundaria (con más frecuencia por *Streptococcus pneumoniae*, *Staphylococcus aureus* y *Haemophilus influenzae*) o mixta.
   - **Otras complicaciones pulmonares**: descompensación de EPOC, bronquitis crónica o asma, otitis y sinusitis en niños, etc.
   - **Extrapulmonares**: rabdomiólisis, miopericarditis, encefalitis, síndrome de Guillain-Barré, síndrome de Reye, etc.

4. DIAGNÓSTICO

- En el contexto epidemiológico adecuado, el diagnóstico suele clínico.
- La detección del virus en las secreciones respiratorias puede realizarse mediante PCR o por detección antigénica.

5. TRATAMIENTO

- **Casos no complicados:** tratamiento sintomático.
- **Pacientes de riesgo o complicaciones:** inhibidores de neuraminidasa (oseltamivir, zanamivir, peramivir o laninamivir: frente a gripe A y B) o baloxavir. Actualmente no se recomienda el uso de los inhibidores de la proteína M2 (amantadina y rimantidina) por la alta tasa de resistencias.
- **Prevención:** vacunación (grupos de riesgo y trabajadores).

62 Infección por el virus del herpes simple

1. ETIOLOGÍA

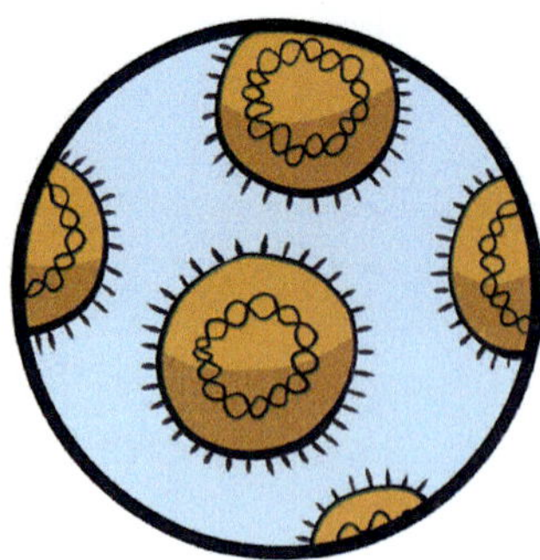

El VHS es un virus de ADN lineal de doble hebra, envuelto en la cápside icosaédrica y cubierto por la envoltura lipídica.

Existen dos subtipos de VHS: VHS-1 (más frecuente, con principal afectación trigeminal) y VHS-2 (de predominio genital, raíces sacras S2-S5). El virus se transmite por contacto y tiene distribución universal.

2. PATOGENIA

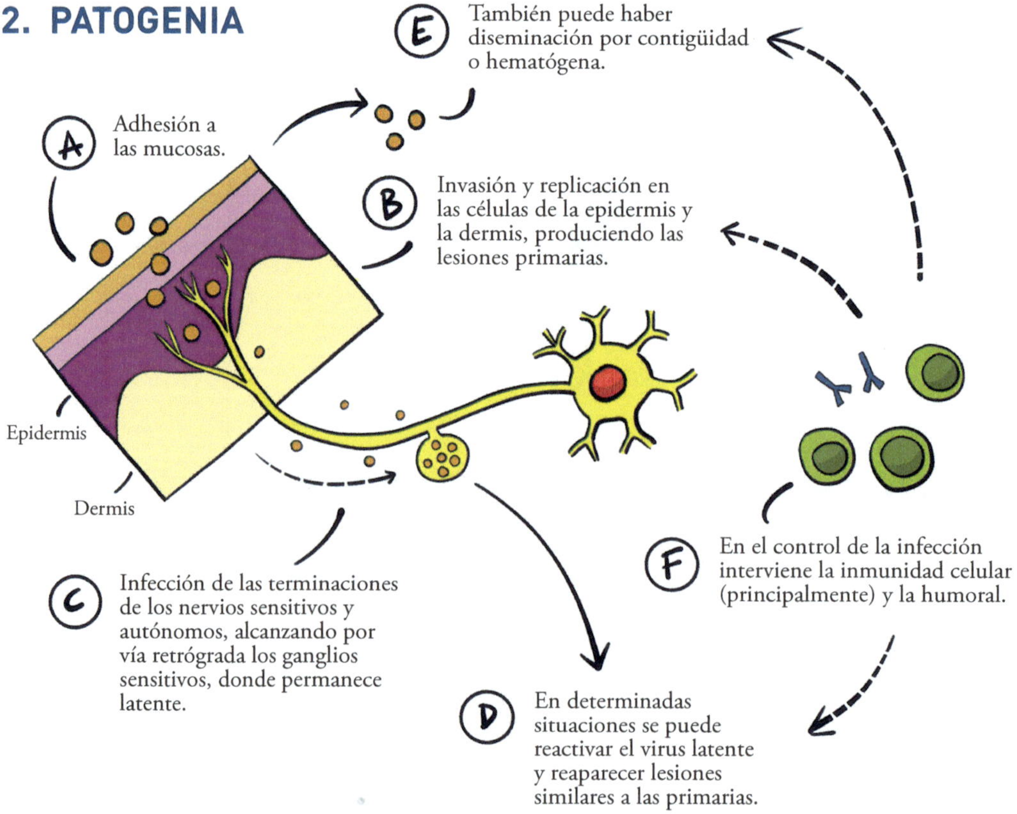

3. CLÍNICA

① Infección bucofacial. Las primoinfecciones más frecuentes de VHS-1 son la gingivoestomatitis y la faringitis, con úlceras y posibles síntomas generales. La reactivación más frecuente es el herpes labial. Se puede asociar a eccema atópico (eccema herpético), eritema multiforme y parálisis de Bell.

② Infección ocular. Causa más frecuente de ceguera corneal. Puede haber coriorretinitis, queratitis y retinitis necrosante aguda.

③ Infección visceral. Principalmente esofagitis, neumonitis y hepatitis (aunque puede afectar a otras áreas como riñón, articulaciones o médula ósea).

④ Genital. Vesículas y úlceras dolorosas, y posibles síntomas generales. Puede haber viremia subclínica. Las recidivas son frecuentes en la infección por VHS-2.

⑤ Panadizo herpético. Afectación digital por inoculación o penetración, o complicación del herpes bucal o genital.

⑥ Herpes del gladiador. Lesiones por traumatismos en la piel en deportes de contacto.

⑦ Infección en el embarazo. Mayor riesgo de transmisión vertical si la infección se produce en el último mes.

⑧ Infección del recién nacido. Normalmente adquisición en el parto.

⑨ Infección del sistema nervioso. Encefalitis (en general por VHS-1, con afectación del lóbulo temporal), meningitis (la forma linfocitaria recurrente se denomina *meningitis de Mollaret*), alteración del SNA (fundamentalmente, la región sacra), mielitis transversa, parálisis de Bell, polineuritis craneal, etc.

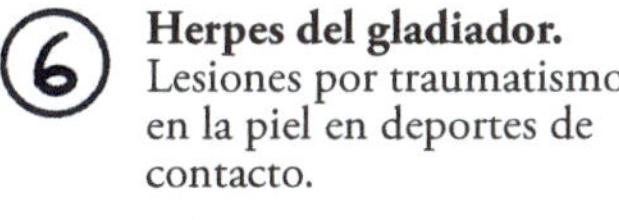

4. DIAGNÓSTICO

- El diagnóstico se basa en criterios clínicos, pero requiere pruebas de laboratorio para confirmarlo.
- Se puede realizar por detección del ADN viral con PCR en raspados, líquidos o tejidos. Se puede observar el efecto citopático en cultivos celulares.
- La serología es diagnóstica de infección establecida y puede distinguir entre las infecciones por VHS-1 y VHS-2.

5. TRATAMIENTO

- Los pilares del tratamiento son aciclovir, famciclovir y valaciclovir, cuya dosis y forma de administración puede variar según la localización y gravedad de la infección.
- En infecciones por virus con resistencias a los tratamientos de primera línea, se puede emplear alternativas como foscarnet o cidofovir.

63 Infección por el parvovirus B19

1. ETIOLOGÍA

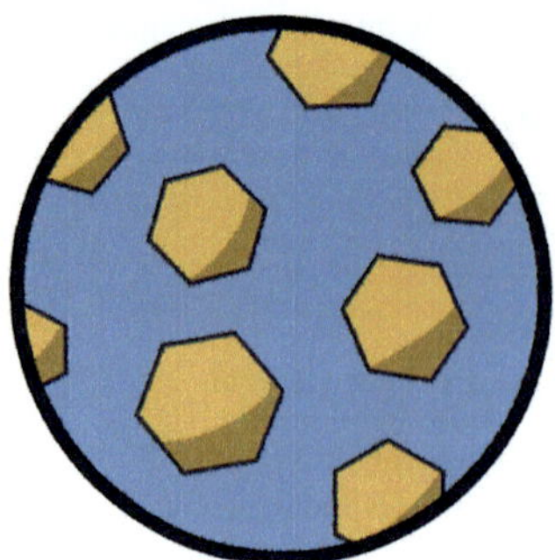

El parvovirus B19 es un pequeño virus ADN de distribución mundial que solo infecta a humanos. Se transmite fundamentalmente por vía respiratoria, aunque también por transfusiones. A los 15 años de edad, el 50 % de la población tiene anticuerpos, y en la ancianidad supera el 90 %. En climas templados la infección es más frecuente al final del invierno, primavera o principios del verano.

2. PATOGENIA

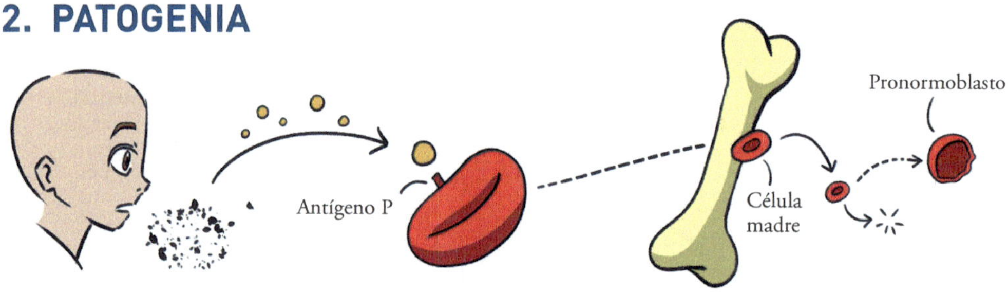

A El parvovirus se contrae por vía respiratoria y alcanza el torrente sanguíneo.

B El virus se replica principalmente en los progenitores eritroides de la médula ósea, tras unirse al antígeno P.

C Se produce citotoxicidad, con detención de la producción de la serie eritroide.

D **Inmunocompetentes**: la viremia y la detención de la serie roja son transitorias y muchas veces indetectables.

E **Pacientes con mayor eritropoyesis:** en presencia de hemoglobinopatías, alteraciones hemolíticas, etc. puede aparecer anemia aplásica transitoria, en ocasiones grave. En la médula ósea se observa ausencia de precursores eritroides, con presencia de normoblastos.

F **Inmunosuprimidos:** puede no controlarse la infección, y la anemia persiste, con niveles bajos de IgG y viremia. En muchos casos habrá pronormoblastos en la médula ósea.

3. CLÍNICA

① La clínica varía desde una infección asintomática a cuadros bifásicos con síntomas en la fase virémica y en la mediada por inmunocomplejos.

② **Eritema infeccioso o quinta enfermedad**. Es más frecuente en niños. Se inicia con pródromos inespecíficos, fiebre, cefalea, náuseas, etc. En 2-5 días aparece el eritema «en bofetada» en las mejillas, con cierta palidez perioral. Puede asociar un exantema en tronco y miembros, con distribución «en encaje» al remitir. El prurito, sobre todo en las plantas, puede ser el síntoma predominante.

③ **Artropatía**. Más frecuente en adultos (especialmente en mujeres), aparecen artralgias simétricas, sobre todo en las articulaciones pequeñas de manos y pies, y suele durar 1-3 semanas. Puede asociar artritis.

⑤ **Aplasia pura de células rojas**. En inmunosuprimidos. Anemia persistente con reticulocitopenia sin exantema o artropatía. Se detectan niveles de anticuerpos específicos bajos, con viremia persistente. En la médula ósea suelen observarse pronormoblastos.

⑥ **Infección fetal**. La infección en el embarazo puede provocar hidropesía fetal y aborto.

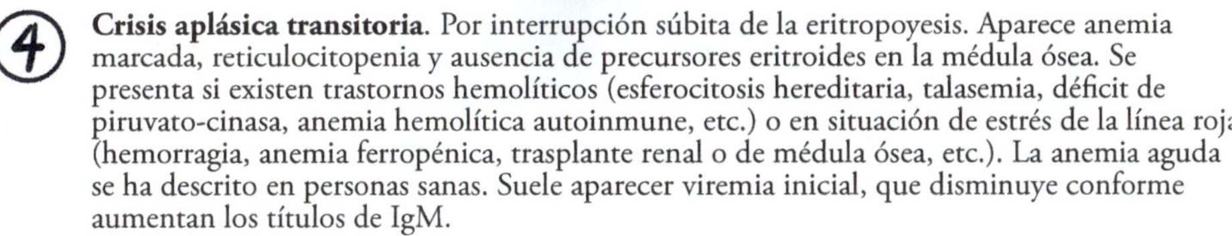

④ **Crisis aplásica transitoria**. Por interrupción súbita de la eritropoyesis. Aparece anemia marcada, reticulocitopenia y ausencia de precursores eritroides en la médula ósea. Se presenta si existen trastornos hemolíticos (esferocitosis hereditaria, talasemia, déficit de piruvato-cinasa, anemia hemolítica autoinmune, etc.) o en situación de estrés de la línea roja (hemorragia, anemia ferropénica, trasplante renal o de médula ósea, etc.). La anemia aguda se ha descrito en personas sanas. Suele aparecer viremia inicial, que disminuye conforme aumentan los títulos de IgM.

4. DIAGNÓSTICO

- Cuadro clínico compatible.
- Detección del ADN viral por PCR en sangre u otros tejidos.
- Serología: el diagnóstico de infección aguda suele basarse en la determinación de IgM, detectable 2-3 meses. La IgG, presente desde el séptimo día, es probable que se mantenga dc por vida. Los inmunodeprimidos pueden no presentar respuesta inmune.

5. TRATAMIENTO

- Tratamiento sintomático.
- La inmunoglobulina intravenosa puede utilizarse en el tratamiento de la anemia crónica o la aplasia pura de células rojas. También se pueden requerir transfusiones.

64 Rabia

1. ETIOLOGÍA

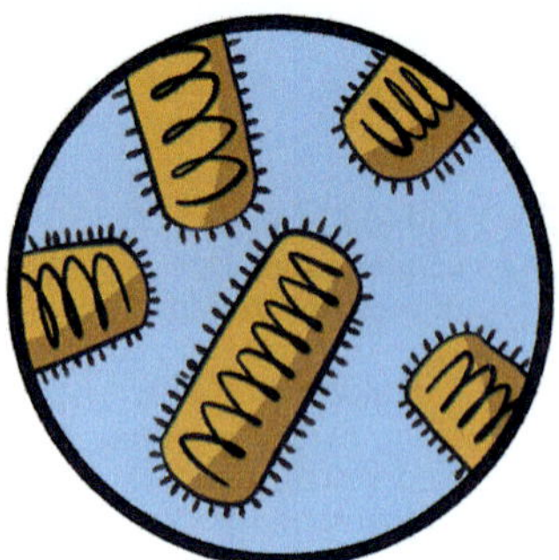

La rabia es una zoonosis de distribución prácticamente mundial producida por el virus de la rabia, un *Lyssavirus* cilíndrico de ARN monocatenario. En países en vías de desarrollo la mayoría de los casos se deben a mordeduras de perros; en los países donde los perros están vacunados, los principales transmisores son los animales salvajes: murciélagos, mapaches, mofetas y zorros. Los roedores pequeños no transmiten la infección. Se han descrito casos asociados a trasplantes.

2. PATOGENIA

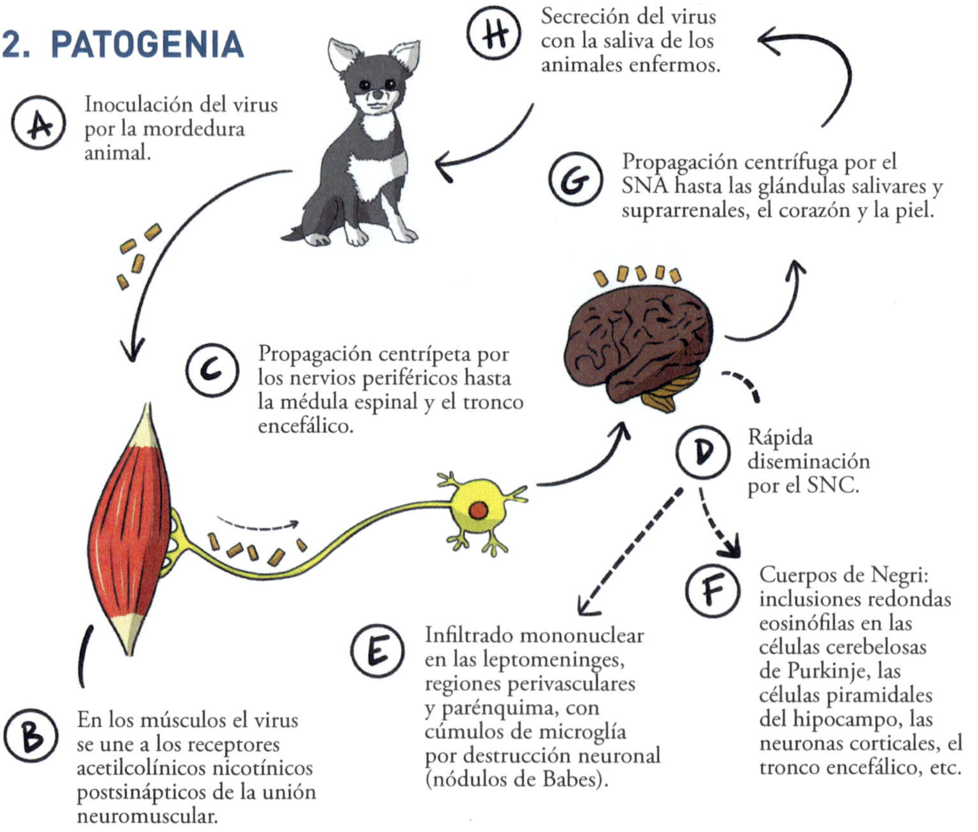

A Inoculación del virus por la mordedura animal.

B En los músculos el virus se une a los receptores acetilcolínicos nicotínicos postsinápticos de la unión neuromuscular.

C Propagación centrípeta por los nervios periféricos hasta la médula espinal y el tronco encefálico.

D Rápida diseminación por el SNC.

E Infiltrado mononuclear en las leptomeninges, regiones perivasculares y parénquima, con cúmulos de microglía por destrucción neuronal (nódulos de Babes).

F Cuerpos de Negri: inclusiones redondas eosinófilas en las células cerebelosas de Purkinje, las células piramidales del hipocampo, las neuronas corticales, el tronco encefálico, etc.

G Propagación centrífuga por el SNA hasta las glándulas salivares y suprarrenales, el corazón y la piel.

H Secreción del virus con la saliva de los animales enfermos.

3. CLÍNICA

 **Pródromos.** Fiebre, malestar, cefalea, vómitos, etc. Puede haber ansiedad, agitación, parestesias, dolor o prurito en el área de exposición (por inflamación de la raíz dorsal o los ganglios sensitivos craneales). Es característico el mioedema.

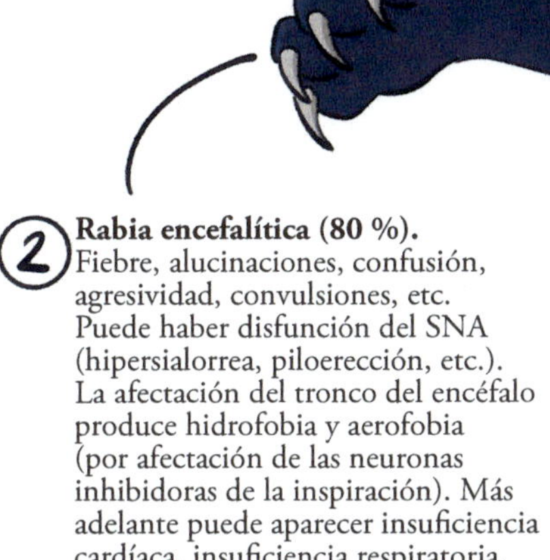

Rabia encefalítica (80 %). Fiebre, alucinaciones, confusión, agresividad, convulsiones, etc. Puede haber disfunción del SNA (hipersialorrea, piloerección, etc.). La afectación del tronco del encéfalo produce hidrofobia y aerofobia (por afectación de las neuronas inhibidoras de la inspiración). Más adelante puede aparecer insuficiencia cardíaca, insuficiencia respiratoria, arritmias, coma y muerte.

 **Rabia paralítica (20 %).** Debilidad flácida que progresa desde la extremidad mordida al resto de las extremidades y a la cara), con afectación de esfínteres. Poca alteración de la sensibilidad. No hay hidrofobia, aerofobia ni hiperexcitabilidad. Finalmente, FMO.

4. DIAGNÓSTICO

- Sospecha clínica y epidemiológica.
- Analítica normal. LCR: leve pleocitosis linfocitaria. RM craneal y EEG muchas veces inespecíficos.
- Serología: diagnóstica en pacientes no vacunados (y siempre que se detecta en LCR).
- PCR: útil en saliva, LCR, piel (folículos pilosos de la nuca) y tejido cerebral.
- Fluorescencia directa: detección del antígeno viral en piel y tejido cerebral.

5. TRATAMIENTO

- No existe tratamiento específico: tratamiento de soporte.
- Profilaxis posexposición: limpieza y cuidado de la herida. Ig y vacunación según el riesgo.
- Profilaxis preexposición: vacunación de animales. Puede estar indicada en personas de riesgo alto: veterinarios, trabajadores de laboratorio, espeleólogos, ciertos viajeros internacionales, etc.

65 Infección por el virus respiratorio sincitial

1. ETIOLOGÍA

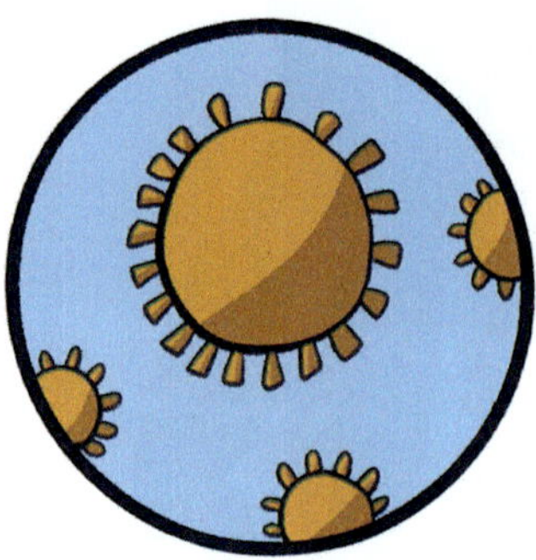

El VRS es un virus de ARN monocatenario de la familia *Paramyxoviridae*. Es el principal patógeno respiratorio en niños pequeños y la primera causa de enfermedad de vías respiratorias bajas en lactantes. En niños mayores y adultos es común una reinfección más leve. Los casos graves se producen en ancianos e individuos con enfermedad cardiopulmonar o inmunodepresión.

El VRS se transmite principalmente por contacto o fómites, por autoinoculación o por aerosoles, con la tos o el estornudo. Tiene distribución mundial, con epidemias anuales entre otoño y primavera.

2. PATOGENIA

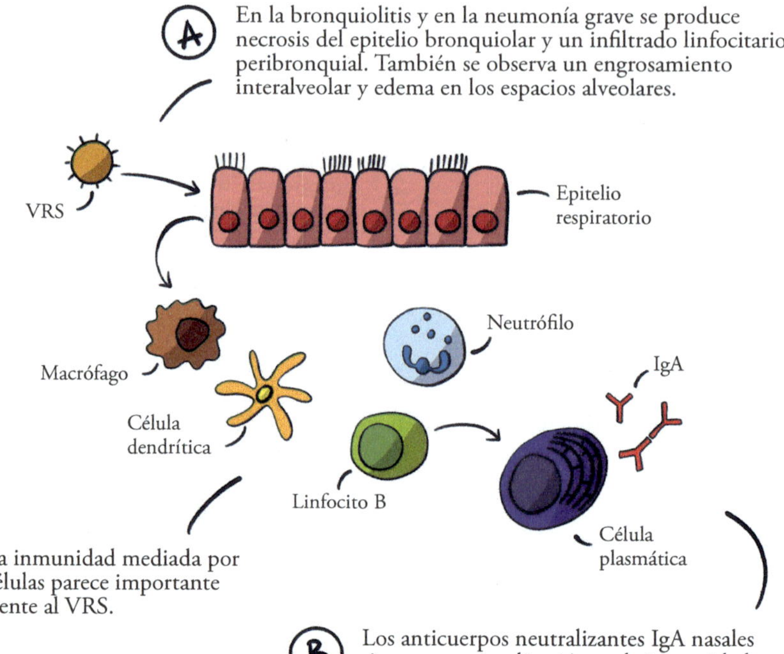

3. CLÍNICA

① En el 25-40 % de los lactantes el VRS produce traqueobronquitis, neumonía o bronquiolitis. Suele iniciarse con rinorrea, fiebre leve y síntomas generales leves, asociando a menudo tos y sibilancias. La mayoría se recupera en 1-2 semanas.

③ En el adulto la clínica más frecuente es rinorrea, odinofagia y tos. A veces asocia síntomas generales como malestar, cefalea o fiebre. Puede haber afectación de vías respiratorias bajas.

④ También se ha relacionado con infecciones como la sinusitis o la otitis media, y con la descompensación de la EPOC.

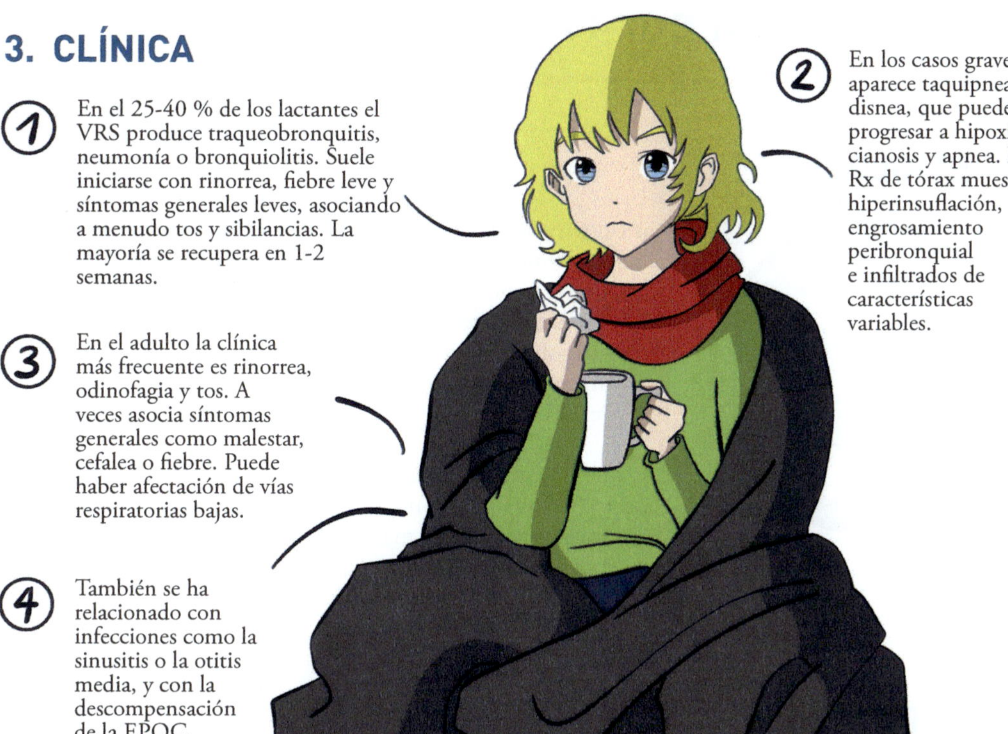

② En los casos graves aparece taquipnea y disnea, que pueden progresar a hipoxia, cianosis y apnea. La Rx de tórax muestra hiperinsuflación, engrosamiento peribronquial e infiltrados de características variables.

4. DIAGNÓSTICO

- Clínica y epidemiología compatibles.
- PCR o test de antígenos de frotis nasofaríngeo.
- Otros métodos menos disponibles son el cultivo y el estudio serológico.

5. TRATAMIENTO

- Tratamiento sintomático y de soporte.
- En pacientes de alto riesgo con infección respiratoria se recomienda administrar ribavirina.
- En algunos niños puede estar indicado el uso de palivizumab como profilaxis.
- Prevención: en determinadas situaciones pueden valorarse administrar nirsevimab o palivizumab. Existen otros antivirales, anticuerpos monoclonales y vacunas en desarrollo.
- Son útiles los métodos de protección en las manos y la conjuntiva para reducir la diseminación hospitalaria.

66 Infección por rinovirus

1. ETIOLOGÍA

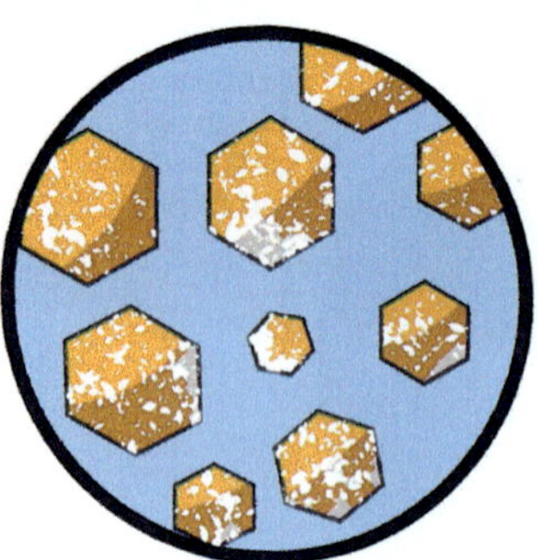

Los rinovirus son pequeños virus de ARN monocatenario del género *Enterovirus* y de la familia *Picornaviridae*. Conservan la estabilidad horas o días en superficies ambientales. Los disolventes orgánicos polares disminuyen su infectividad, y los rinovirus son resistentes a los detergentes no iónicos y sensibles a desinfectantes comunes como cloro, yodo o peróxido de hidrógeno.

Los rinovirus tienen distribución universal y la infección se produce todo el año, con mayor tasa en primavera y otoño. Las infecciones ocurren con más frecuencia en lactantes y niños pequeños, aunque también en jóvenes y adultos.

2. PATOGENIA

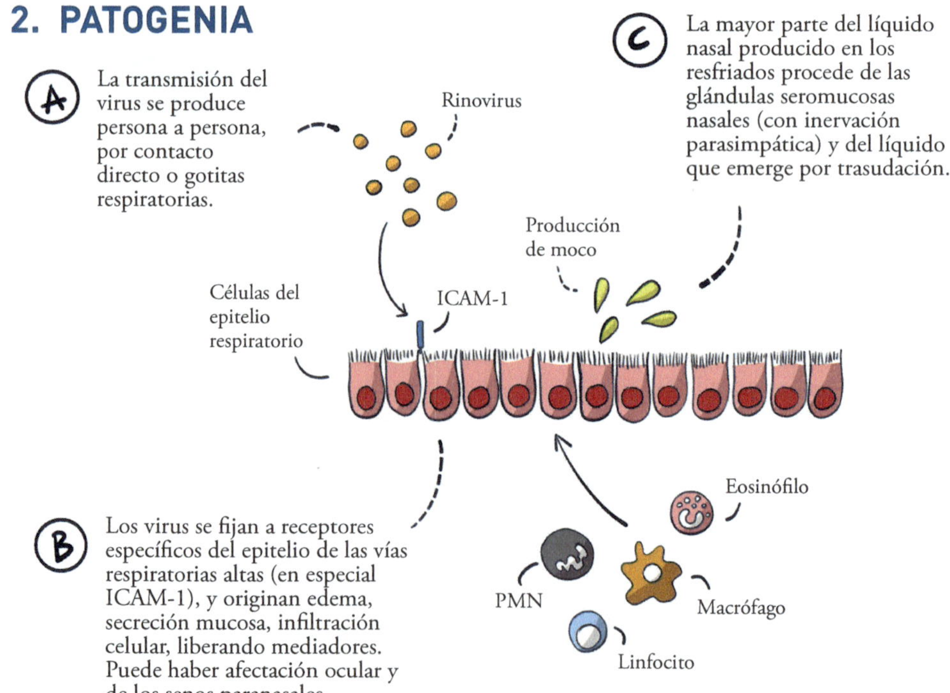

3. CLÍNICA

 La sintomatología más frecuente es el resfriado común, un síndrome de vías respiratorias altas. Tras un período de incubación de 1-2 días aparecen molestias de garganta, rinorrea y obstrucción nasal, junto con ronquera, estornudos, cefalea, malestar general y febrícula. La tos ocurre en alrededor del 30 %. La fiebre, ausente en los adultos, está presente en un tercio de los niños.

 **Complicaciones:**
- **Sinusitis bacteriana aguda**: puede deberse a la propulsión retrógrada de bacterias al sonarse la nariz, por oclusión de los orificios paranasales u obstrucción del etmoides y el infundíbulo.
- **Otitis media aguda bacteriana**: en el 30 % de los resfriados en niños y en el 2 % en adultos.
- **Exacerbación de enfermedades respiratorias**, como asma, bronquitis crónica, EPOC, fibrosis quística, bronquiectasias, etc.
- **Neumonía**: es posible que los rinovirus sean potenciales agentes etiológicos de neumonía.
- **Infecciones en inmunodeprimidos**: la infección por rinovirus es frecuente y puede ser prolongada y grave en los pacientes con neoplasias hematológicas, trasplantes de células madre hematopoyéticas y otros estados de inmunosupresión.

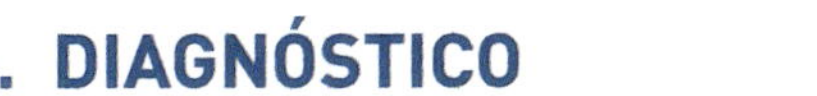

4. DIAGNÓSTICO

- La clínica no es suficiente para el diagnóstico etiológico, que requiere la detección del virus en secreciones nasales (aspirado, frotis, lavado) o muestras pulmonares.
- La PCR es la técnica de laboratorio más adecuada para la detección del virus.

5. TRATAMIENTO

- El resfriado común es autolimitado, pero puede usarse tratamiento sintomático.
- No existe tratamiento antiviral disponible.

67 Infección por rotavirus

1. ETIOLOGÍA

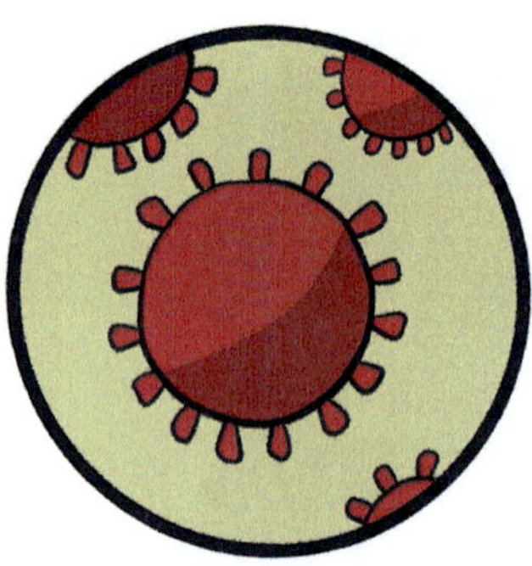

Los rotavirus son virus de ARN bicatenario de la familia *Reoviridae*, de forma icosaédrica, sin cubierta y con tres capas. Se conocen siete grupos (A-G). La enfermedad en humanos se produce con más frecuencia por el grupo A y, en menor medida, por B y C.

Los rotavirus ocasionan gastroenteritis, principalmente en niños, cuidadores, inmunodeprimidos, viajeros y ancianos. Es una de las principales causas de muerte por diarrea en niños en países en desarrollo. En las zonas templadas es más frecuente en otoño e invierno, y en las áreas tropicales ocurre todo el año. Se transmite por vía fecal-oral o por secreciones respiratorias y contacto con personas y superficies.

2. PATOGENIA

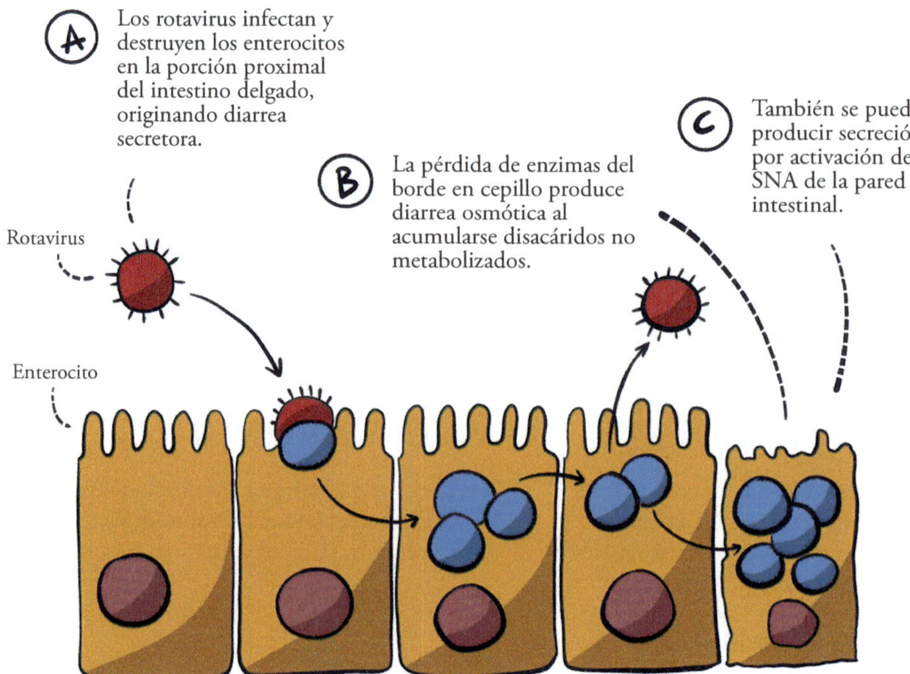

3. CLÍNICA

① El cuadro clínico varía desde un proceso subclínico a una gastroenteritis grave con deshidratación y riesgo vital.

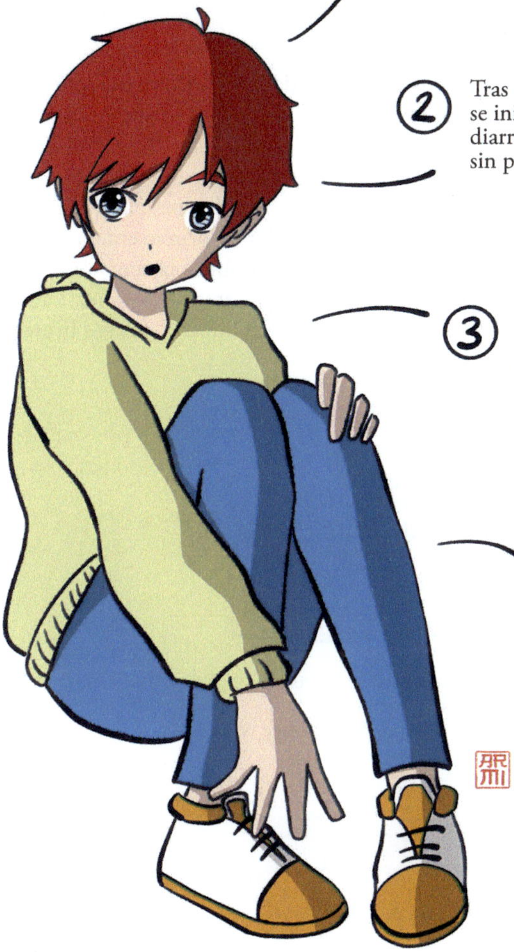

② Tras un período de incubación de 1-3 días se inicia un cuadro brusco de vómitos y diarrea con heces acuosas, habitualmente sin productos patológicos.

③ En un tercio de los pacientes puede asociarse fiebre alta. Los síntomas digestivos suelen remitir en 5-7 días, y la deshidratación grave es poco frecuente.

④ En pacientes muy inmunodeprimidos puede aparecer diarrea persistente con excreción viral prolongada. La enfermedad en estos casos puede ser especialmente grave.

4. DIAGNÓSTICO

- La enfermedad por rotavirus es difícil de diferenciar clínicamente de la producida por otros virus entéricos.
- El diagnóstico suele confirmarse por estudio de heces (inmunoanálisis o detección del ARN del virus, mediante electroforesis en gel, hibridación de sondas o PCR).

5. TRATAMIENTO

- Rehidratación oral o reposición con soluciones intravenosas en pacientes muy deshidratados o que no toleran la vía oral.
- La vacuna está incluida en el calendario vacunal.

68 Sarampión

1. ETIOLOGÍA

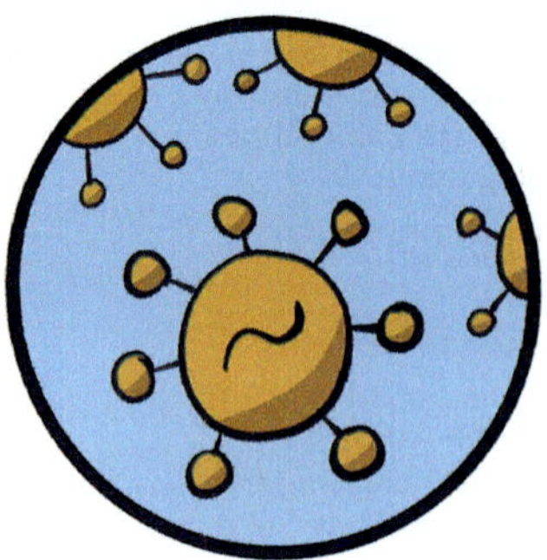

El sarampión es una enfermedad viral producida por el virus del sarampión, un virus de ARN monocatenario no segmentado del género *Morbillivirus* y de la familia *Paramyxoviridae*. Se transmite en el entorno familiar, escolar y sanitario, y afecta con más frecuencia a niños, con brotes al final de invierno e inicio de primavera en climas templados. Las vacunas han disminuido la transmisión y reducido la mortalidad en muchas áreas geográficas, aunque el rechazo a la vacunación ha dado lugar a nuevos brotes.

2. PATOGENIA

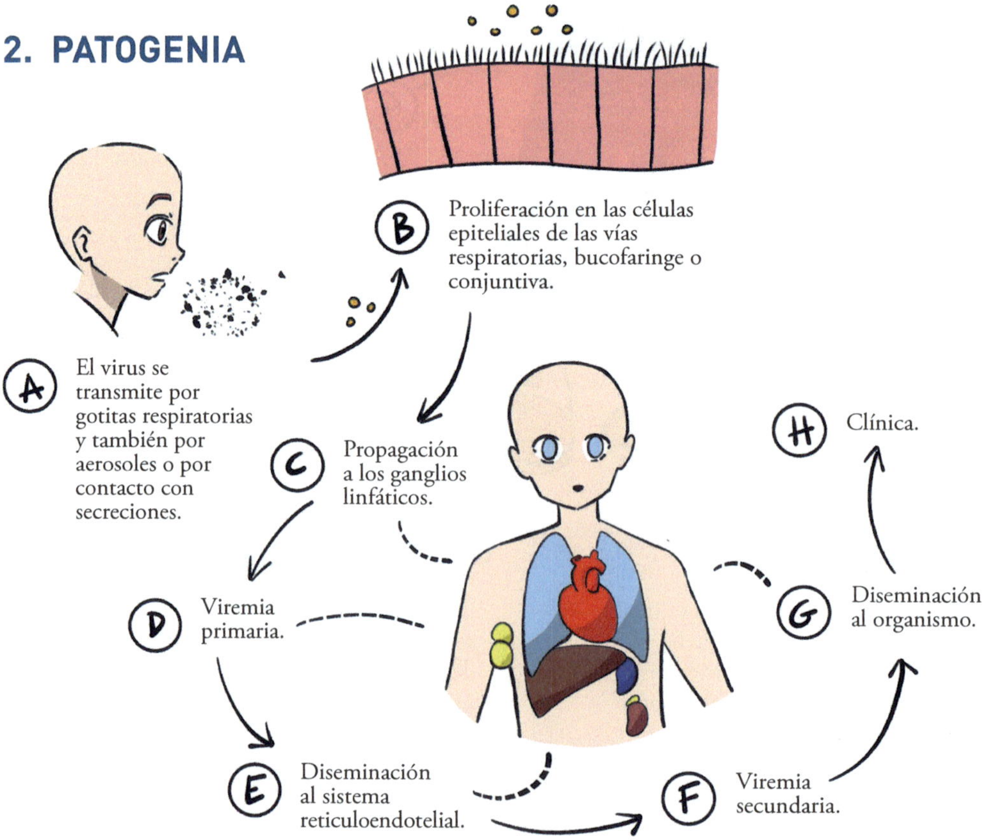

3. CLÍNICA

 **Manchas de Koplik**. Pequeñas lesiones circulares blanco-azuladas en la mucosa bucal.

 **Pródromos**. Fiebre, tos, rinorrea, conjuntivitis, etc., unos 10 días después de la exposición.

 **Exantema**. Máculas eritematosas en la zona retroauricular, cervical y en la línea de implantación del cabello, que progresan a la cara, tronco y extremidades, incluyendo palmas y plantas. Posteriormente se produce atenuación y descamación.

 **Complicaciones**:
- Laringotraqueobronquitis aguda, neumonitis de células gigantes, diarrea y desnutrición, etc.
- Sobreinfección bacteriana (especialmente otitis media y neumonía, con más frecuencia por *Streptococcus pneumoniae*, *Haemophilus influenzae* y estafilococos).
- SNC: encefalomielitis, encefalitis por sarampión con cuerpos de inclusión, panencefalitis esclerosante subaguda, etc.

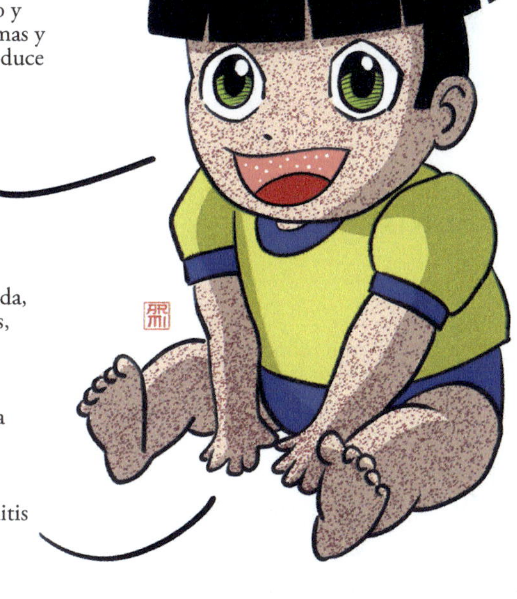

4. DIAGNÓSTICO

- El diagnóstico suele ser clínico.
- Serología.
- Cultivo celular.
- PCR de cualquier fluido corporal o tejido.
- Detección directa de las células gigantes en las secreciones de las vías respiratorias, orina u otros tejidos.

5. TRATAMIENTO

- Medidas de soporte.
- Administración de vitamina A.
- **Inmunización:** activa (vacunación) o pasiva (inmunoglobulinas en las primeras horas tras la exposición, especialmente en pacientes de riesgo).

69 Infección por el virus de la varicela-zóster

1. ETIOLOGÍA

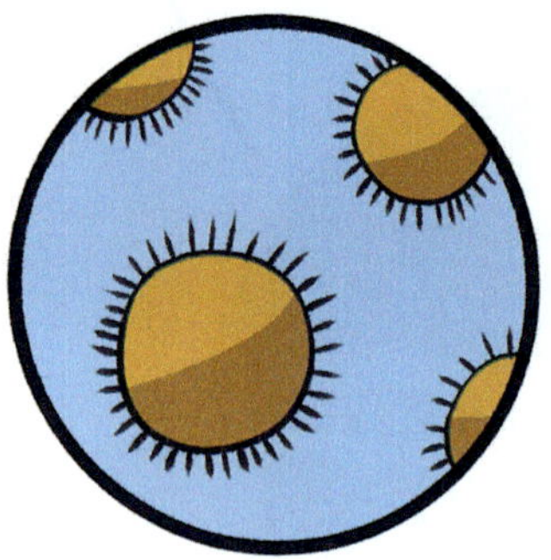

El VVZ es un virus de ADN bicatenario de la familia *Herpesviridae*. Tiene distribución mundial. El ser humano es el único reservorio conocido.

Produce dos entidades clínicas: varicela (exantema vesiculoso generalizado, muy contagioso, que suele ser benigno en la infancia) y herpes zóster (exantema vesiculoso que habitualmente se circunscribe a un dermatoma y es más propio de la edad adulta).

2. PATOGENIA

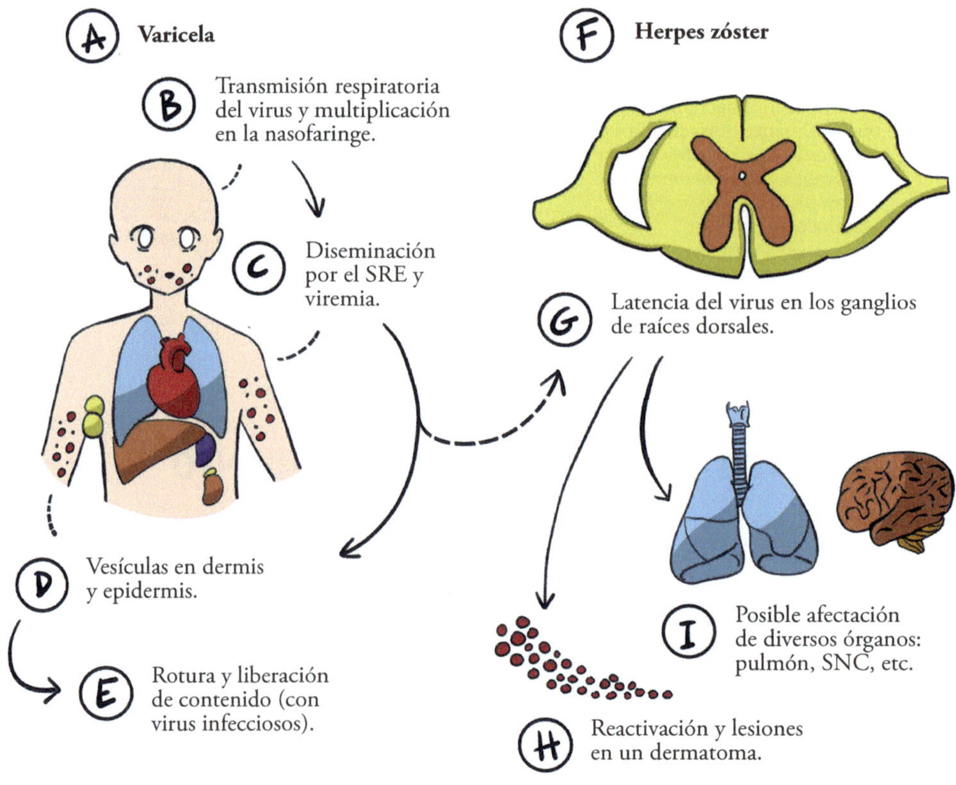

3. CLÍNICA

Varicela. Muy contagiosa. Es más frecuente en la infancia, al final del invierno e inicio de la primavera. Aparece un exantema con lesiones en distintos estadios evolutivos (maculopápulas, vesículas y costras) «en cielo estrellado» en el tronco, cara y otras áreas cutáneas.

Herpes zóster. Afecta a todas edades, especialmente a pacientes con más de 60 años o con inmunodeficiencia. Se suele presentar como un exantema vesicular en un dermatoma (especialmente T3-L3). Si afecta al trigémino puede producir herpes oftálmico y ceguera. También puede aparecer neuritis y neuralgia posherpética. En los pacientes inmunodeprimidos puede diseminarse. El síndrome de Ramsay-Hunt se manifiesta con dolor o vesículas en el conducto auditivo externo, ageusia en los dos tercios anteriores de la lengua y parálisis facial.

Complicaciones. Sobreinfección bacteriana cutánea (la más frecuente), neumonía (la más grave), afectación renal o del SNC, varicela prenatal o congénita (por infección de mujeres embarazadas), etc.

4. DIAGNÓSTICO

- El diagnóstico suele ser clínico.
- En los raspados de las lesiones puede realizarse la técnica de Tzanck (baja sensibilidad) o PCR para detectar el ADN del VVZ (de elección).
- Cultivo viral.
- Serología.

5. TRATAMIENTO

- Puede emplearse aciclovir, valaciclovir y Famciclovir, con diferente pauta y duración según la gravedad y el riesgo.
- El herpes zóster puede precisar control del dolor con analgésicos y fármacos como la pregabalina.
- Profilaxis: inmunoglobulina en los pacientes en riesgo de varicela. Existen vacunas de varicela y herpes zóster.

70 Infección por el VIH

1. ETIOLOGÍA

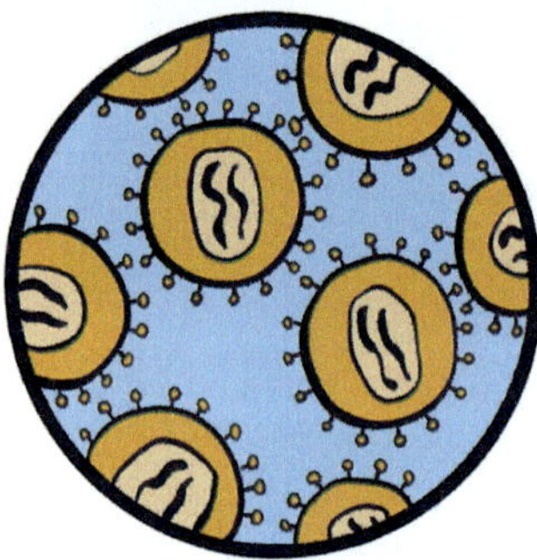

El VIH es un virus ARN del género *Lentivirus* y de la familia *Retroviridae*. Existen dos tipos, VIH-1 y VIH-2, este último casi restringido a África. Se transmite por vía sexual, parenteral o materno-fetal.

En el mundo viven 39 millones de personas con VIH. El acceso a la prevención, diagnóstico y tratamiento eficaces del virus y sus complicaciones han convertido la infección por VIH en una enfermedad crónica tratable que permite a los pacientes vivir muchos años con buena salud.

2. PATOGENIA

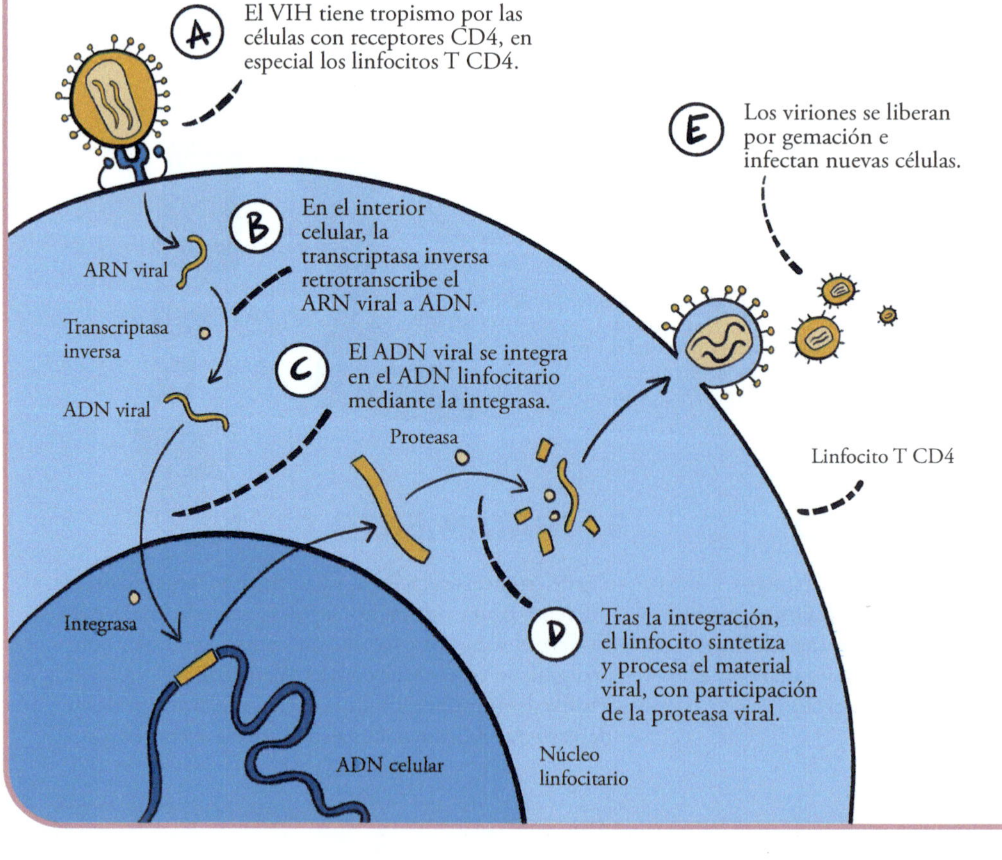

3. CLÍNICA

(1) Sin tratamiento, la infección progresa en una serie de fases de presentación y duración variable:

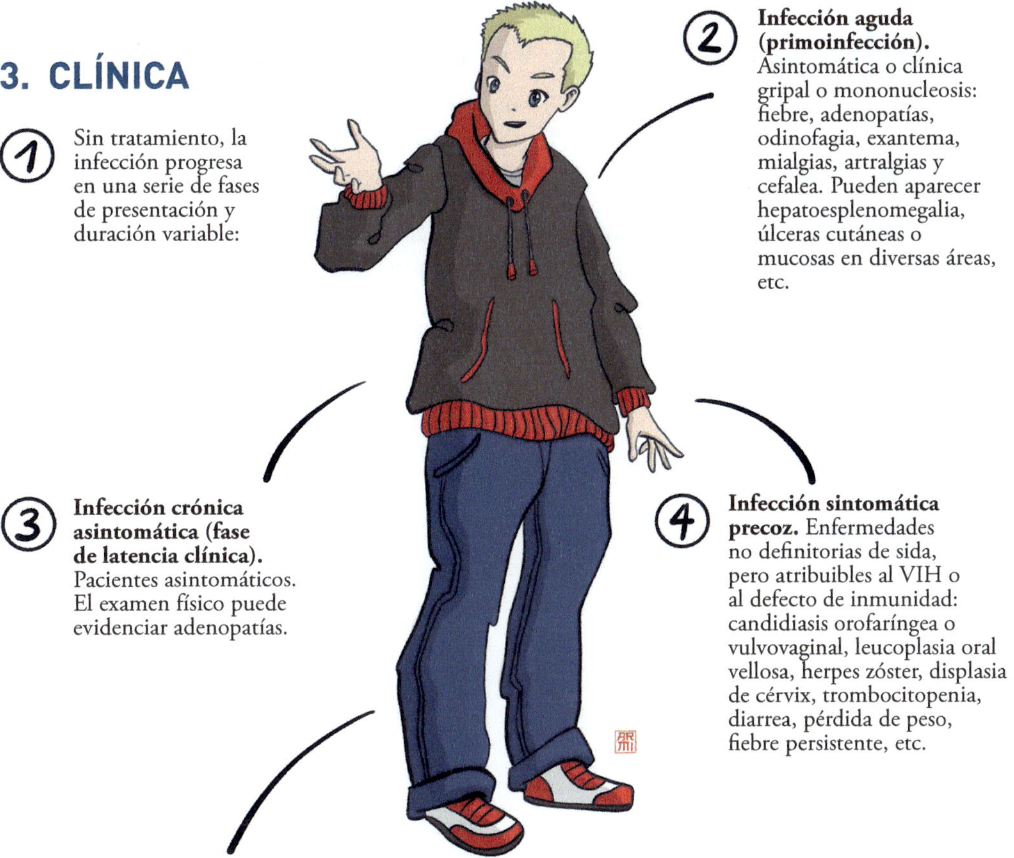

(2) **Infección aguda (primoinfección).** Asintomática o clínica gripal o mononucleosis: fiebre, adenopatías, odinofagia, exantema, mialgias, artralgias y cefalea. Pueden aparecer hepatoesplenomegalia, úlceras cutáneas o mucosas en diversas áreas, etc.

(3) **Infección crónica asintomática (fase de latencia clínica).** Pacientes asintomáticos. El examen físico puede evidenciar adenopatías.

(4) **Infección sintomática precoz.** Enfermedades no definitorias de sida, pero atribuibles al VIH o al defecto de inmunidad: candidiasis orofaríngea o vulvovaginal, leucoplasia oral vellosa, herpes zóster, displasia de cérvix, trombocitopenia, diarrea, pérdida de peso, fiebre persistente, etc.

(5) **Sida.** La sintomatología es la de sus enfermedades definitorias:
- **Infecciones bacterianas**: *Mycobaterium tuberculosis*, MAC, *M. kansasii* u otras micobacterias (diseminadas o extrapulmonares), neumonía recurrente, bacteriemia recurrente por *Salmonella*.
- **Infecciones virales**: CMV (retinitis u otras infecciones, salvo en hígado, bazo y ganglios linfáticos), VHS (úlceras, bronquitis, neumonitis o esofagitis), leucoencefalopatía multifocal progresiva.
- **Infecciones parasitarias**: toxoplasmosis cerebral, criptosporidiosis o isosporosis, leishmaniosis.
- **Infecciones micóticas**: neumonía por *Pneumocystis jirovecii*, candidiasis esofágica, bronquial, traqueal o pulmonar, criptococosis extrapulmonar, histoplasmosis o coccidioidomicosis.
- **Neoplasias**: cáncer de cuello uterino, linfoma no Hodgkin, sarcoma de Kaposi, linfoma cerebral primario, linfoma de Burkitt.
- **Otros**: encefalopatía asociada a VIH, síndrome de emaciación por VIH.

4. DIAGNÓSTICO

- Clínica y epidemiología compatibles.
- Serología.
- Detección directa: antígeno p24, ARN viral o ADN proviral.
- Estudios de resistencias farmacológicas.
- Recuento de linfocitos T CD4.
- Descartar enfermedades oportunistas.

5. TRATAMIENTO

- Se han desarrollado fármacos inhibidores de las principales enzimas implicadas en el ciclo viral, principalmente inhibidores de la transcriptasa inversa (tenofovir, abacavir, rilpivirina, doravirina, etc.), de la proteasa (darunavir, atazanavir, etc.) y de la integrasa (bictegravir, dolutegravir, cabotegravir, etc.).
- Existen pautas de profilaxis para personas en situación de riesgo.

71   Infección por el virus del Zika

1. ETIOLOGÍA

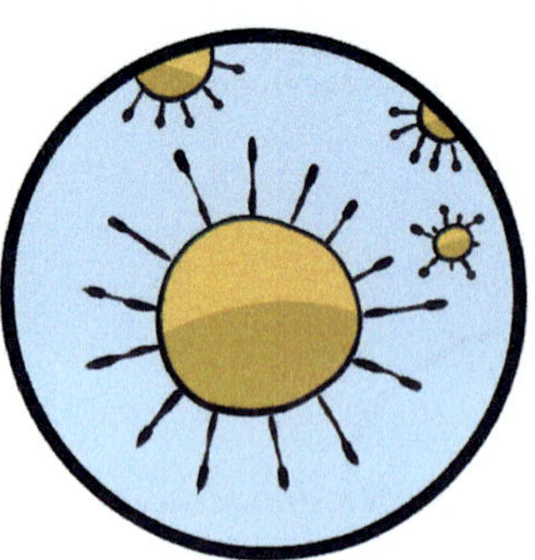

El virus del Zika es un virus ARN del género *Flavivirus*, transmitido principalmente por la picadura del mosquito *Aedes aegypti*, (aunque también por *A. albopictus*). La infección se puede transmitir entre humanos por vía sexual, perinatal y por transfusiones.

Se han documentado casos en regiones de África, sudeste asiático y Polinesia francesa, y en América Central y Sudamérica.

3. DIAGNÓSTICO

- Clínica y epidemiología compatibles.
- Detección de ARN viral en sangre, saliva, orina, semen, etc.
- Serología (posible reacción cruzada con otros *Flavivirus*).
- La analítica muestra leucopenia y plaquetopenia leves, con mínima alteración de perfil hepático.

4. TRATAMIENTO

- Tratamiento sintomático.
- Control de los mosquitos.
- Prevención de la transmisión sexual.
- Control de las embarazadas.

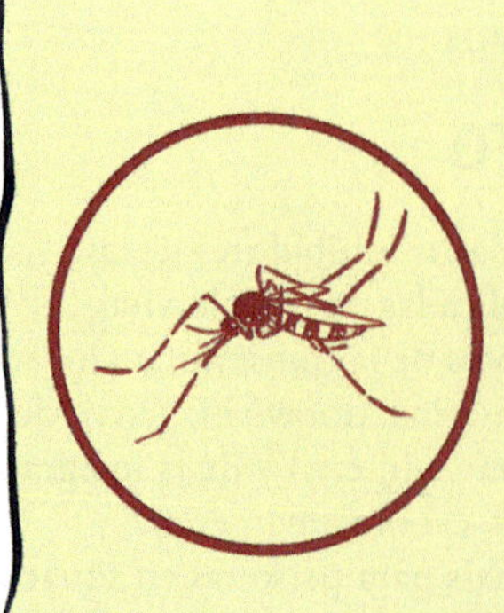

Enfermedades infecciosas transmitidas por mosquitos

Las enfermedades infecciosas transmitidas por mosquitos representan una amenaza para la salud humana. Más de la mitad de la población mundial está expuesta a ellas, y llegan a causar más de 700.000 muertes cada año. Factores como la globalización o el cambio climático han modificado las áreas de distribución geográfica de los mosquitos, que ya no se restringen a las regiones tropicales y subtropicales.

Los principales mosquitos implicados en la transmisión de estas infecciones son los pertenecientes a los géneros *Anopheles* (vector de la malaria) y *Aedes* (principalmente *A. aegypti* y *A. albopictus*, transmisores de virus como el dengue, el Zika o el chikungunya).

2. CLÍNICA

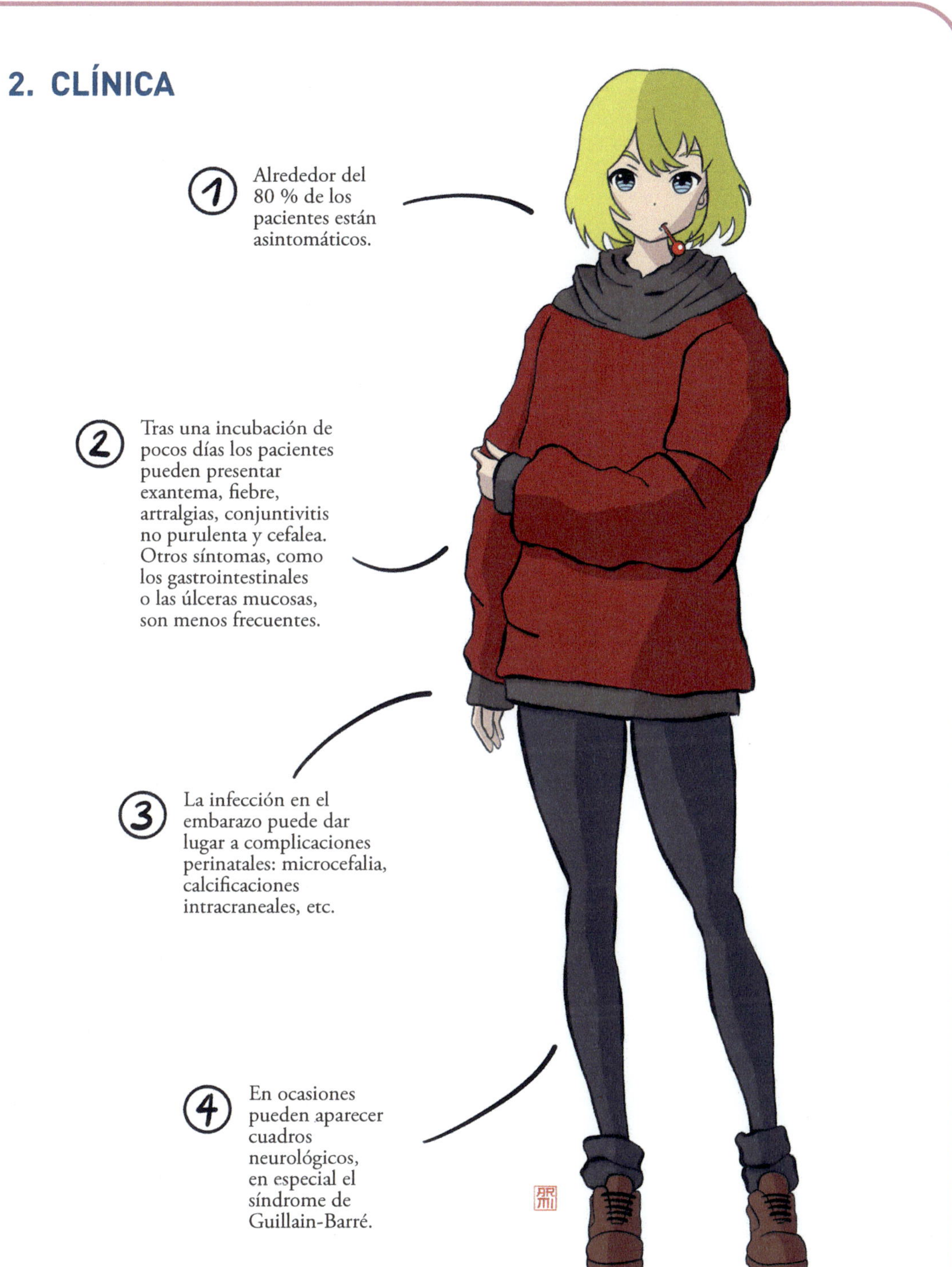

(1) Alrededor del 80 % de los pacientes están asintomáticos.

(2) Tras una incubación de pocos días los pacientes pueden presentar exantema, fiebre, artralgias, conjuntivitis no purulenta y cefalea. Otros síntomas, como los gastrointestinales o las úlceras mucosas, son menos frecuentes.

(3) La infección en el embarazo puede dar lugar a complicaciones perinatales: microcefalia, calcificaciones intracraneales, etc.

(4) En ocasiones pueden aparecer cuadros neurológicos, en especial el síndrome de Guillain-Barré.

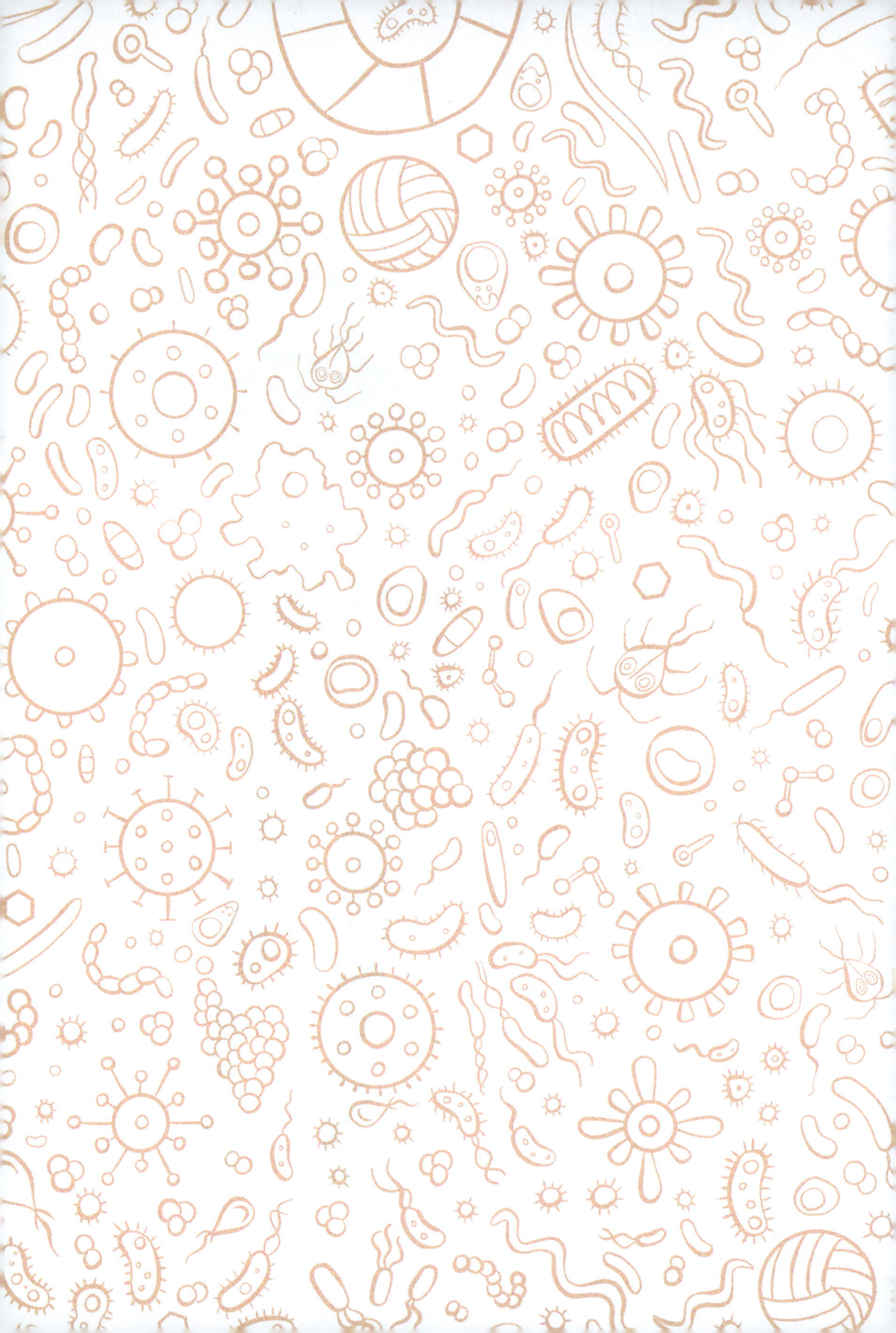

Infecciones causadas por hongos

- **Aspergilosis**
- **Candidiasis**
- **Criptococosis**
- **Histoplasmosis**
- **Mucormicosis**
- **Infección por *Pneumocystis jirovecii***

72 Aspergilosis

1. ETIOLOGÍA

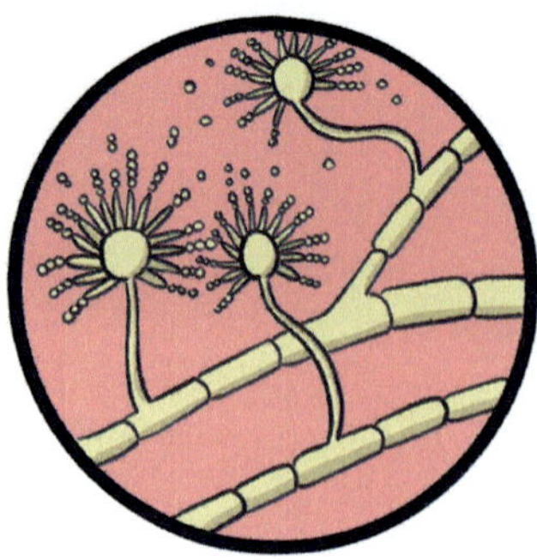

La aspergilosis está producida por los hongos del género *Aspergillus*, mohos hialinos, tabicados y ramificados, con múltiples conidias sobre los tallos de superficie de crecimiento de los micelios. De distribución mundial, están presente en el suelo, los vegetales y la materia orgánica en descomposición.

Se distinguen diversas especies:
- *A. fumigatus*: responsable de la mayoría de los cuadros invasores, crónicos y alérgicos.
- *A. flavus*: produce sinusitis, queratitis, etc.
- *A. niger*: implicado en infecciones de vías respiratorias, otitis externa, etc.
- *A. terreus*: en enfermedad invasora.
- *A. nidulans*: en infección invasora, sobre todo en pacientes con enfermedad granulomatosa crónica.

Algunos factores de riesgo de aspergilosis son: neutropenia grave, uso de corticoides u otros inmunosupresores, disfunción de neutrófilos o fagocitos (enfermedad granulomatosa, infección por VIH, etc.), ingreso en UCI, enfermedad pulmonar previa, hepatopatía grave y niveles altos de hierro, etc.

3. DIAGNÓSTICO

- Clínica y epidemiología compatibles.
- Hallazgos histológicos (hifas rodeadas de células inflamatorias en los tejidos y a veces granulomas) y radiológicos (signo del halo, signo de la media luna, infartos pleurales, cavitaciones, etc.).
- Cultivo, análisis de biomarcadores (galactomanano y β-D-glucano) y PCR.

4. TRATAMIENTO

- Los tratamientos antifúngicos de elección son voriconazol, posaconazol e isavuconazol en la mayoría de los casos. También existen alternativas como anfotericina B o itraconazol.
- En pacientes de alto riesgo se recomienda profilaxis con posaconazol, voriconazol o anfotericina B inhalada.
- Puede requerirse cirugía.

2. CLÍNICA

① Aspergilosis pulmonar invasora. Es más frecuente y grave en inmunosuprimidos. Puede aparecer fiebre, tos, dolor, hemoptisis, disnea, etc.

⑩ Aspergiloma. Bola micótica (en general por *A. fumigatus*) en una cavidad pulmonar. La principal complicación es la hemoptisis. En algunos casos desaparece espontáneamente.

⑨ Aspergilosis diseminada. En inmunosuprimidos. Se extiende de los pulmones a otros órganos. Los HC casi siempre son negativos.
- **Aspergilosis cerebral.** Diseminación hematógena o desde los senos craneales. Es devastadora.
- **Endocarditis.** Vegetaciones grandes con HC negativos, sobre válvulas naturales (en especial en UDVP) o protésicas (tras la cirugía).
- **Aspergilosis cutánea.** Por invasión del punto de inserción de catéteres en neutropénicos y quemados, tras traumatismos o en herida quirúrgica (en especial por *A. flavus*).

⑧ Aspergilosis broncopulmonar alérgica. Casi siempre hay hipersensibilidad frente a *A. fumigatus*. Se relaciona con el asma y la fibrosis quística. Es típica la obstrucción bronquial con tapones de moco que ocasionan tos, infiltrados y disnea. Con frecuencia asocia eosinofilia, aumento de IgE, reacción positiva a extractos de *A. fumigatus* y detección de IgE e IgG específicas. Son características las bronquiectasias centrales.

② Sinusitis invasora. Es más común en pacientes con leucemia o trasplantes hematológicos. Cursa con fiebre, molestia nasal o facial, obstrucción y secreción nasal (a veces sanguinolenta).

③ Afectación de vías respiratorias altas. Desde bronquitis a traqueobronquitis ulcerosa o seudomembranosa. Frecuente en TOS.

④ Aspergilosis superficial. Queratitis, otitis externa, etc.

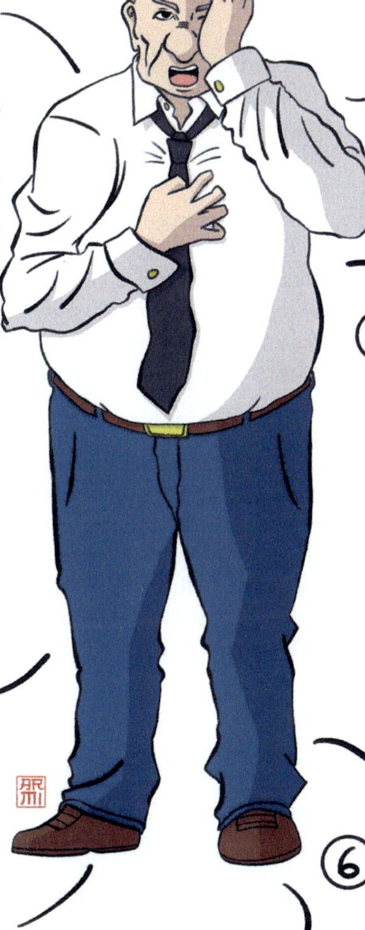

⑤ Sinusitis crónica:
- **Sinusitis invasora crónica.** Proceso destructivo lento, con mayor afectación de senos esfenoidal y etmoidal. Es más frecuente en inmunodeprimidos. Es característico el síndrome del vértice de la órbita. Se ha descrito edema facial, trombosis del seno cavernoso, oclusión de la carótida, etc.
- **Sinusitis granulomatosa crónica.** Es más frecuente en Oriente Medio e India, a menudo por *A. flavus*. Se describe edema facial, proptosis y reacción granulomatosa.

⑥ Aspergilosis pulmonar crónica. Se desarrolla en meses o años, en general con neumopatía previa (tuberculosis, sarcoidosis, etc.). Asocia clínica pulmonar y sistémica (astenia, pérdida de peso, etc.), cavidades pulmonares, en ocasiones con nivel hidroaéreo o conglomerados micóticos, e infiltrados pericavitarios. Pueden aparecer nódulos, a veces cavitados, anticuerpos IgG contra *Aspergillus* (por lo común precipitantes). Sin tratamiento, progresa a fibrosis pulmonar.

⑦ Sinusitis alérgica. Los pacientes refieren sinusitis crónica con mala respuesta a antibióticos. Pueden observarse pólipos nasales y congestión de mucosa nasal y senos paranasales. Es característica la eosinofilia local con cristales de Charcot-Leyden. Frecuente recidiva.

73 Candidiasis

1. ETIOLOGÍA

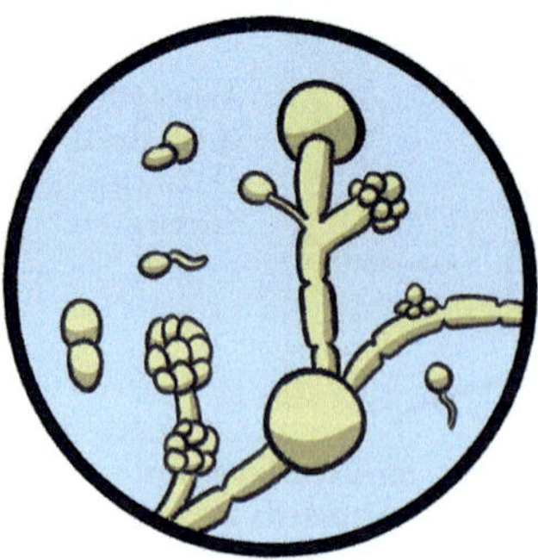

La candidiasis está producida por hongos del género *Candida*, una levadura de amplia distribución en la naturaleza. En los humanos coloniza el tubo digestivo, el aparato genital femenino y la piel.

Las especies más frecuentes en humanos son *C. albicans, C. guilliermondii, C. parapsilosis, C. tropicalis, C. kefyr, C. lusitaniae* y *C. dubliniensis*. Las antiguas *C. krusei* y *C. glabrata* se han reclasificado recientemente como *Pichia kudriavzevii* y *Nakaseomyces glabrata*, respectivamente.

Se han identificado factores de riesgo de enfermedad diseminada: tratamiento antibiótico previo, catéteres permanentes, nutrición parenteral, sondaje vesical permanente, tratamiento con corticoides, quemaduras graves, infección por VIH con bajo recuento de linfocitos CD4, cirugía de abdomen o tórax, inmunosupresión en TOS, IOT, neutropenia, DM, recién nacidos de bajo peso, etc.

4. DIAGNÓSTICO

- Clínica y epidemiología compatibles.
- El diagnóstico se establece por examen directo (visualización del hongo en la preparación en fresco) o por cultivo de líquidos corporales, frotis o biopsias.
- Pueden ser de utilidad la PCR o el β-D-glucano.
- Se debe realizar examen de fondo de ojo a todo paciente con candidemia para descartar enfermedad invasiva.

4. TRATAMIENTO

- En la candidiasis mucosa o cutánea leve o moderada se pueden emplear azoles tópicos, clotrimazol o nistatina.
- En las infecciones graves o profundas, en función de la especie y de la localización se pueden administrar azoles (p.ej. fluconazol o voriconazol), equinocandinas o formulaciones lipídicas de anfotericina B (valorando asociar flucitosina en los casos graves).
- Profilaxis con fluconazol a los receptores de alotrasplantes de células madre. Los receptores de trasplantes hepáticos de alto riesgo también suelen recibir profilaxis.

2. CLÍNICA

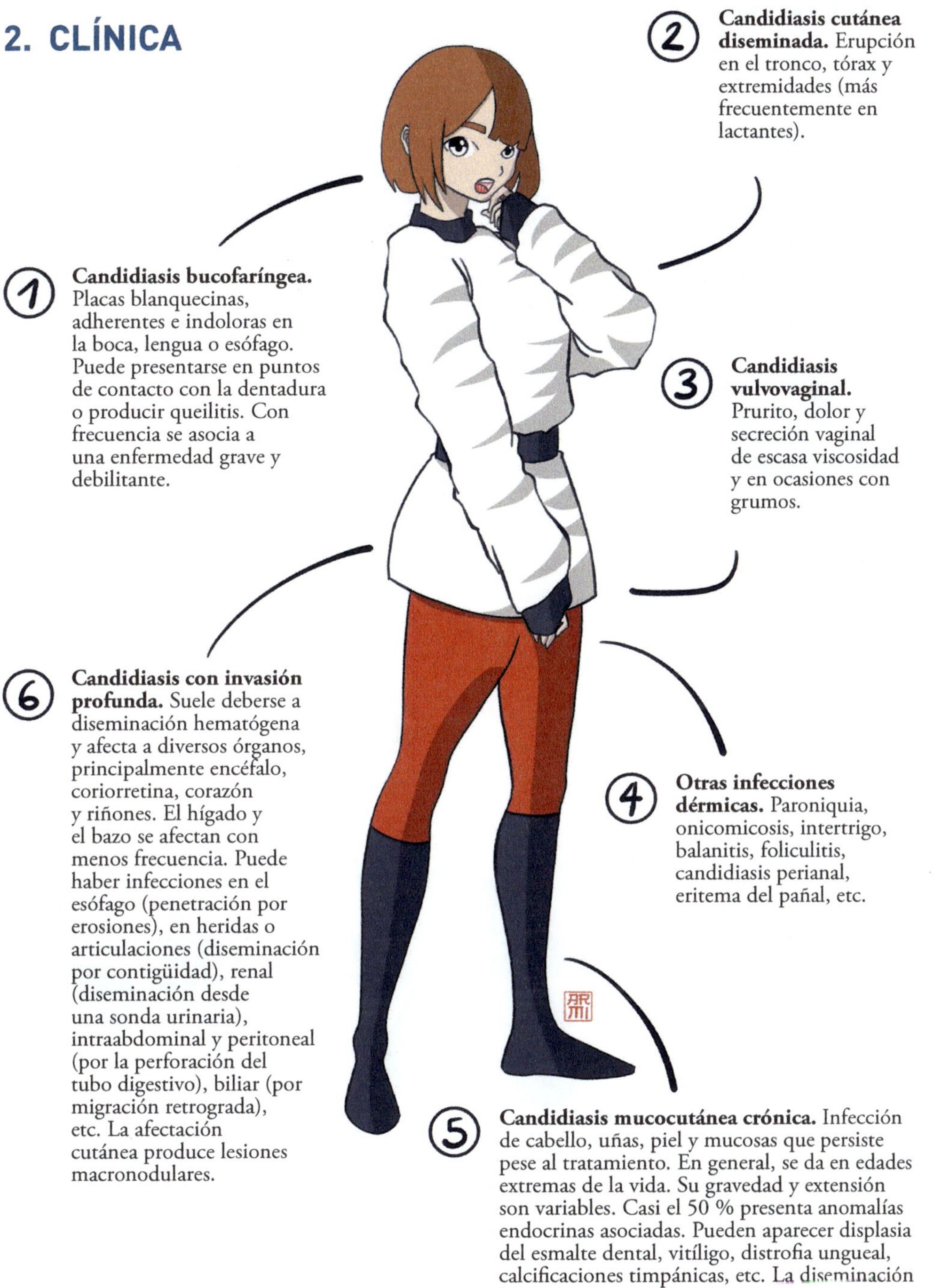

① Candidiasis bucofaríngea. Placas blanquecinas, adherentes e indoloras en la boca, lengua o esófago. Puede presentarse en puntos de contacto con la dentadura o producir queilitis. Con frecuencia se asocia a una enfermedad grave y debilitante.

② Candidiasis cutánea diseminada. Erupción en el tronco, tórax y extremidades (más frecuentemente en lactantes).

③ Candidiasis vulvovaginal. Prurito, dolor y secreción vaginal de escasa viscosidad y en ocasiones con grumos.

④ Otras infecciones dérmicas. Paroniquia, onicomicosis, intertrigo, balanitis, foliculitis, candidiasis perianal, eritema del pañal, etc.

⑥ Candidiasis con invasión profunda. Suele deberse a diseminación hematógena y afecta a diversos órganos, principalmente encéfalo, coriorretina, corazón y riñones. El hígado y el bazo se afectan con menos frecuencia. Puede haber infecciones en el esófago (penetración por erosiones), en heridas o articulaciones (diseminación por contigüidad), renal (diseminación desde una sonda urinaria), intraabdominal y peritoneal (por la perforación del tubo digestivo), biliar (por migración retrograda), etc. La afectación cutánea produce lesiones macronodulares.

⑤ Candidiasis mucocutánea crónica. Infección de cabello, uñas, piel y mucosas que persiste pese al tratamiento. En general, se da en edades extremas de la vida. Su gravedad y extensión son variables. Casi el 50 % presenta anomalías endocrinas asociadas. Pueden aparecer displasia del esmalte dental, vitíligo, distrofia ungueal, calcificaciones timpánicas, etc. La diseminación hematógena es rara.

74 Criptococosis

1. ETIOLOGÍA

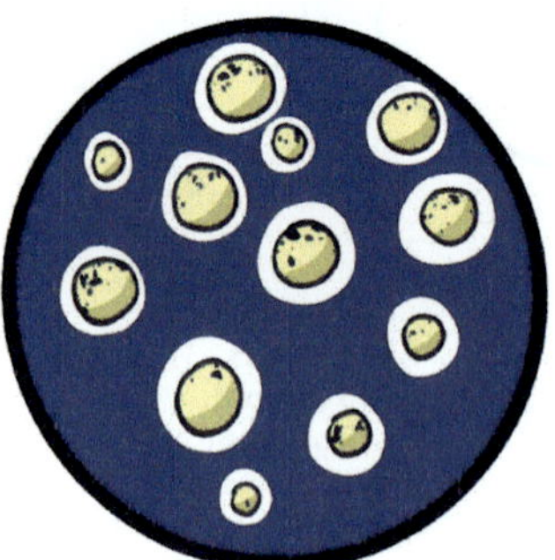

Cryptococcus es un género de hongos levaduriformes. Las principales especies patógenas son *C. neoformans* (presente en la tierra contaminada con excretas de palomas) y *C. gattii* (habita en diferentes árboles, en especial los eucaliptos). Afecta con más frecuencia a pacientes inmunodeprimidos (neoplasias hematológicas, TOS, sida, tratamiento corticoideo, etc.).

2. PATOGENIA

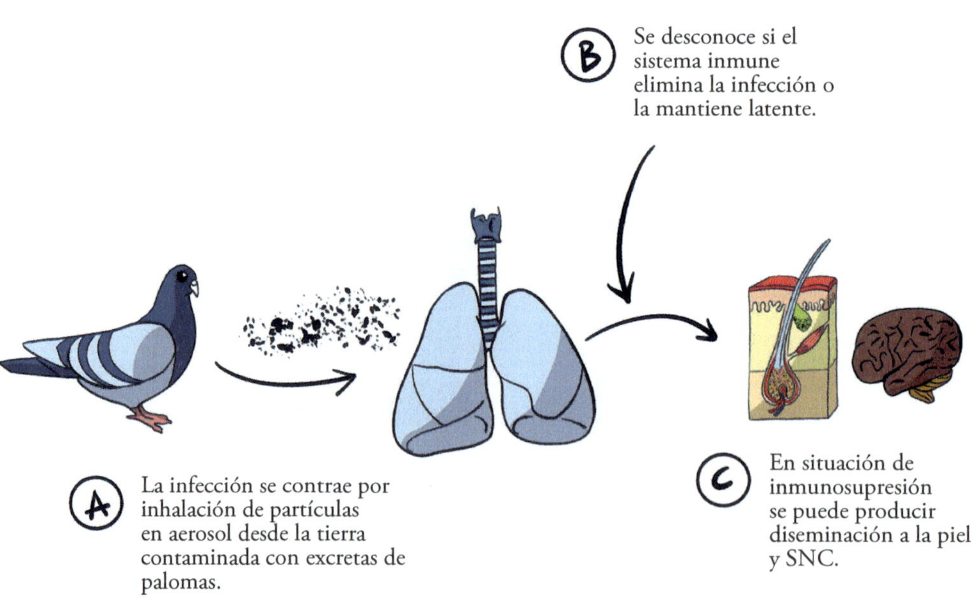

3. CLÍNICA

① Criptococosis pulmonar.
Se asocia a cáncer, diabetes, tuberculosis, etc. El paciente presenta tos, expectoración, dolor torácico, etc. La evolución puede ser lenta. La Rx de tórax suele mostrar nódulos únicos o múltiples, infiltrados difusos o lobulares, adenopatías parahiliares, etc. En la infección por *C. gattii* pueden aparecer criptococomas (nódulos pulmonares granulomatosos).

② Afectación del SNC.
Meningitis crónica, con cefalea, fiebre, letargo, paresia de PPCC, signos meníngeos, etc. En ocasiones se observa demencia subaguda.

③ Lesiones cutáneas.
Especialmente en la criptococosis diseminada. Cursa con papilas, placas, púrpura, etc. En pacientes con sida o TOS se pueden asemejar a las lesiones producidas por molusco contagioso.

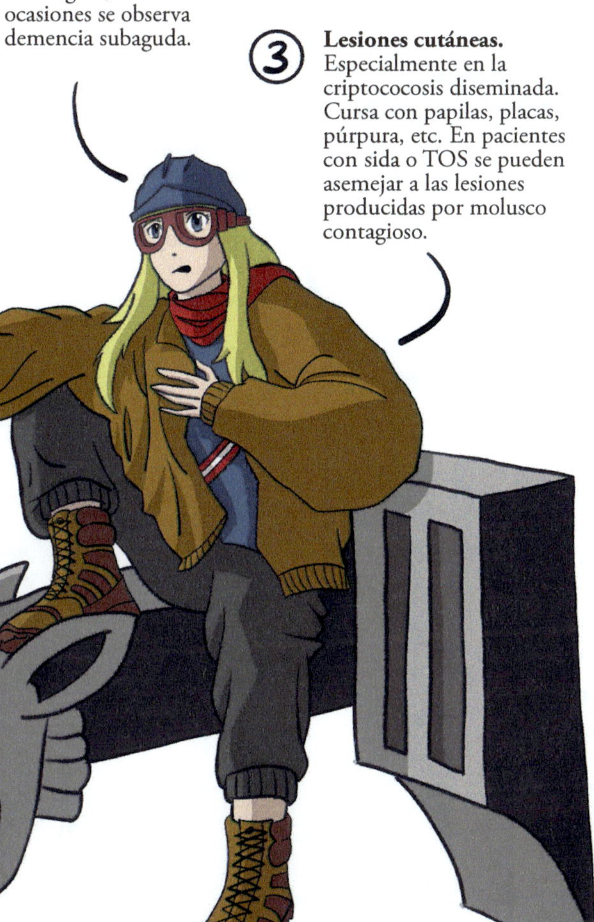

4. DIAGNÓSTICO

- Clínica y epidemiología compatibles.
- Visualización en LCR de la cápsula del hongo con tinta china u otras tinciones.
- Cultivo de LCR, hemocultivos, LBA, etc.
- Detección de antígeno criptocócico en LCR y suero.
- LCR en la meningitis: pleocitosis linfocitaria e hiperproteinorraquia.

5. TRATAMIENTO

- **Fase de inducción:** anfotericina B y flucitosina.
- **Fase de consolidación y mantenimiento:** fluconazol.

75 Histoplasmosis

1. ETIOLOGÍA

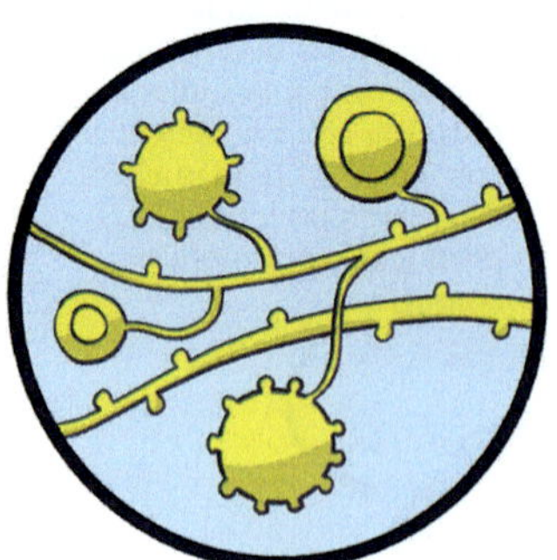

La histoplasmosis, causada por el hongo *Histoplasma capsulatum*, es una infección endémica en diversas áreas del continente americano, África y Asia. Se asocia al contacto con tierra húmeda y ácida, enriquecida con excrementos de aves o murciélagos, en el contexto de actividades como la espeleología y las excavaciones, la limpieza de deyecciones de pollos, la demolición y remodelación de edificios viejos o la poda de árboles secos.

2. PATOGENIA

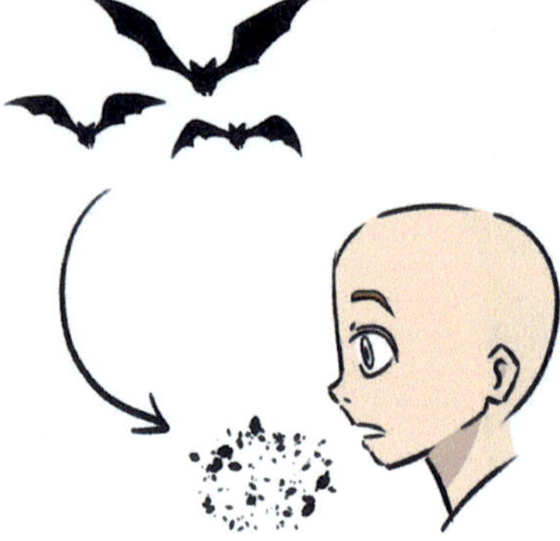

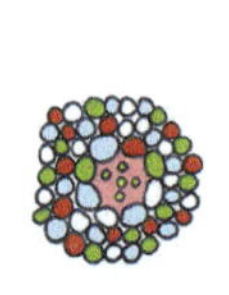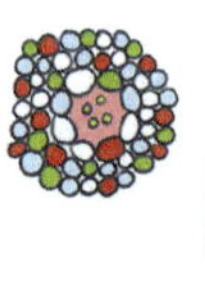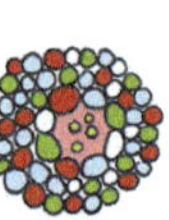

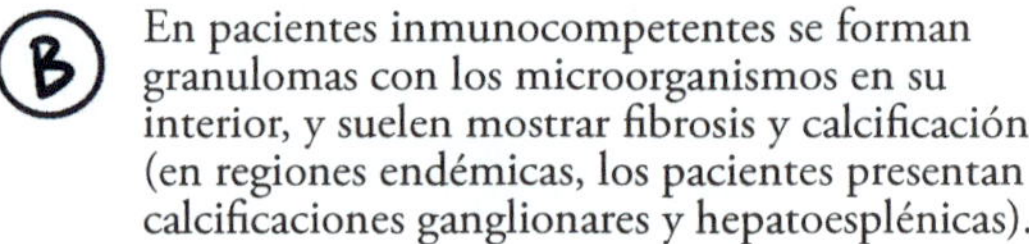

B En pacientes inmunocompetentes se forman granulomas con los microorganismos en su interior, y suelen mostrar fibrosis y calcificación (en regiones endémicas, los pacientes presentan calcificaciones ganglionares y hepatoesplénicas).

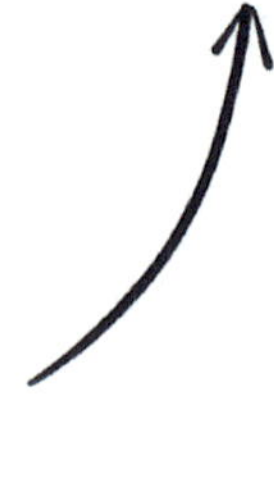

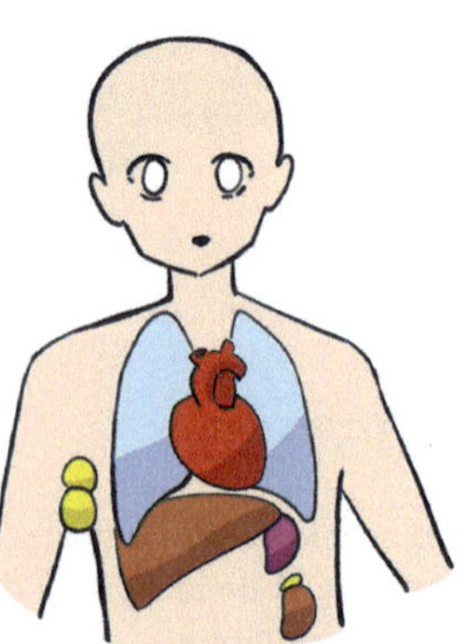

A La infección se inicia con la inhalación de microconidios, que son fagocitados por los macrófagos alveolares. Allí proliferan y viajan hasta los ganglios linfáticos locales, la sangre y el SRE.

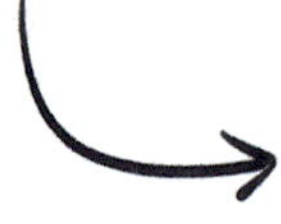

C En inmunosuprimidos o pacientes en edades extremas puede desarrollarse histoplasmosis progresiva diseminada, con afectación de la medula ósea, el bazo, el hígado, las glándulas suprarrenales, las membranas mucocutáneas, etc.

3. CLÍNICA

② Los síntomas pueden consistir en fiebre, sudoración, cefalea, mialgias, anorexia, tos, disnea, dolor torácico, etc. La Rx de tórax suele mostrar neumonitis con adenopatías, e infiltrados pulmonares focales o difusos. Puede asociar artralgias, artritis, eritema nudoso, etc. Los ganglios hiliares o mediastínicos pueden confluir en grandes masas, comprimir estructuras y fistulizar.

① En inmunocompetentes con escasa exposición no suelen aparecer síntomas, o son leves y autolimitados. El 50-80 % de los adultos de áreas endémicas muestran secuelas de infección previa sin haber presentado clínica.

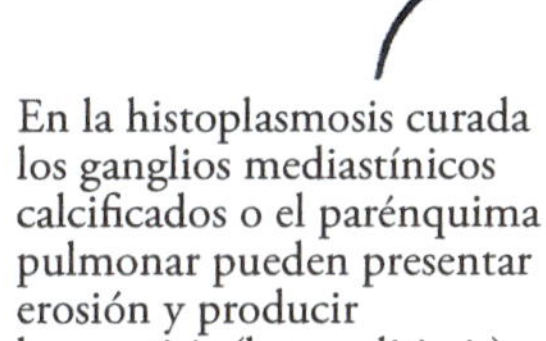

③ La histoplasmosis progresiva diseminada varía de un cuadro agudo grave (infiltrados pulmonares intersticiales o reticulonodulares difusos, insuficiencia respiratoria, shock, coagulopatía y FMO) a una evolución subaguda y localizada. Son frecuentes la fiebre, pérdida de peso y hepatoesplenomegalia. Puede aparecer meningitis o lesiones focales del encéfalo, úlceras de la mucosa oral y tubo digestivo e insuficiencia suprarrenal.

⑥ En la histoplasmosis curada los ganglios mediastínicos calcificados o el parénquima pulmonar pueden presentar erosión y producir hemoptisis (broncolitiasis).

⑤ La mediastinitis fibrótica, infrecuente y grave, conlleva fibrosis en torno a los ganglios del hilio y mediastínicos, y puede comprimir estructuras. Puede aparecer neumonía recurrente, hemoptisis, insuficiencia respiratoria, síndrome de vena cava, etc. Puede ser mortal.

④ En la histoplasmosis cavitaria crónica, característica de fumadores con neumopatía estructural, puede aparecer tos productiva, disnea, febrícula, sudoración nocturna y pérdida de peso. La Rx de tórax muestra infiltrados, cavitaciones y afectación pleural.

4. DIAGNÓSTICO

- Cultivo: es el método de referencia (esputo, LBA, medula ósea, sangre, etc.).
- Detección del antígeno de *Histoplasma* en líquidos corporales.
- La serología es útil para el diagnóstico en inmunocompetentes.

5. TRATAMIENTO

- El tratamiento está indicado en HPD, histoplasmosis pulmonar crónica, y en la forma aguda con infiltrados difusos o hipoxemia. Los demás casos no suelen requerir tratamiento.
- Tratamiento de elección: anfotericina B (fase de inducción en los casos graves) e itraconazol. Como alternativas se pueden emplear otros azoles, como posaconazol, fluconazol, voriconazol o isavuconazol.
- En inmunodeprimidos, debe disminuirse la inmunodepresión en lo posible.

76 Mucormicosis

1. ETIOLOGÍA

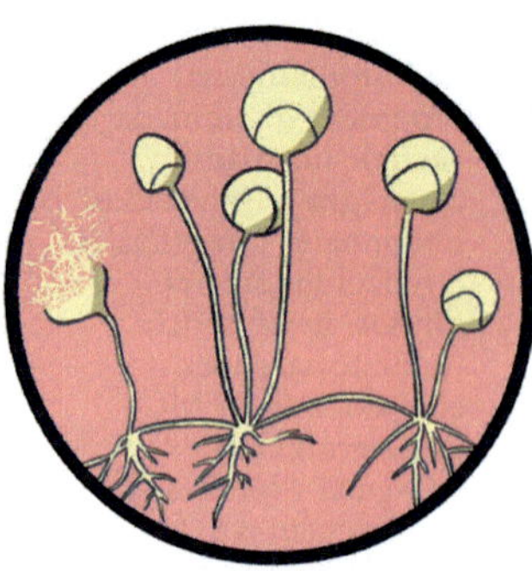

La mucormicosis es una invasión fúngica invasora producida por hongos del orden de los *Mucorales*, de amplia distribución ambiental. Existen siete familias de importancia clínica, siendo *Rhizopus oryzae* la más común. Presentan hifas sin tabiques, acintadas y de pared gruesa y ancha, que se ramifican entre sí en ángulo recto. Se han identificado diversos factores de riesgo de infección:

- DM (especialmente en el contexto de cetoacidosis).
- TOS o trasplante hematológico.
- Anomalías de la función fagocítica (neutropenia, corticoterapia, etc.).
- Neoplasias.
- Altas concentraciones de hierro libre, insuficiencia renal terminal, tratamiento con deferoxamina, etc.

3. DIAGNÓSTICO

- Es esencial el alto índice de sospecha, especialmente en inmunodeprimidos, pues la clínica puede ser inespecífica.
- La sensibilidad de los cultivos es escasa.
- El diagnóstico suele establecerse por demostración histopatológica de la invasión y con los estudios de imagen.

4. TRATAMIENTO

- El tratamiento de elección es anfotericina B.
- Como tratamientos de continuación se pueden emplear posaconazol oral e isavuconazol, si la absorción es adecuada.
- En la mayoría de los casos es necesario el abordaje quirúrgico.
- Siempre que sea posible, se deben revertir los factores de riesgo.

2. CLÍNICA

(1) Enfermedad rinoorbitocerebral. Es la más frecuente, sobre todo en DM y TOS. Inicialmente aparece dolor ocular o facial (o falta de sensibilidad), visión borrosa y congestión conjuntival. Hasta en la mitad de los casos no hay fiebre. Típicamente aparece leucocitosis. Sin tratamiento, progresa hacia la órbita y aparece proptosis y quemosis. La afectación contralateral sugiere la trombosis del seno cavernoso. Las úlceras necróticas del paladar duro indican enfermedad extensa.

(2) Neumopatía. Segunda presentación más frecuente. Puede aparecer tos, disnea, dolor torácico y fiebre. La invasión vascular causa necrosis, cavitación, hemoptisis, etc. La Rx de tórax muestra consolidación lobar, masas, nódulos, cavidades e infartos. La TC es el mejor método para estimar la extensión. La presencia de más de diez nódulos pulmonares, derrame o sinusitis concomitante hace más probable el diagnóstico frente al de aspergilosis.

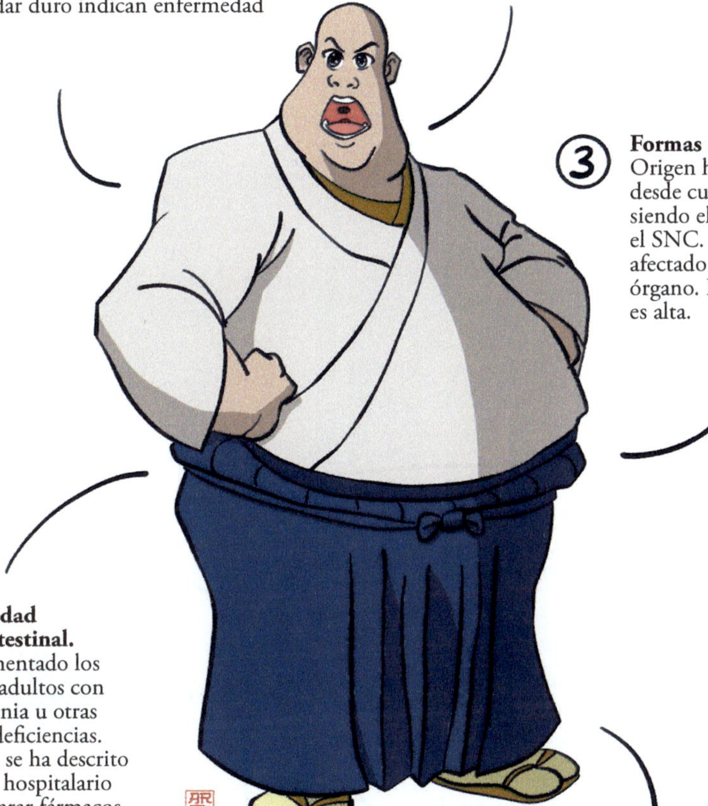

(3) Formas diseminadas. Origen hematógeno desde cualquier foco, siendo el más frecuente el SNC. Puede verse afectado cualquier órgano. La mortalidad es alta.

(4) Enfermedad gastrointestinal. Han aumentado los casos en adultos con neutropenia u otras inmunodeficiencias. También se ha descrito el origen hospitalario tras preparar fármacos con aplicadores de madera contaminados. El paciente puede presentar dolor y distensión abdominal, náuseas y vómitos y hemorragia digestiva. La endoscopia identifica masas fúngicas en el estómago. Se puede producir perforación.

(5) Enfermedad cutánea. Por inoculación tras traumatismos (lesiones con material vegetal, inyecciones y catéteres, etc.) o por diseminación hematógena. Puede progresar a los músculos, aponeurosis y al hueso. La fascitis necrosante tiene una mortalidad cercana al 80 %.

77 Infección por *Pneumocystis jirovecii*

1. ETIOLOGÍA

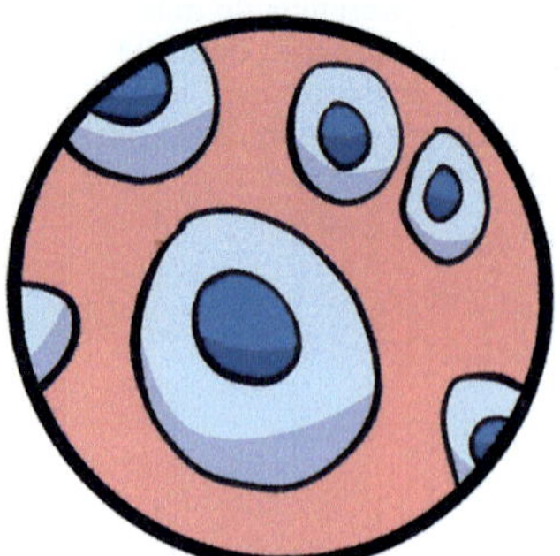

Pneumocystis jirovecii (antes llamado *P. carinii*) es un hongo oportunista que no puede cultivarse, lo que limita su estudio. Afecta fundamentalmente a inmunodeprimidos (en especial pacientes con infección por VIH y bajos recuentos de linfocitos T CD4, pero también pacientes con TOS, neoplasias hematológicas o tratamiento inmunosupresor).

2. PATOGENIA

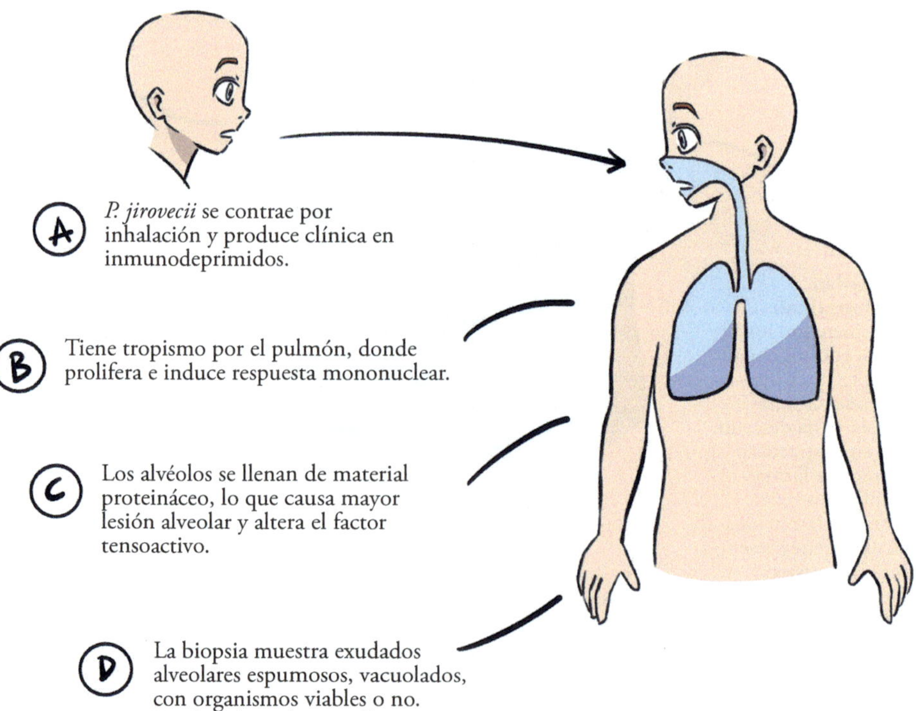

3. CLÍNICA

1. La sintomatología puede ser aguda o subaguda, con disnea progresiva, tos seca y fiebre, y puede evolucionar a insuficiencia respiratoria y muerte. Es rara la afectación extrapulmonar.

2. La Rx de tórax muestra un infiltrado intersticial bilateral difuso, perihiliar y simétrico, que puede evolucionar a patrón alveolar. En la TC se observan opacidades en vidrio deslustrado. Es frecuente la presencia de quistes. Puede asociar neumotórax.

3. La exploración física es inespecífica: disminución de SatO2, estertores difusos, datos de consolidación, etc.

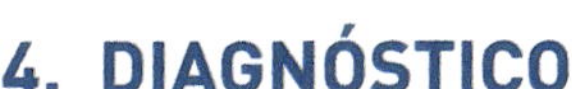

4. DIAGNÓSTICO

- Clínica, epidemiología y radiología compatibles.
- Analítica: inespecífica. Puede haber leucocitosis, elevación de LDH, etc.
- Visualización del microorganismo en muestras respiratorias con tinción de metamina de plata, Giemsa o inmunofluorescencia, o PCR.
- Posible ser de utilidad el 1,3-β-D-glucano.

5. TRATAMIENTO

- **De elección:** TMP-SMX (en situación de hipoxemia puede ser preciso asociar corticoides).
- **Alternativas:** monoterapia o combinación de fármacos como pentamidina, dapsona, atovacuona o clindamicina.
- Valorar profilaxis primaria o secundaria (habitualmente con TMP-SMX o pentamidina inhalada).

Infecciones causadas por parásitos

- **Amebiasis**
- **Anisakiosis**
- **Ascariasis**
- **Babesiosis**
- **Criptosporidiosis**
- **Estrongiloidiasis**
- **Esquistosomiasis**
- **Infección por *Fasciola hepatica***
- **Giardiasis**
- **Hidatidosis**
- **Leishmaniasis**
- **Malaria (paludismo)**
- **Oxiuriasis**
- **Infestación por *Taenia saginata***
- **Infestación por *Taenia solium***
- **Toxocariasis**
- **Toxoplasmosis**
- **Tricomoniasis**
- **Tricuriasis**
- **Tripanosomiasis africana (enfermedad del sueño)**
- **Tripanosomiasis americana (enfermedad de Chagas)**
- **Triquinosis**
- **Uncinariosis**

78 Amebiasis

1. ETIOLOGÍA

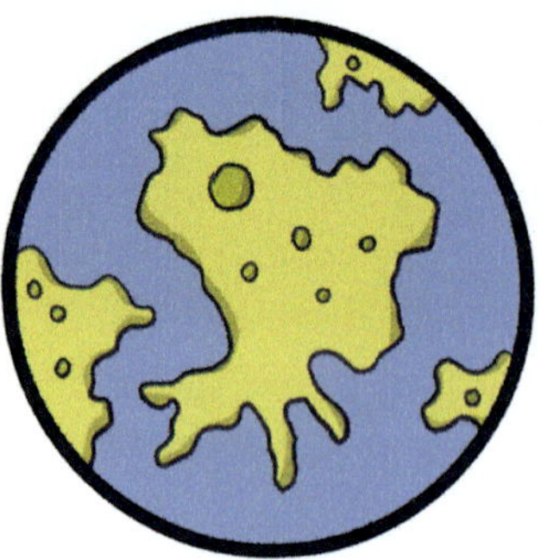

La amebiasis es una infección producida por *Entamoeba histolytica*, un protozoo con diversos factores de virulencia, entre los que destaca su capacidad para lisar el colágeno, la elastina, los enlaces del epitelio intestinal y los neutrófilos, monocitos y linfocitos.

La infección presenta mayor incidencia en regiones tropicales, donde es la tercera causa de muerte de origen parasitario.

2. PATOGENIA

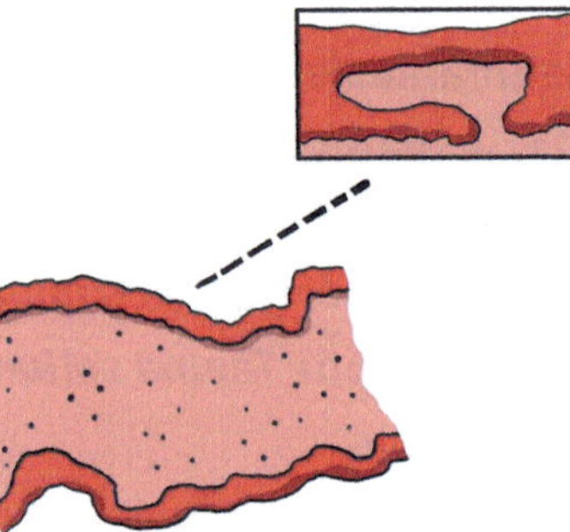

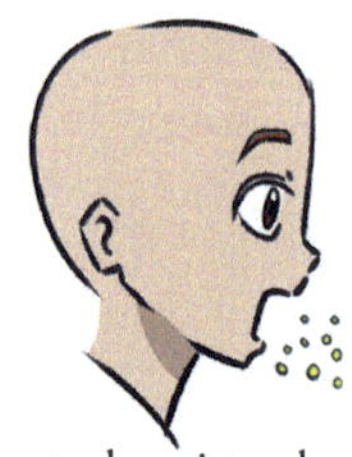

A   Ingesta de quistes de *E. histolytica* desde alimentos o agua contaminados.

C   El trofozoíto también puede invadir la mucosa intestinal y producir úlceras «en matraz» en el ciego, sigma y recto.

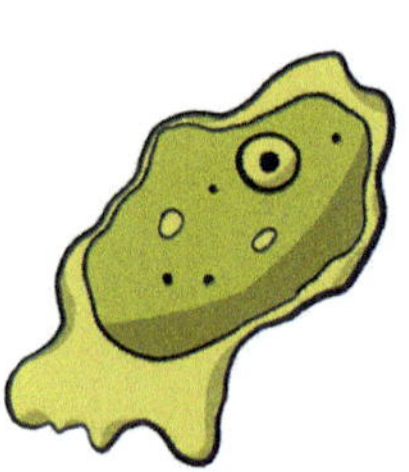

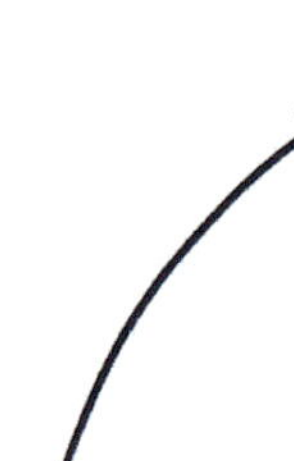

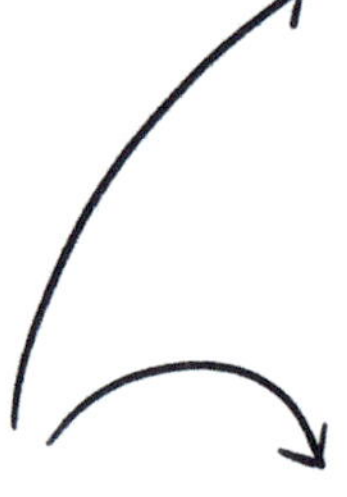

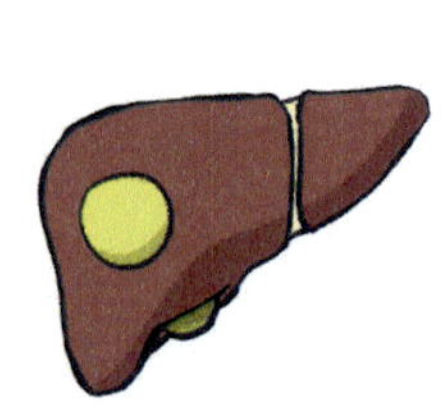

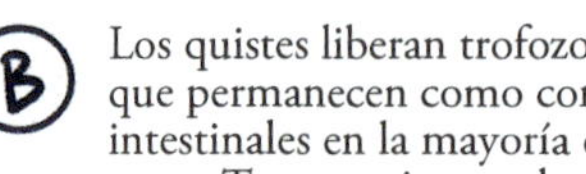

B   Los quistes liberan trofozoítos, que permanecen como comensales intestinales en la mayoría de los casos. Tras enquistarse de nuevo, se eliminan con las heces.

D   Desde la mucosa intestinal puede invadir el sistema porta y alcanzar otros órganos, en especial el hígado y el pulmón, formando abscesos.

3. CLÍNICA

Diarrea amebiana sin disentería. Forma más frecuente de la infección por *E. histolytica*. En el examen de heces no se visualiza moco ni sangre.

Abscesos hepáticos amebianos. Los pacientes suelen presentar fiebre y un dolor abdominal en el cuadrante superior derecho o en el epigastrio, siendo frecuente la hepatomegalia dolorosa. El cuadro se puede desarrollar varios meses después de visitar una zona endémica y no suele asociar diarrea. Si se requiere drenar el absceso, se obtiene un contenido «en pasta de anchoas», sin parásitos, pues estos se sitúan en la cápsula del absceso. La presencia de abscesos en localizaciones diferentes al hígado, como el pulmón o el cerebro, es menos frecuente.

Disentería o colitis amebiana. Se manifiesta como diarrea con sangre y moco y dolor abdominal que puede simular un abdomen agudo. La fiebre es poco frecuente. También son raros el megacolon tóxico, la perforación y el ameboma (tejido de granulación en la luz del colon que puede parecer una neoplasia). El uso de corticoides es un factor de riesgo para la variante fulminante.

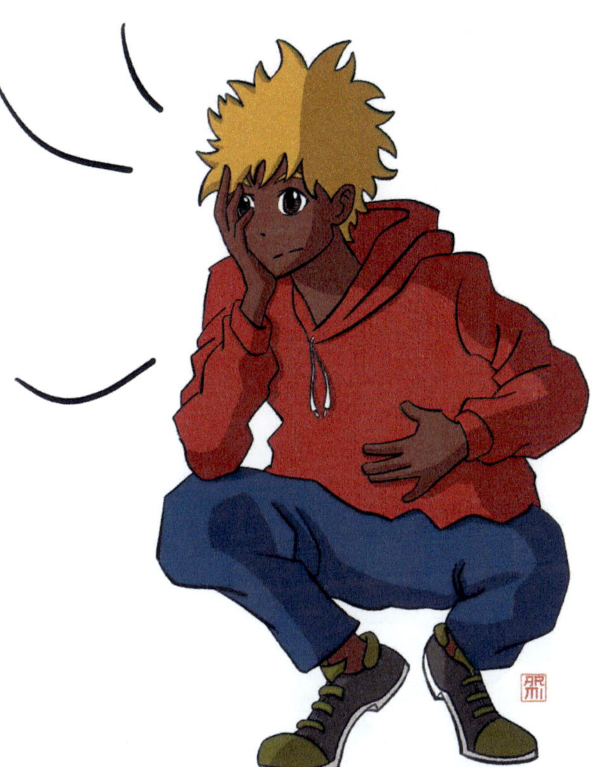

4. DIAGNÓSTICO

- Clínica y epidemiología compatibles.
- Examen de heces: test de sangre oculta positivo, con visualización de trofozoítos y quistes, y escasos neutrófilos. Puede emplearse la detección de antígenos y la PCR.
- Visualización de trofozoítos en biopsias intestinales, hepáticas, etc.
- Serología.
- La colonoscopia y las técnicas de imagen abdominales (ecografía, TC y RM) son útiles en el diagnóstico de la enfermedad intestinal y extraintestinal.

5. TRATAMIENTO

- La infección no invasiva se trata con un amebicida luminal (paromomicina o iodoquinol).
- La infección invasiva requiere un fármaco amebicida tisular (metronidazol o tinidazol) seguido de un amebicida luminal (para prevenir las recaídas por persistencia de quistes en la luz intestinal).
- Debe considerarse el drenaje percutáneo de los abscesos hepáticos en función de su tamaño y localización.

79 Anisakiosis

1. ETIOLOGÍA

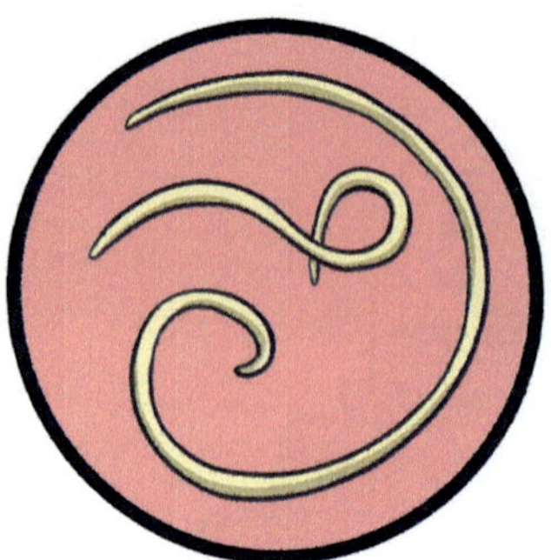

La anisakiosis en el humano está producida por *Anisakis simplex* y *Pseudoterranova decipiens*, nematodos de la familia Anisakidae, presentes en ciertos peces de agua salada. La incidencia está en aumento por la popularidad de los platos de pescado crudo.

2. PATOGENIA

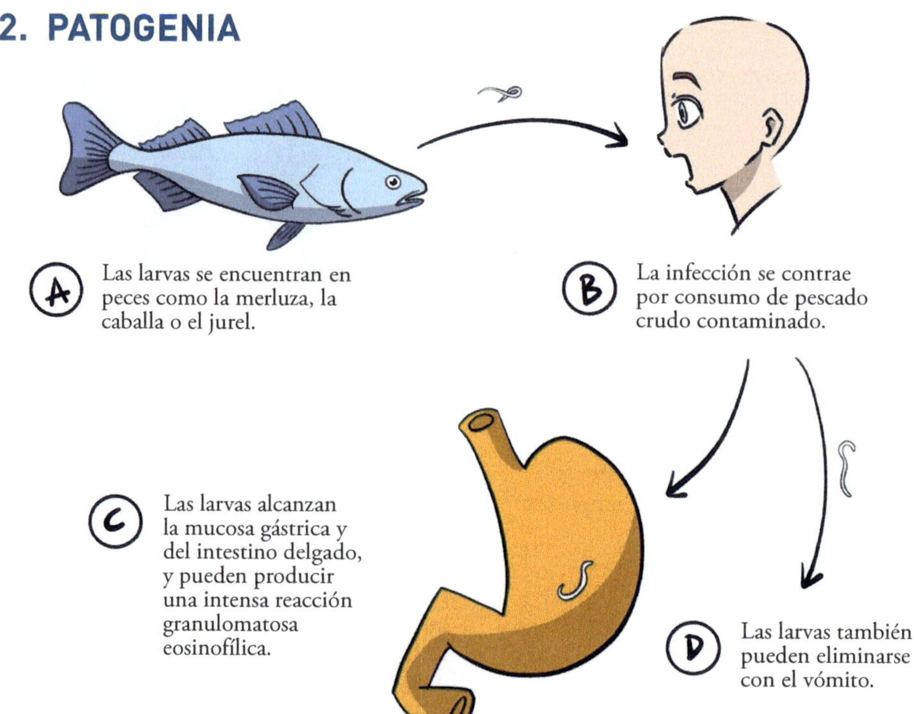

3. CLÍNICA

① En la anisakiasis gástrica, normalmente por *P. decipiens*, los pacientes refieren dolor abdominal, náuseas y vómitos. El período de incubación es corto (6 horas) y no suele asociar eosinofilia.

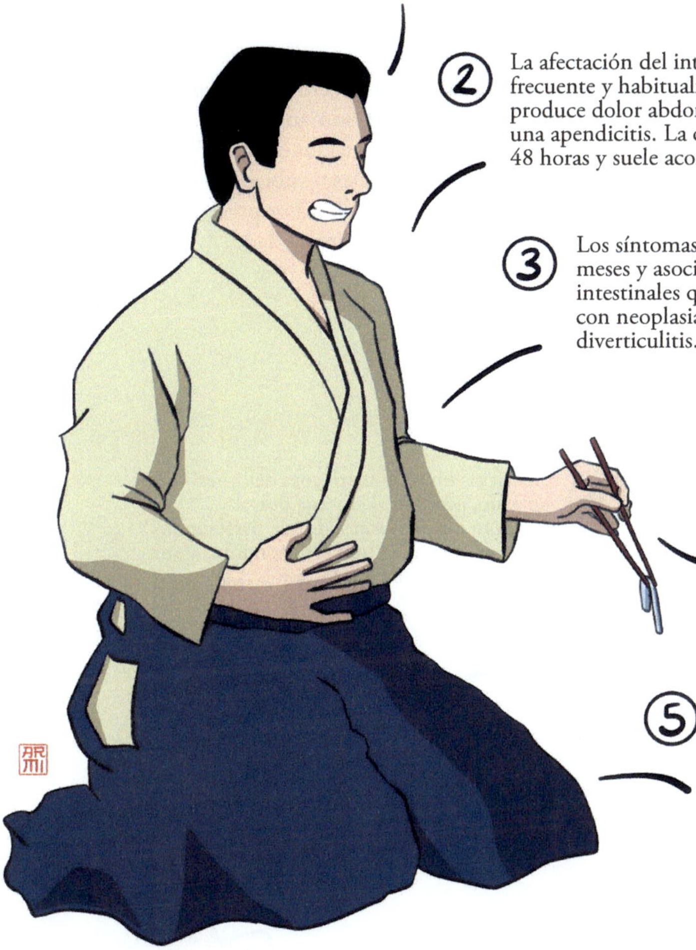

② La afectación del intestino delgado, menos frecuente y habitualmente por *A. simplex*, produce dolor abdominal que puede simular una apendicitis. La clínica tiene su pico a las 48 horas y suele acompañarse de eosinofilia.

③ Los síntomas pueden prolongarse meses y asocian el hallazgo de masas intestinales que pueden confundirse con neoplasias, enteritis regional o diverticulitis.

④ En ocasiones se encuentran vermes fuera del tracto gastrointestinal o se expulsan con la tos.

⑤ Las larvas presentes en el marisco pueden causar manifestaciones alérgicas agudas como urticaria, prurito, angioedema y anafilaxia. La sensibilización contra el antígeno de *Anisakis* es común.

4. DIAGNÓSTICO

- Clínica y sintomatología compatibles.
- El diagnóstico definitivo se establece por endoscopia, estudios radiográficos o examen histológico.
- La serología no está disponible en todos los centros.
- No se encuentran huevos en heces (las larvas no maduran en el humano).

5. TRATAMIENTO

- No existe tratamiento médico: en la mayoría de los pacientes los síntomas remiten sin tratamiento, aunque la curación se acelera si se extraen los vermes durante la endoscopia.
- La infestación puede prevenirse con el tratamiento correcto del pescado (la cocción o la congelación adecuadas).

80 Ascariasis

1. ETIOLOGÍA

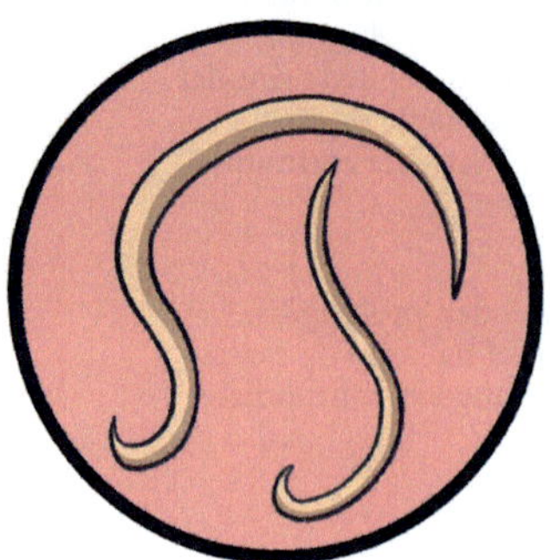

La ascariasis está causada por *Ascaris lumbricoides*, el mayor nematodo intestinal humano, que puede alcanzar los 40 cm. Se produce infección especialmente en áreas tropicales y subtropicales y en ciertas regiones húmedas. Los niños presentan mayor carga parasitaria y más morbilidad.

2. PATOGENIA

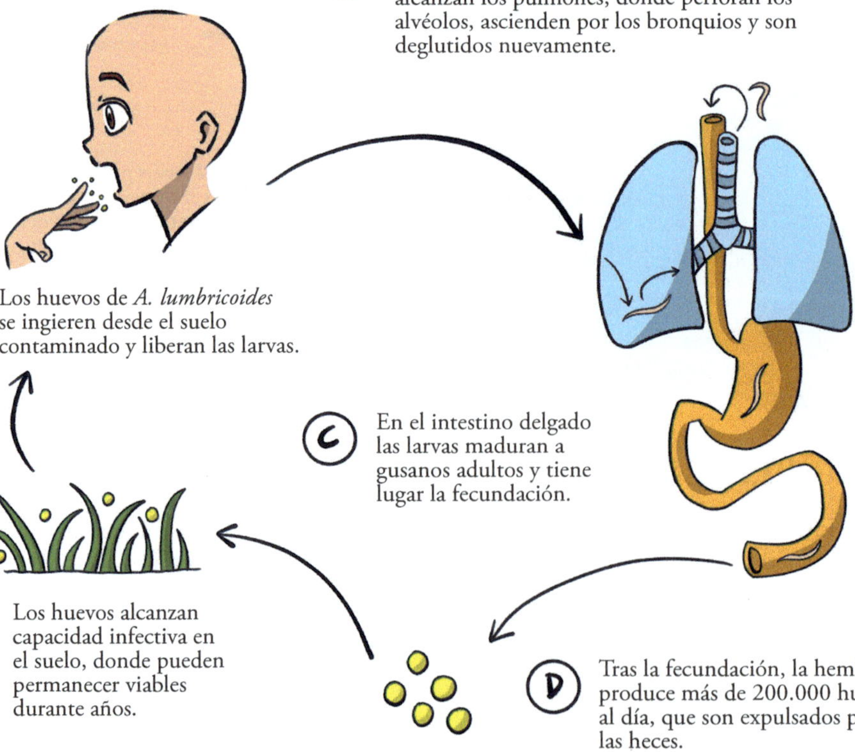

A Los huevos de *A. lumbricoides* se ingieren desde el suelo contaminado y liberan las larvas.

B Las larvas invaden la mucosa del intestino delgado, acceden al sistema portal y alcanzan los pulmones, donde perforan los alvéolos, ascienden por los bronquios y son deglutidos nuevamente.

C En el intestino delgado las larvas maduran a gusanos adultos y tiene lugar la fecundación.

D Tras la fecundación, la hembra produce más de 200.000 huevos al día, que son expulsados por las heces.

E Los huevos alcanzan capacidad infectiva en el suelo, donde pueden permanecer viables durante años.

3. CLÍNICA

① Fase aguda. Migración a través de los órganos. La clínica se debe a la respuesta inmunitaria del huésped. Puede haber dolor abdominal, náuseas y vómitos en el paso de la mucosa intestinal, y disnea, hiperreactividad bronquial e infiltrados eosinofílicos en la migración pulmonar (síndrome de Löffler). Se puede apreciar elevación de IgE y eosinofilia.

③ Complicaciones. Puede aparecer obstrucción por masas de gusanos en el intestino (más frecuentemente en el íleon terminal) o por gusanos aislados en otras localizaciones (provocando apendicitis, pancreatitis, afectación biliar, etc.). Las embarazadas tienen mayor riesgo por la relajación del esfínter de Oddi producida por las altas concentraciones de progesterona.

② Infestación intestinal crónica. Suele ser asintomática o con síntomas leves, como distensión abdominal, dolor o náuseas. Conforme aumenta la carga parasitaria, puede haber una mayor morbilidad y desnutrición.

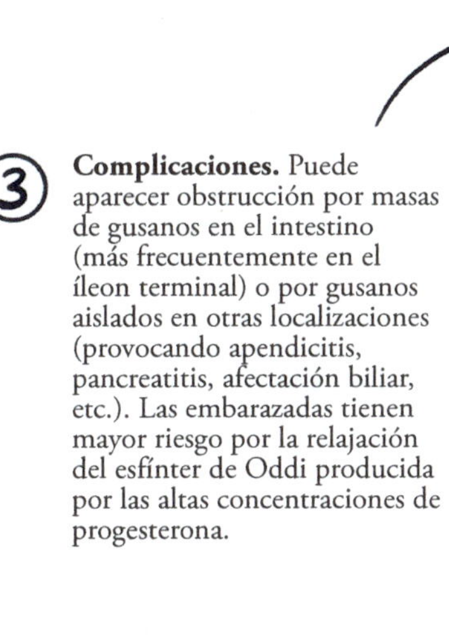

4. DIAGNÓSTICO

- Detección de huevos en heces.
- Detección de gusanos o larvas en heces u otras localizaciones (boca, nariz, esputo, aspirado, etc.).
- La eosinofilia es llamativa en la fase precoz.

5. TRATAMIENTO

- Tratamiento de elección: albendazol o mebendazol.
- Alternativas: pamoato de pirantel o ivermectina.
- Saneamiento e higiene, incluyendo el control de las infraestructuras sanitarias.

81   Babesiosis

1. ETIOLOGÍA

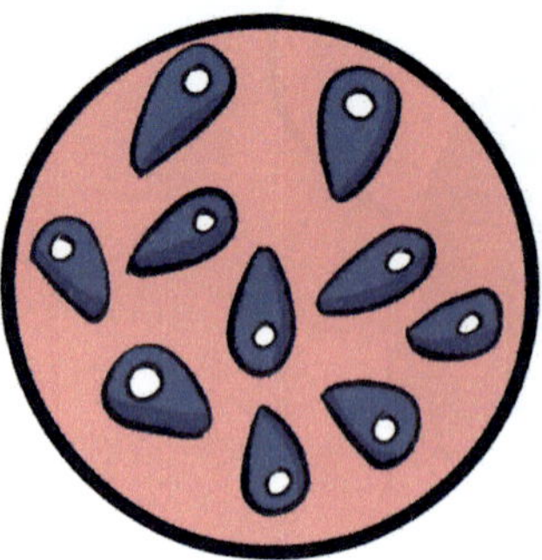

La babesiosis está producida por los protozoos del género *Babesia*. *B. microti*, transmitida por la garrapata *Ixodes scapularis*, es más frecuente en Estados Unidos; *B. divergens*, transmitida por *I. ricinus*, es la principal en Europa. Otras especies también se encuentran en Asia, África y Oceanía.

La infección también se puede contraer por transfusión, TOS y vía transplacentaria. Algunos factores de riesgo de gravedad son: asplenia, agammaglobulinemia, infección por VIH con recuento bajo de linfocitos CD4, neoplasias, uso de inmunosupresores, etc.

2. PATOGENIA

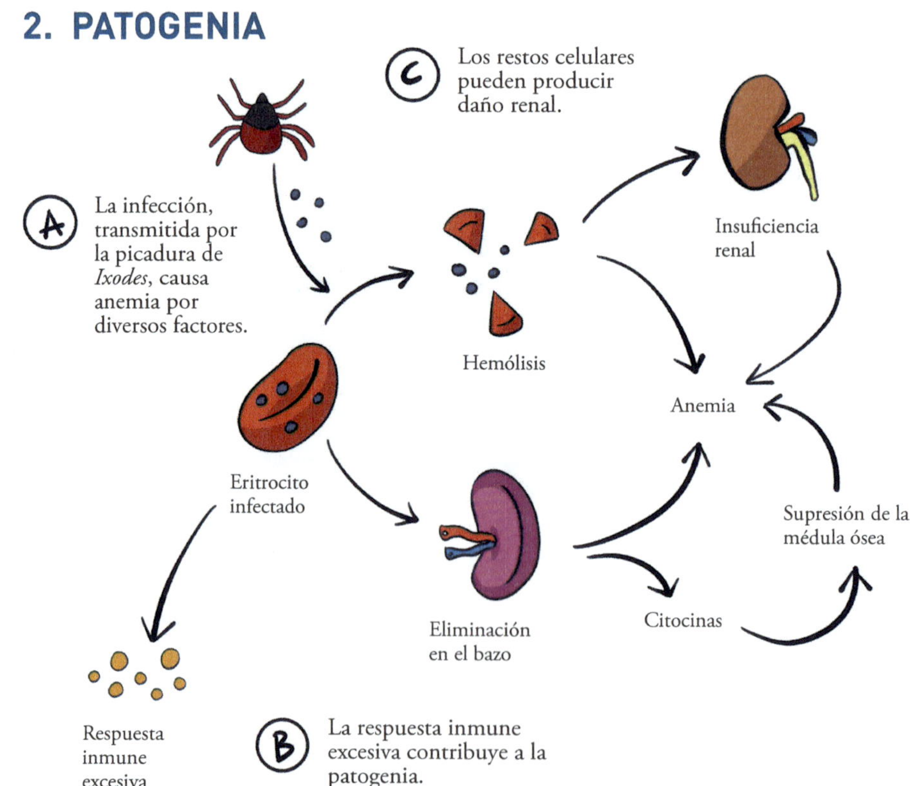

3. CLÍNICA

 **Infección por *B. microti.*** Puede ser asintomática. Si existe clínica, aparece a las 1-4 semanas de la picadura (3-7 semanas tras la transfusión) y consiste en astenia o malestar general, fiebre, cefalea, mialgias, anorexia, etc. Son menos frecuentes las artralgias, rigidez de cuello, tos seca, dolor de garganta, náuseas, pérdida de peso, labilidad emocional, etc. Es rara la presencia de fotofobia, conjuntivitis, tumefacción articular, dolor abdominal, diarrea, etc. Aparece esplenomegalia y puede asociar rotura o infarto esplénicos, hepatomegalia y hematoma subcapsular. La babesiosis grave puede provocar edema de pulmón, SDRA, insuficiencia cardíaca e insuficiencia renal. La CID y el shock son raros. La mortalidad, del 5-9 %, alcanza el 20 % en pacientes de riesgo.

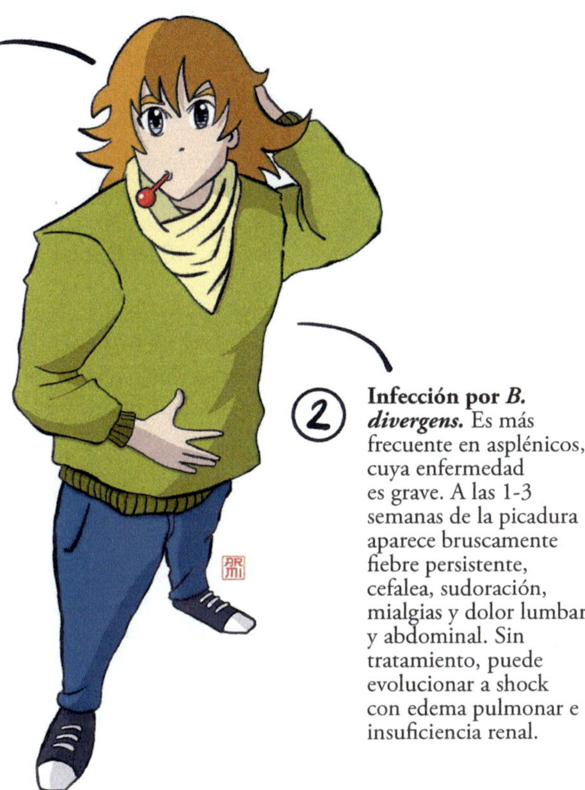

Infección por *B. divergens.* Es más frecuente en asplénicos, cuya enfermedad es grave. A las 1-3 semanas de la picadura aparece bruscamente fiebre persistente, cefalea, sudoración, mialgias y dolor lumbar y abdominal. Sin tratamiento, puede evolucionar a shock con edema pulmonar e insuficiencia renal.

4. DIAGNÓSTICO

- Clínica y epidemiología compatibles.
- Visualización de los parásitos en el frotis. La disposición en tétradas («cruz de malta») es poco frecuente pero muy característica.
- PCR.
- Serología.

5. TRATAMIENTO

- **Infección asintomática en paciente sano:** no requiere tratamiento, salvo que exista parasitemia persistente.
- **Infección leve:** atovacuona v.o. + azitromicina v.o.
- **Infección grave:** atovacuona v.o. + azitromicina i.v.
- **Alternativas:** se pueden emplear otros antibióticos como clindamicina, quinina o atovacuona-proguanil.
- **Exanguinotransfusión:** si existe parasitemia alta, anemia intensa o compromiso renal.

82 Criptosporidiosis

1. ETIOLOGÍA

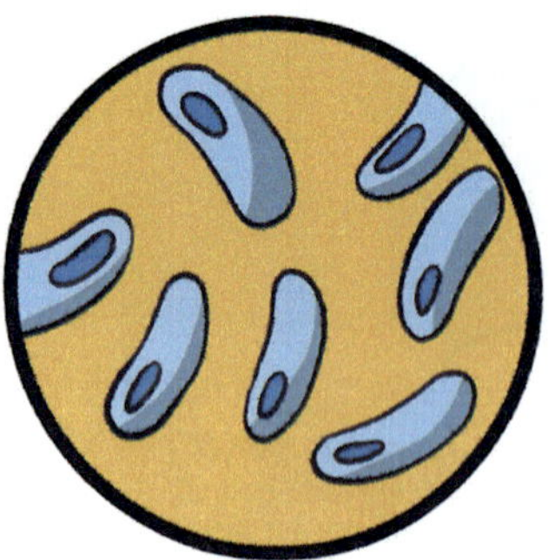

La criptosporidiosis está producida por protozoos del género *Cryptosporidium*, de distribución mundial. La mayoría de las infecciones se deben a *C. hominis* (más frecuente en Estados Unidos, África y Asia) y *C. parvum* (más común en Europa).

Asociada especialmente a transmisión entre personas (guarderías, centros sanitarios, etc.), cada vez es más frecuente la infestación a través del agua, potable o recreativa. En inmunodeprimidos puede producir infecciones graves.

2. PATOGENIA

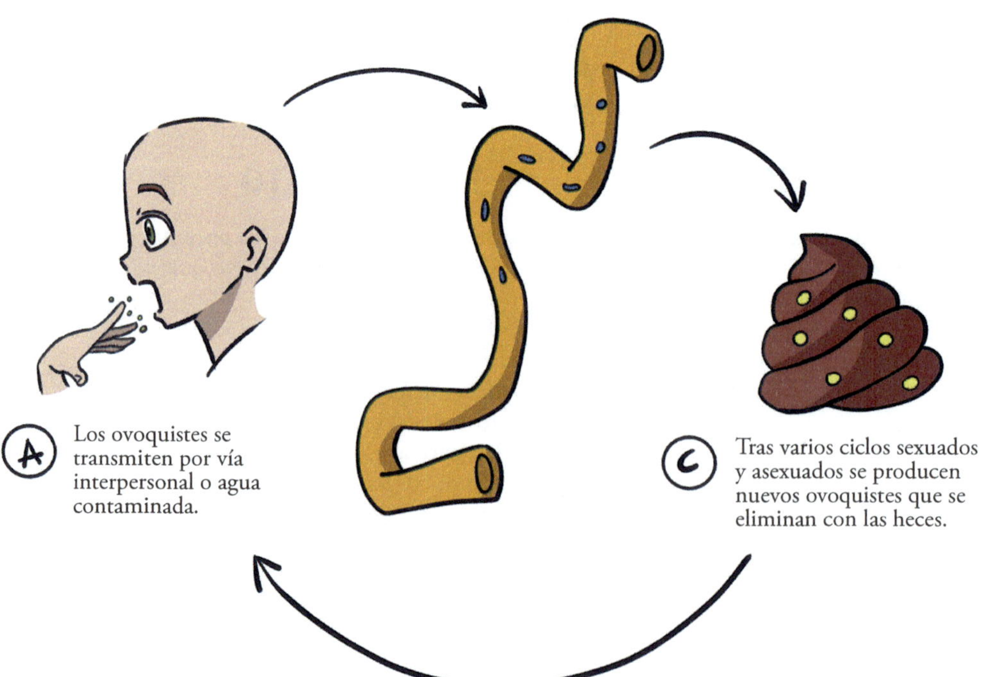

3. CLÍNICA

Inmunocompetentes en países desarrollados. La mayor parte es secundaria a epidemias transmitidas por el agua, viajeros, contacto con animales o infecciones en guarderías. Los adultos suelen presentar diarrea acuosa o mucosa, y pueden asociar dolor abdominal, náuseas, vómitos y fiebre, síntomas respiratorios, etc. Más adelante puede aparecer clínica similar al síndrome del intestino irritable, artralgias, fatiga, dolor ocular, etc.

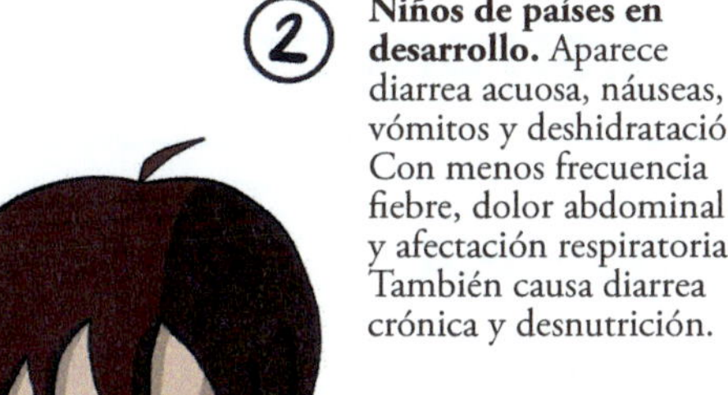

Niños de países en desarrollo. Aparece diarrea acuosa, náuseas, vómitos y deshidratación. Con menos frecuencia fiebre, dolor abdominal y afectación respiratoria. También causa diarrea crónica y desnutrición.

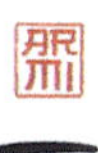

Pacientes con infección por VIH. Aunque menos frecuente con el TAR, aún es relevante. La clínica es variable. En muchos casos no existen síntomas o son leves. Algunos pacientes presentan diarrea crónica, con heces fétidas, y pérdida de peso. Puede existir clínica extraintestinal (especialmente biliar y pulmonar).

Pacientes trasplantados. Suele manifestarse con diarrea persistente, especialmente en pacientes tratados con tacrolimus. En el TOS renal a menudo asocia daño renal agudo. Alrededor del 10 % presentan clínica biliar y pulmonar.

4. DIAGNÓSTICO

- Clínica y epidemiología compatibles.
- Visualización del parásito en heces por microscopía, inmunofluorescencia, detección de antígeno o técnicas moleculares.

5. TRATAMIENTO

- **Pacientes inmunocompetentes:** nitazoxanida.
- **Pacientes inmunocomprometidos:** revertir en lo posible la inmunosupresión. Se puede administrar nitazoxanida, prolongando la duración del tratamiento.
- En la prevención es clave el control del agua y la higiene de manos.

83 Estrongiloidiasis

1. ETIOLOGÍA

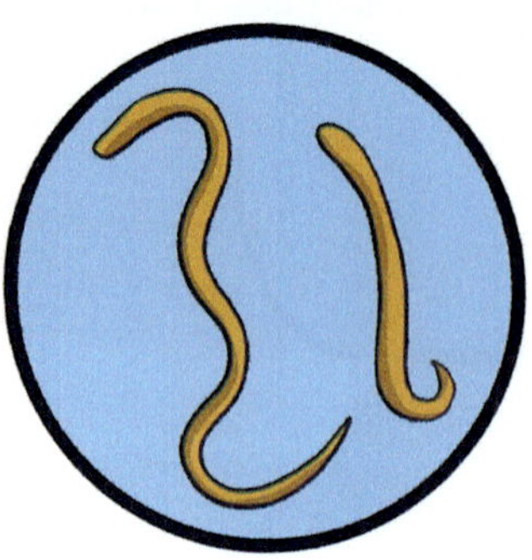

Strongyloides stercolaris es un nematodo intestinal frecuente en regiones tropicales y otras zonas cálidas y húmedas. Se caracteriza por su capacidad de completar ciclos en el hospedador humano, donde puede permanecer años sin necesidad de una nueva exposición a larvas del exterior.

Su transmisión se favorece por el mal control de los residuos humanos y las aguas residuales. En el hospedador inmunodeprimido se puede producir una diseminación masiva que en ocasiones es letal.

2. PATOGENIA

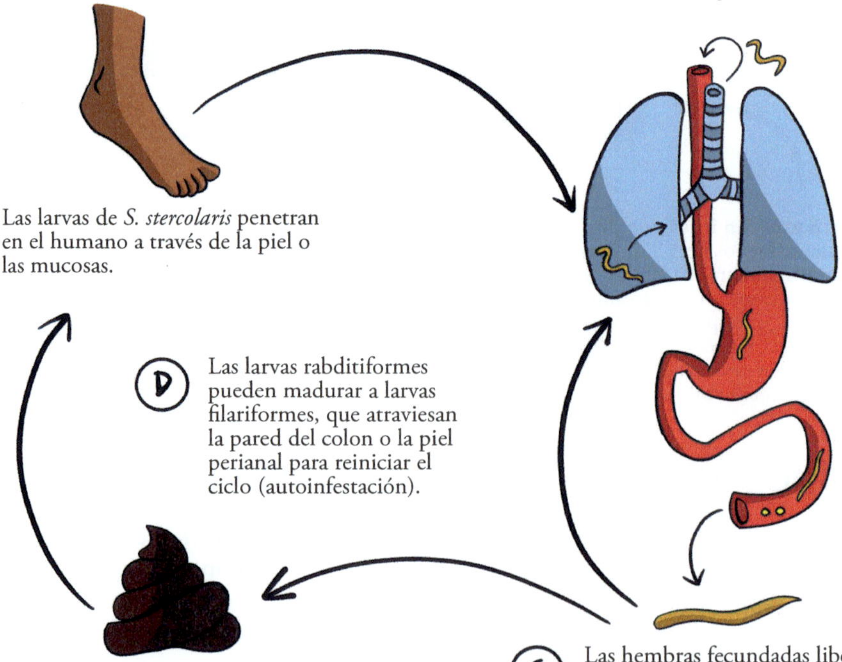

(A) Las larvas de *S. stercolaris* penetran en el humano a través de la piel o las mucosas.

(B) Las larvas migran por el sistema venoso hasta los pulmones, perforan los alvéolos y ascienden por los bronquios y la tráquea, y son deglutidas.

(C) Las hembras fecundadas liberan los huevos en el intestino delgado, y estos eclosionan dando lugar a larvas rabditiformes.

(D) Las larvas rabditiformes pueden madurar a larvas filariformes, que atraviesan la pared del colon o la piel perianal para reiniciar el ciclo (autoinfestación).

(E) Las larvas rabditiformes pueden también eliminarse por las heces y se transforman en filariformes.

3. CLÍNICA

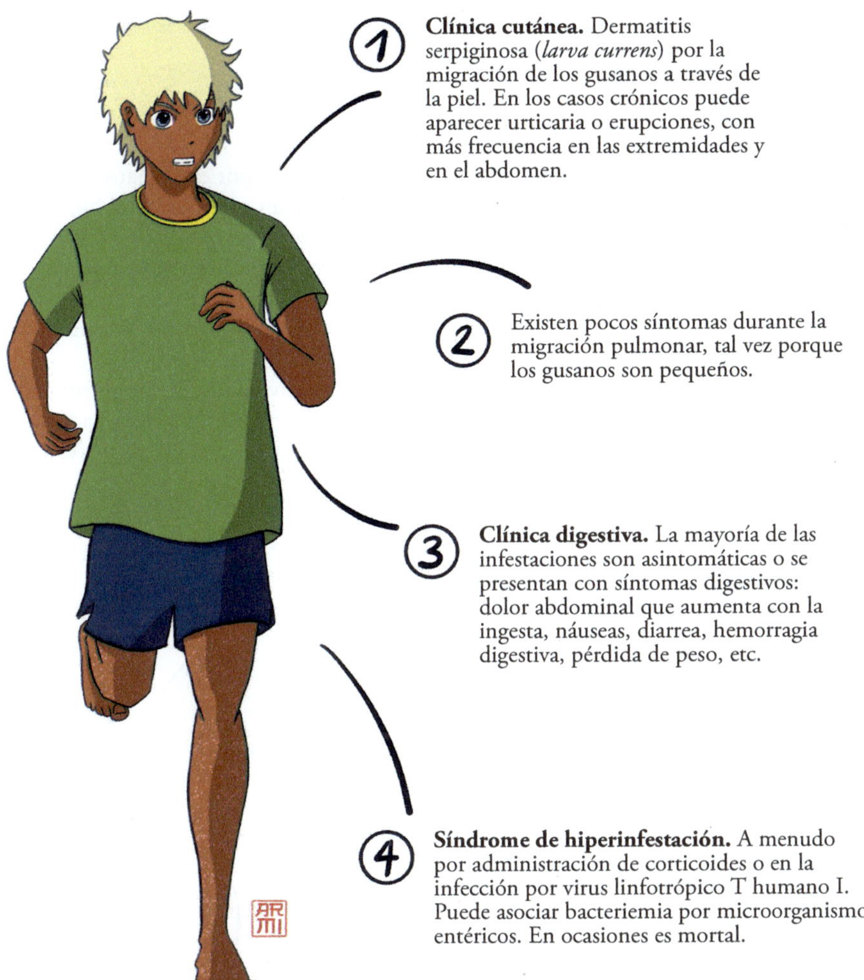

① **Clínica cutánea.** Dermatitis serpiginosa (*larva currens*) por la migración de los gusanos a través de la piel. En los casos crónicos puede aparecer urticaria o erupciones, con más frecuencia en las extremidades y en el abdomen.

② Existen pocos síntomas durante la migración pulmonar, tal vez porque los gusanos son pequeños.

③ **Clínica digestiva.** La mayoría de las infestaciones son asintomáticas o se presentan con síntomas digestivos: dolor abdominal que aumenta con la ingesta, náuseas, diarrea, hemorragia digestiva, pérdida de peso, etc.

④ **Síndrome de hiperinfestación.** A menudo por administración de corticoides o en la infección por virus linfotrópico T humano I. Puede asociar bacteriemia por microorganismos entéricos. En ocasiones es mortal.

4. DIAGNÓSTICO

- Clínica y epidemiología compatibles.
- Detección de las larvas o los huevos en las heces o en otras localizaciones (aspirado duodenal, piel, etc.).
- Serología: es útil en el diagnóstico de la forma crónica.
- No es raro el diagnóstico durante el estudio de eosinofilia periférica.

5. TRATAMIENTO

- **Tratamiento de elección:** ivermectina. Habitualmente son suficientes pautas cortas, aunque en las formas diseminadas pueden requerir una duración más prolongada.
- **Alternativas:** albendazol.

84 Esquistosomiasis

1. ETIOLOGÍA

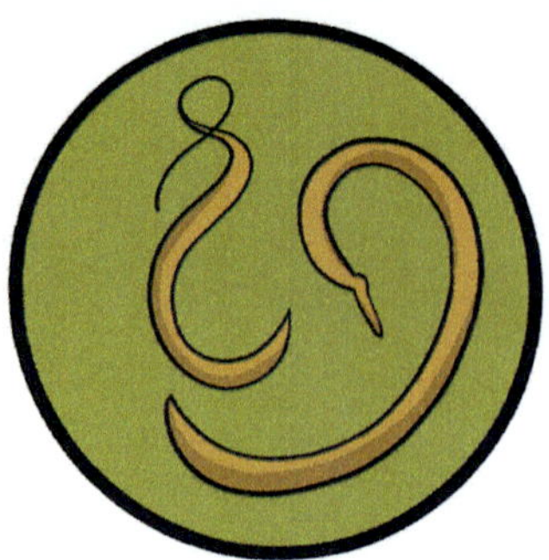

La esquistosomiasis está causada por el trematodo *Schistosoma*. Existen siete especies principales que afectan al humano, siendo las más importantes *S. haematobium, S. mansoni* y *S. japonicum*. Endémica en diversos países tropicales y subtropicales de África, Sudamérica, Próximo Oriente y Asia, es la enfermedad parasitaria con mayor morbimortalidad tras el paludismo.

La infección se contrae en actividades que implican contacto con agua dulce contaminada. En países desarrollados afecta especialmente a migrantes de áreas endémicas y a viajeros.

2. PATOGENIA

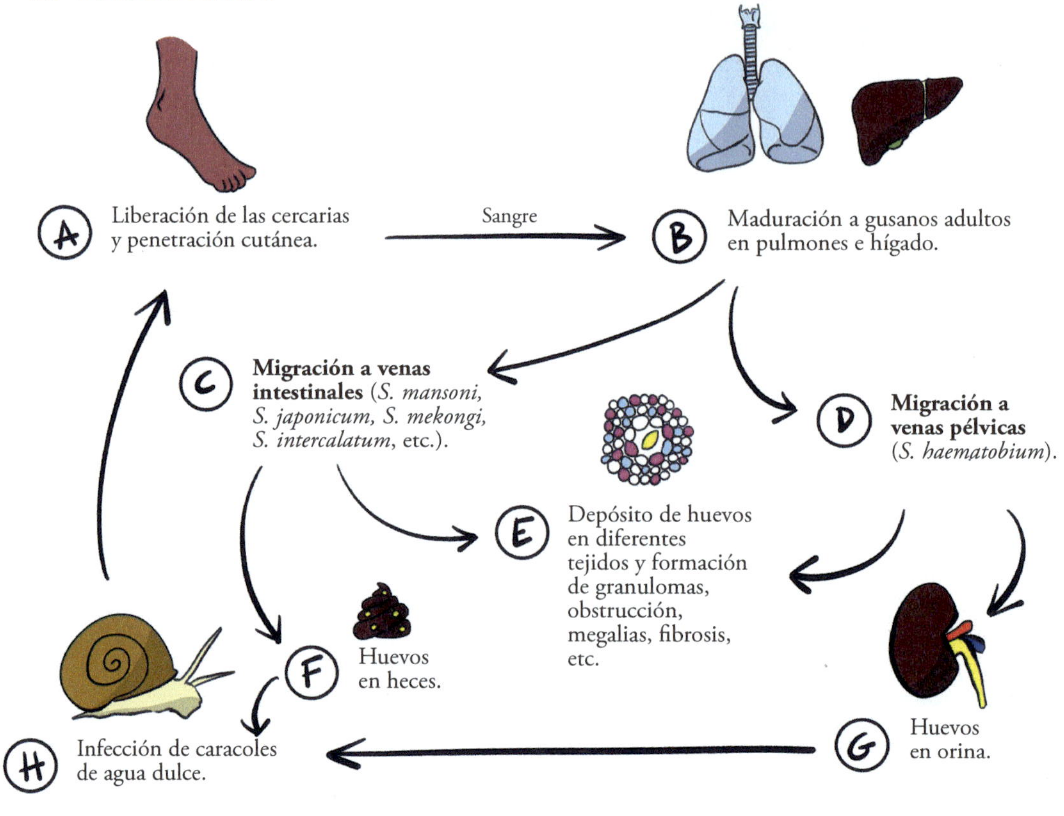

A Liberación de las cercarias y penetración cutánea.

Sangre

B Maduración a gusanos adultos en pulmones e hígado.

C **Migración a venas intestinales** (*S. mansoni, S. japonicum, S. mekongi, S. intercalatum,* etc.).

D **Migración a venas pélvicas** (*S. haematobium*).

E Depósito de huevos en diferentes tejidos y formación de granulomas, obstrucción, megalias, fibrosis, etc.

F Huevos en heces.

G Huevos en orina.

H Infección de caracoles de agua dulce.

3. CLÍNICA

(1) Esquistosomiasis aguda (síndrome de Katayama). Exantema pruriginoso y autolimitado («dermatitis del nadador») en la zona de penetración de las cercarias. Tras 1-8 semanas aparece malestar general, fiebre, cefalea, artromialgias, dolor abdominal, diarrea, tos seca, hepatoesplenomegalia, eosinofilia, etc. *S. haematobium* puede producir hematuria. Posible afectación cardíaca, pulmonar, neurológica, etc.

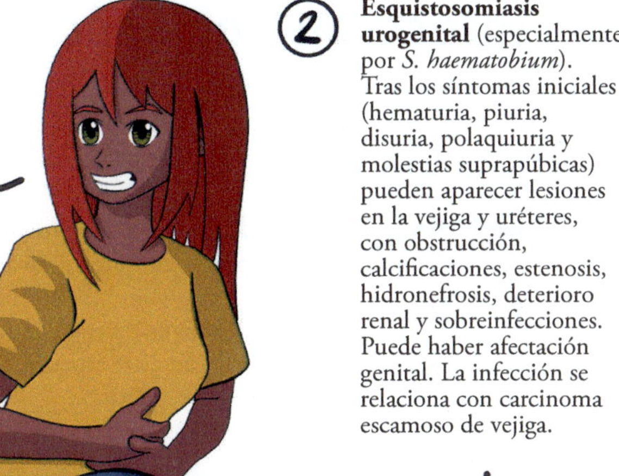

(2) Esquistosomiasis urogenital (especialmente por *S. haematobium*). Tras los síntomas iniciales (hematuria, piuria, disuria, polaquiuria y molestias suprapúbicas) pueden aparecer lesiones en la vejiga y uréteres, con obstrucción, calcificaciones, estenosis, hidronefrosis, deterioro renal y sobreinfecciones. Puede haber afectación genital. La infección se relaciona con carcinoma escamoso de vejiga.

(3) Esquistosomiasis intestinal y hepatoesplénica (*S. mansoni, S. japonicum, S. mekongi, S. intercalatum, etc.*). Los huevos en la pared intestinal inducen inflamación, hiperplasia, ulceración, microabscesos y poliposis. Aparece dolor abdominal, diarrea o estreñimiento y hematoquecia. Puede haber estenosis rectal o colónica, enteropatía pierde-proteínas, hemorragia intestinal y anemia ferropénica. Los huevos embolizados en el hígado provocan hipertensión portal presinusoidal, con esplenomegalia, circulación colateral, varices esofágicas y fibrosis portal.

(4) Esquistosomiasis crónica. Puede ser oligosintomática o producir afectación pulmonar (hipertensión pulmonar y *cor pulmonale*), del SNC (medular y cerebral), GN por inmunocomplejos, etc.

4. DIAGNÓSTICO

- Clínica y epidemiología compatibles.
- Analítica general: eosinofilia, anemia, trombocitopenia, elevación de enzimas hepáticas, urea y creatinina, ferropenia e hipergammaglobulinemia.
- Hematuria y proteinuria.
- Detección de huevos en orina, heces o tejidos, PCR o detección de antígenos en orina y sangre.
- Serología.
- Exploraciones radiológicas: radiografía de abdomen, ecografía, TC o RM.

5. TRATAMIENTO

- El tratamiento de elección es praziquantel, con diferente dosis y duración según la especie causante de la infección.
- Si hay afectación del SNC, asociar corticoides.
- Realizar cribado en personas asintomáticas de regiones endémicas.
- Tratamiento específico de las secuelas.

85 Infección por *Fasciola hepatica*

1. ETIOLOGÍA

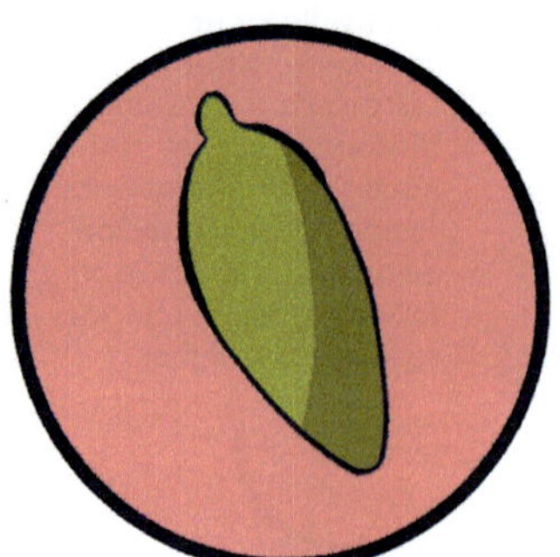

Fasciola hepatica es un trematodo hermafrodita plano, de color marrón y con forma de hoja. Tiene distribución mundial y se contrae por la ingesta de berros y otros vegetales que crecen en medio acuático, en especial en las zonas de cría de ganado ovino y bovino.

2. PATOGENIA

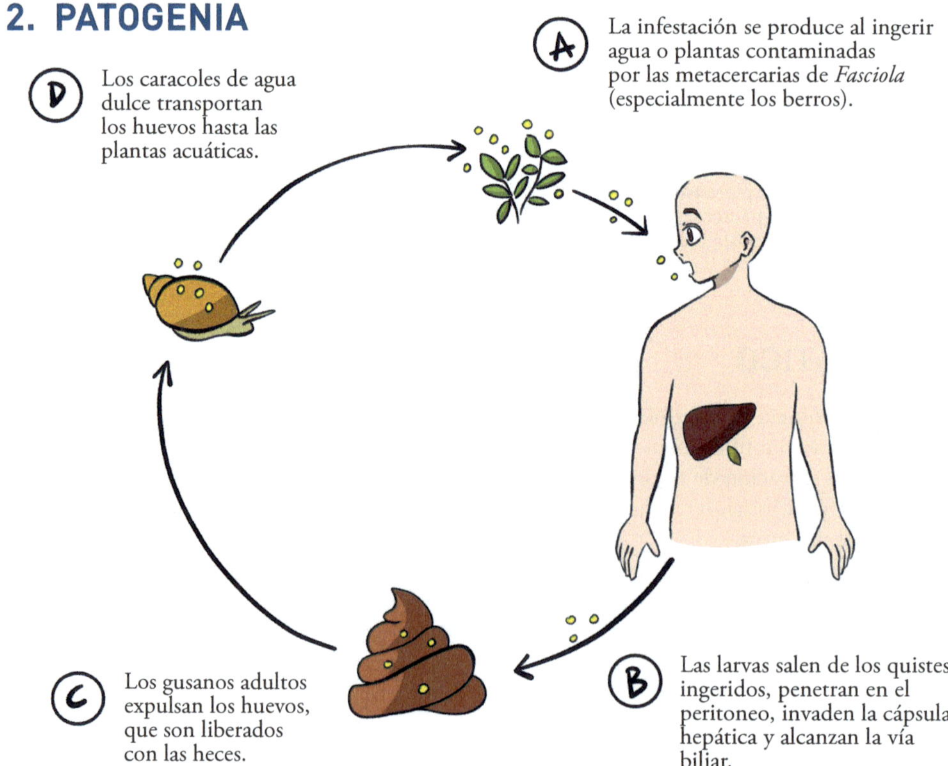

3. CLÍNICA

 La infestación por *F. hepatica* presenta dos fases clínicas:

② **Fase migratoria hepática.** A las 6-12 semanas de la ingesta. Suele aparecer dolor abdominal, fiebre, pérdida de peso, urticaria y eosinofilia. Puede haber ictericia, hepatomegalia dolorosa, anemia y alteración del perfil hepático. La migración anómala de los vermes puede producir clínica cutánea o intestinal, o afectación de otras localizaciones como pulmón, cerebro y aparato genitourinario. Las pruebas de imagen muestran lesiones hepáticas subcapsulares.

③ **Fase crónica biliar.** A las semanas o meses. La presencia de vermes en la vía biliar suele ser subclínica, o se manifiesta con síntomas de cólico biliar, colecistitis o pancreatitis. Es frecuente la eosinofilia y puede haber anemia en los niños. En la ecografía o la colangiografía se pueden observar los vermes adultos en el colédoco.

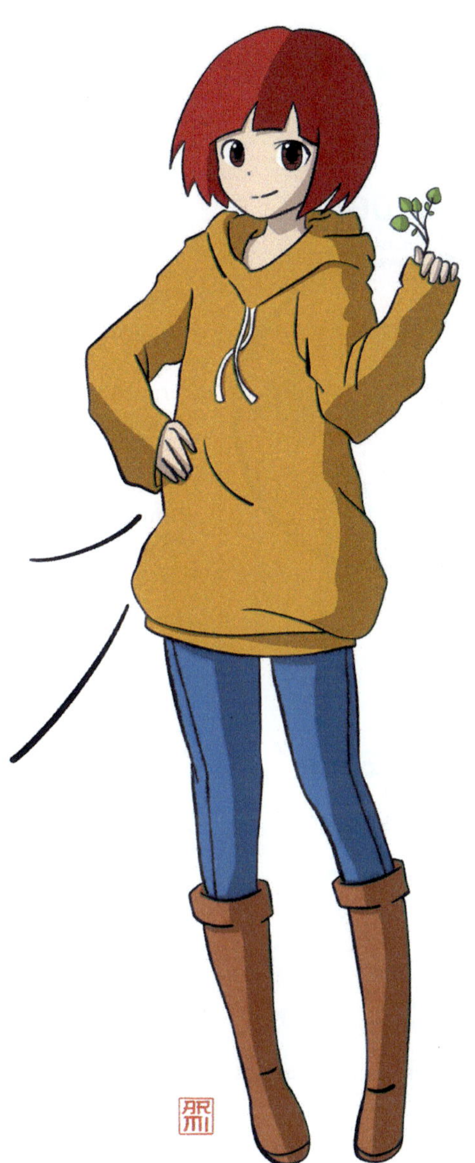

4. DIAGNÓSTICO

- Clínica y epidemiología compatibles.
- Visualización de los huevos o parásitos en la heces, bilis o aspirados duodenales.
- Serología y PCR.
- Ayudan al diagnóstico la eosinofilia y la visualización de la trayectoria hepática de los vermes en las pruebas de imagen.

5. TRATAMIENTO

- El tratamiento de elección es triclabendazol.
- Como alternativa se puede administrar nitazoxanida.

86 Giardiasis

1. ETIOLOGÍA

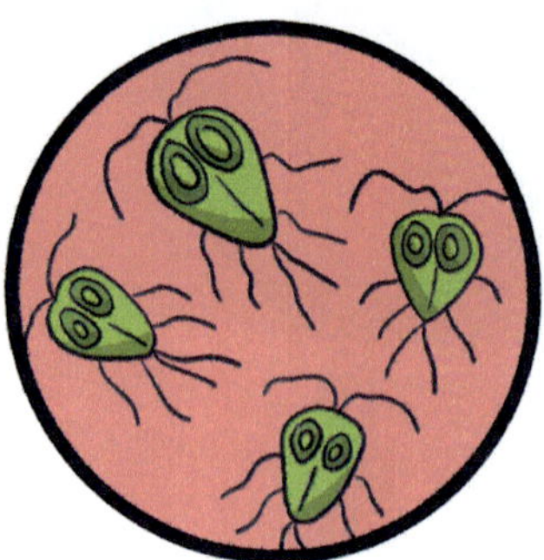

La giardiasis se produce por la infección por *Giardia lamblia*, un protozoo cosmopolita adquirido por transmisión interpersonal (especialmente en guarderías e instituciones cerradas), o por agua o alimentos en situaciones de mala higiene.

La infección puede ser más grave en pacientes inmunodeprimidos (hipogammaglobulinemia, sida, etc.).

2. PATOGENIA

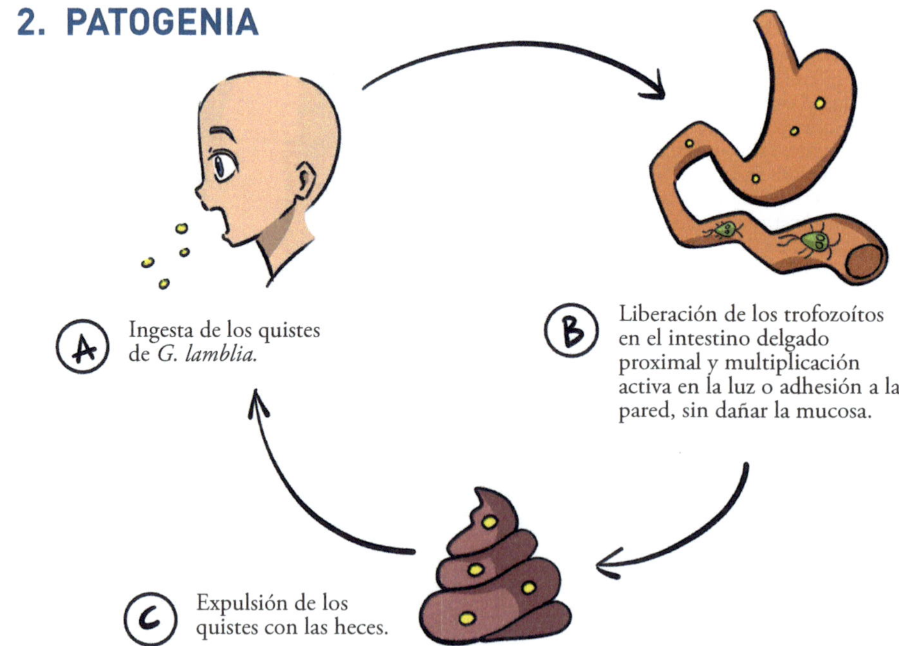

3. CLÍNICA

① Las manifestaciones de la giardiasis abarcan desde la colonización asintomática a la diarrea aguda o crónica.

② Tras una incubación de 1-2 semanas puede aparecer diarrea aguda prolongada e intermitente, con abundantes heces acuosas, sin sangre, pus ni moco. Suele existir dolor abdominal, meteorismo, pérdida de peso y vómitos. La fiebre y el tenesmo son raros.

③ Es menos frecuente la presencia de urticaria, artritis reactiva, o la clínica ocular o biliar. La afectación gástrica se asocia a aclorhidria.

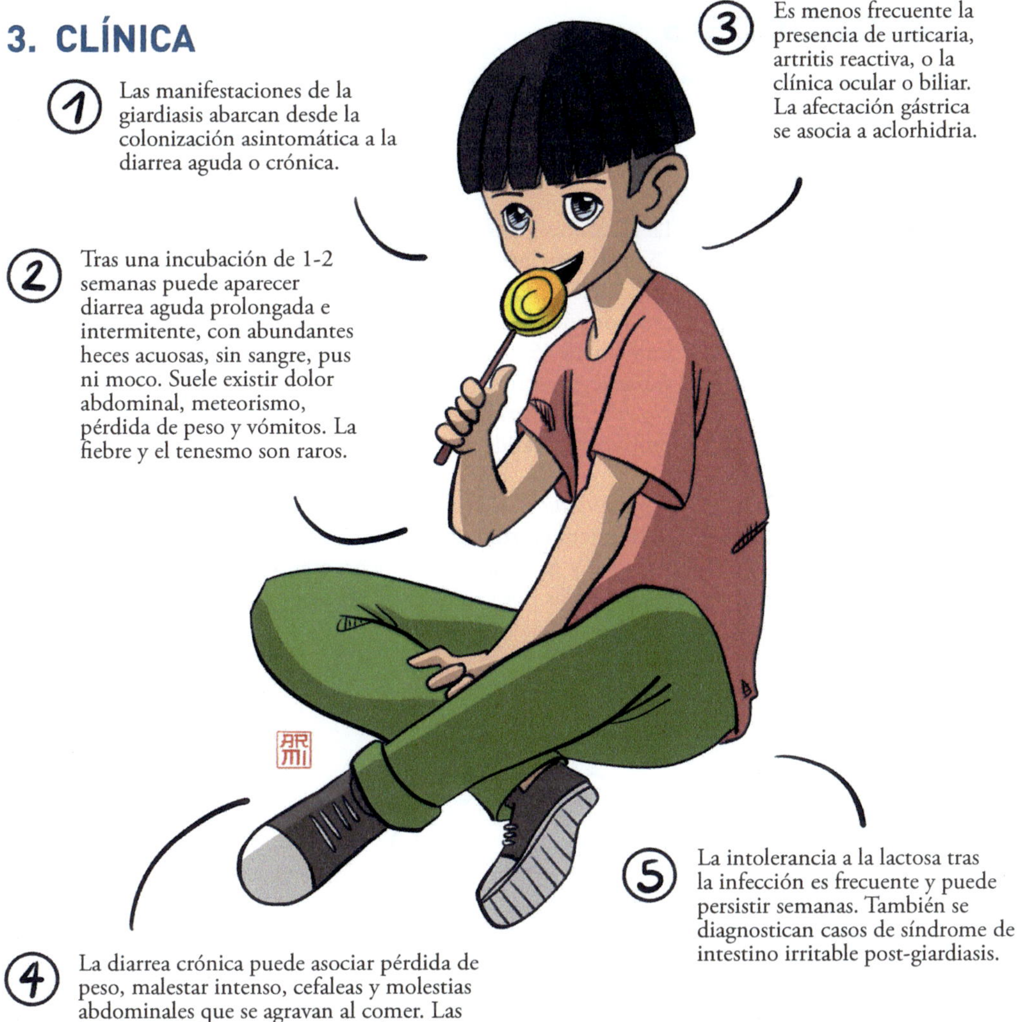

⑤ La intolerancia a la lactosa tras la infección es frecuente y puede persistir semanas. También se diagnostican casos de síndrome de intestino irritable post-giardiasis.

④ La diarrea crónica puede asociar pérdida de peso, malestar intenso, cefaleas y molestias abdominales que se agravan al comer. Las heces, normalmente de escaso volumen, pueden ser grasas y malolientes, o espumosas y amarillentas.

4. DIAGNÓSTICO

- Clínica y epidemiología compatibles.
- El diagnóstico tradicional se realiza mediante el examen de heces en busca de quistes y trofozoítos.
- La detección de antígeno y la PCR se están usando cada vez más.

5. TRATAMIENTO

- El fármaco de elección es el tinidazol. Como alternativas puede emplearse otros antiparasitarios como metronidazol, nitazoxanida o albendazol.
- Si no hay respuesta al tratamiento se debe valorar el síndrome de intestino irritable y la intolerancia a la lactosa posgiardiasis, o la coexistencia de otros microorganismos.

87 Hidatidosis

1. ETIOLOGÍA

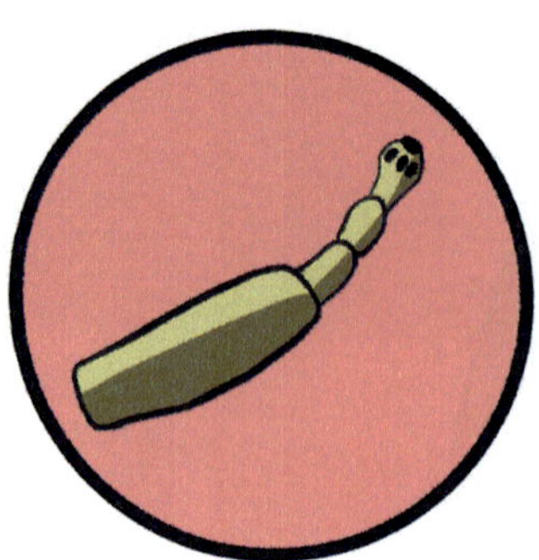

La hidatidosis está producida por *Echinococcus* spp., un cestodo con tres proglótides (inmadura, madura y grávida). Existen diferentes especies, fundamentalmente: *E. granulosus* (en áreas donde conviven ganado y perros; produce hidatidosis unilocular), *E. multilocularis* (más típica de regiones alpinas, subárticas o árticas; produce equinocococosis alveolar), y *E. vogeli* y *E. oligarthrus* (exclusivas de América Central y del Sur; producen hidatidosis poliquística).

E. granulosus es transmitida al ser humano por los perros domésticos en zonas de explotación ganadera. *E. multilocularis*, *E. vogeli* y *E. oligarthrus*, mucho menos habituales, son transmitidas por cánidos salvajes.

2. PATOGENIA

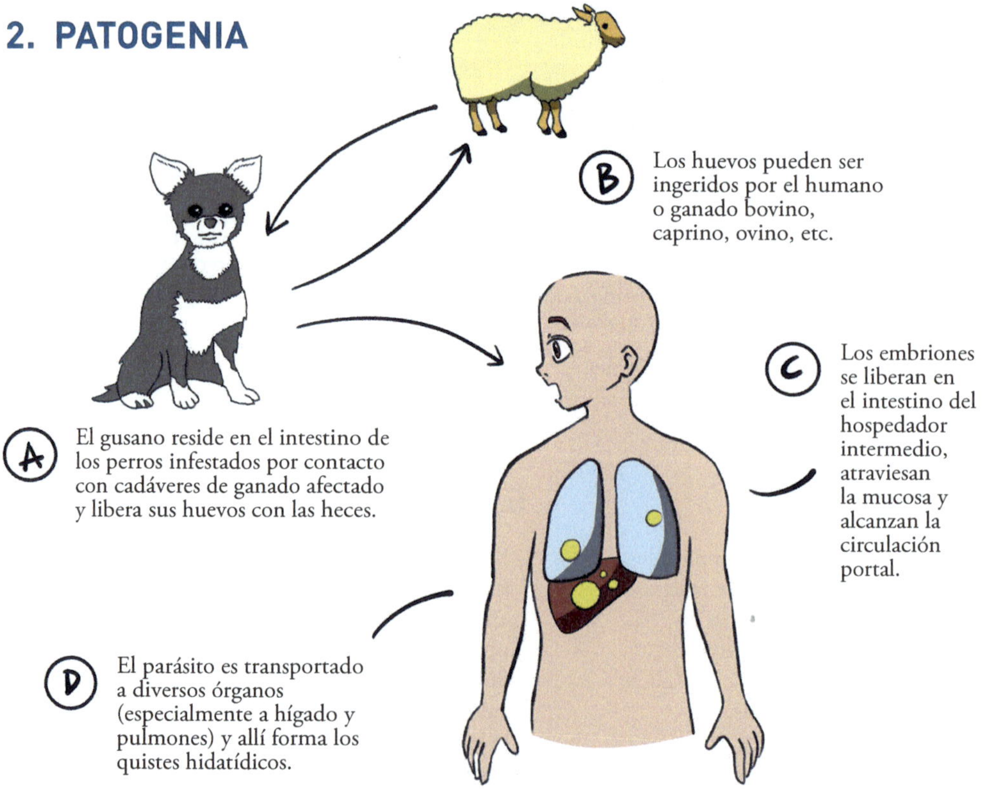

3. CLÍNICA

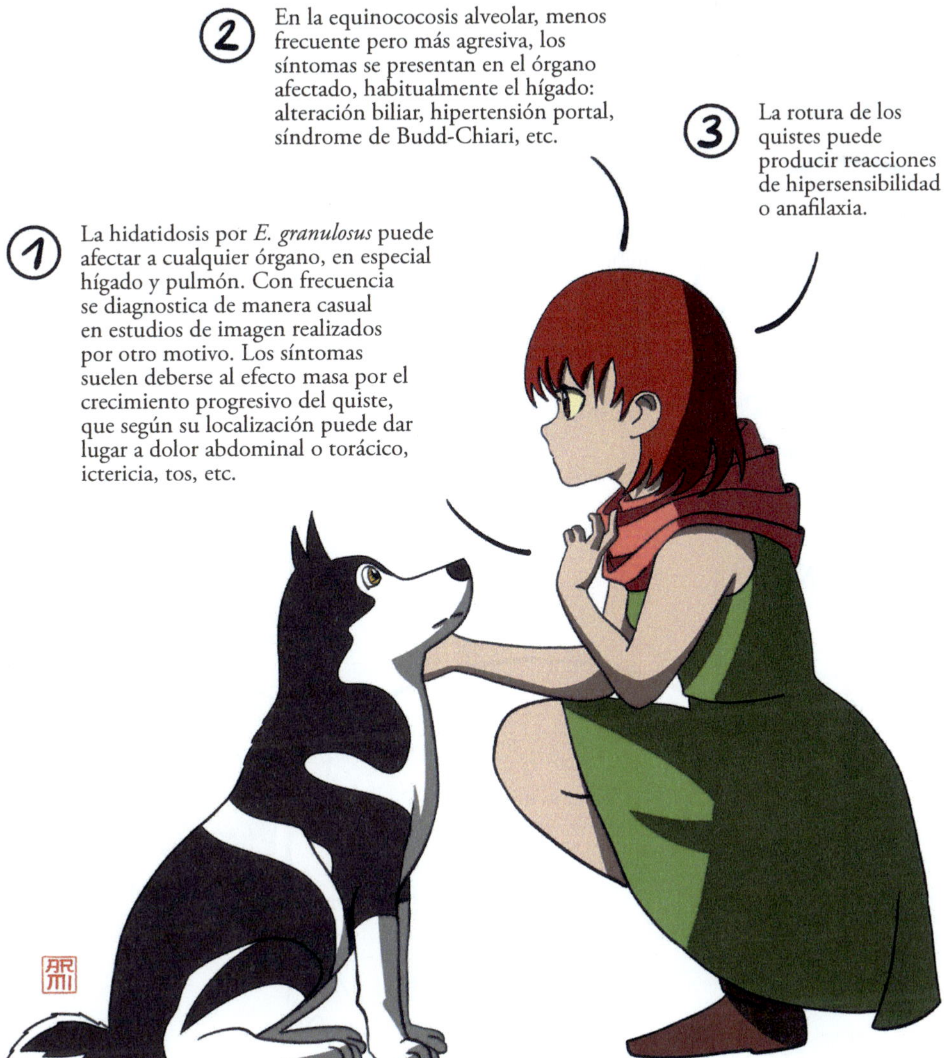

4. DIAGNÓSTICO

- Deben combinarse la clínica y la epidemiología compatibles con los hallazgos serológicos y los estudios de imagen (lesiones quísticas, activas o no, en ocasiones con vesículas hijas en su interior).

5. TRATAMIENTO

- Antihelmínticos: albendazol.
- Técnica PAIR (punción, aspiración, inyección y reaspiración): mientras se administran los antihelmínticos.
- En ocasiones se requiere cirugía.
- Control de la población canina.

88 Leishmaniasis

1. ETIOLOGÍA

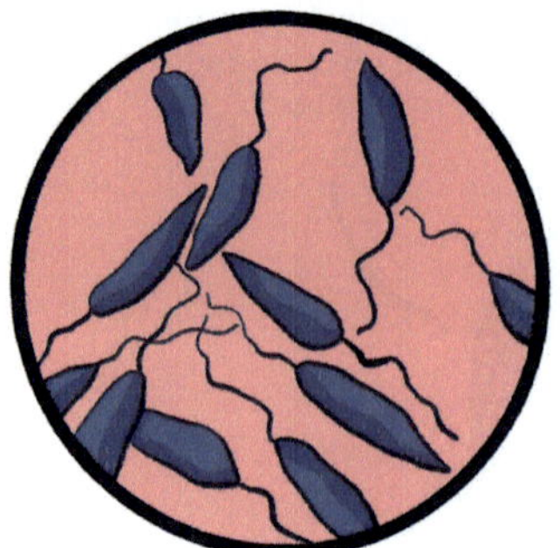

La leishmaniasis comprende un grupo de enfermedades producidas por protozoos intracelulares del género *Leishmania*, transmitidas al humano por la picadura de flebótomos del género *Phlebotomus* (en la conocida como *leishmaniasis del Viejo Mundo*, que afecta a África, Asia y Europa) o *Lutzomyia* (en la *leishmaniasis del Nuevo Mundo*, del continente americano). La transmisión puede ser antroponótica o zoonótica. También se ha documentado transmisión por agujas infectadas.

2. PATOGENIA

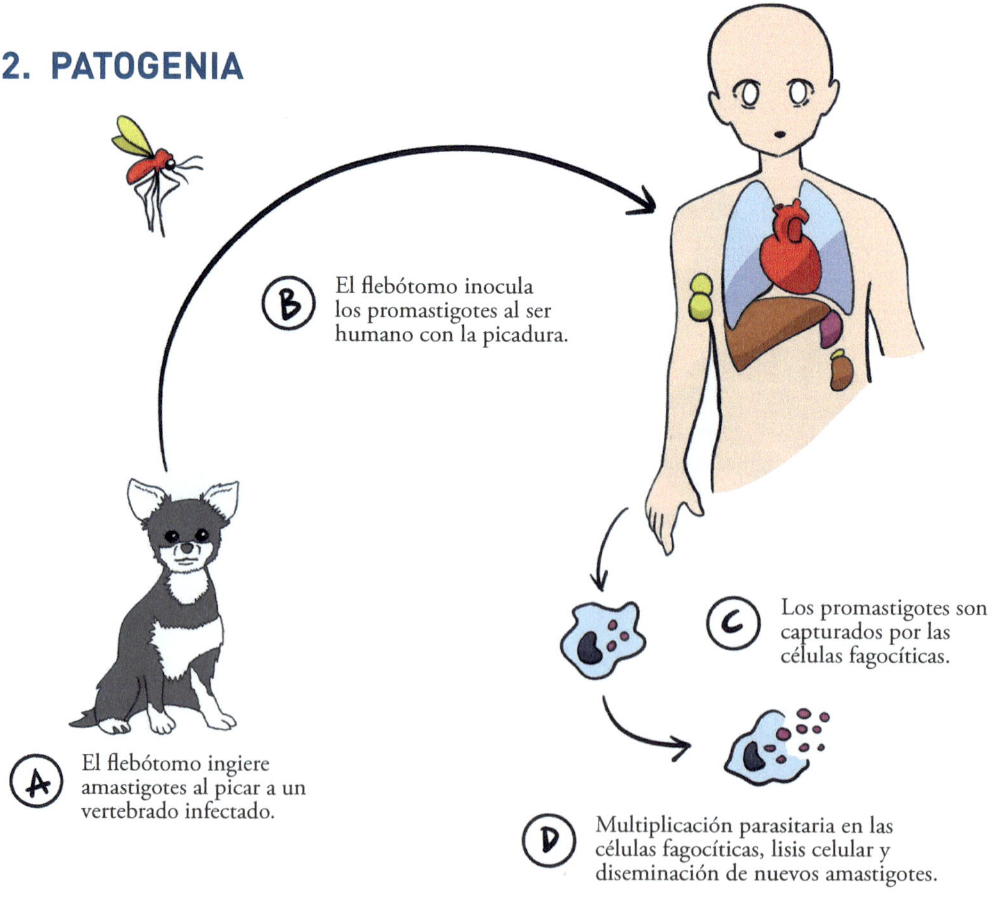

3. CLÍNICA

(1) **Forma visceral o *kala-azar*.** El 90 % tiene lugar en Bangladés, India, Nepal, Sudán, Etiopía y norte de Brasil. Suele deberse a *L. donovani* (*L. infantum* en pacientes con VIH en el sur de Europa). Se produce afectación del SRE y el paciente presenta fiebre, hiperpigmentación cutánea (*kala-azar* en hindi significa «fiebre negra»), adenopatías, hepatoesplenomegalia, hemorragias, etc. La analítica muestra pancitopenia, alteración de enzimas hepáticas, etc.

(2) Puede producirse leishmaniasis cutánea pos-*kala-azar*, con afectación de la piel meses después de la aparente curación.

(4) **Forma mucosa.** Evolución, rara pero agresiva, de la forma cutánea. Afecta a las mucosas de la nariz, cavidad oral, a faringe o laringe.

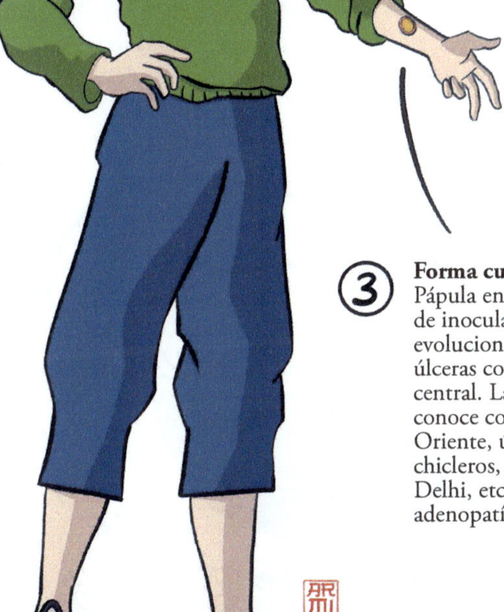

(3) **Forma cutánea.** Pápula en el punto de inoculación que evoluciona a nódulos y úlceras con depresión central. La lesión se conoce como botón de Oriente, úlcera de los chicleros, forúnculo de Delhi, etc. A veces asocia adenopatías.

4. DIAGNÓSTICO

- Clínica y epidemiología compatibles.
- Visualización directa del parásito en piel, sangre, lesiones, etc.
- Serología.
- PCR.

5. TRATAMIENTO

- La anfotericina B es el tratamiento de elección, especialmente en las infecciones graves o diseminadas.
- Otras alternativas, según la gravedad y la especie implicada, pueden ser las combinaciones de antimonio pentavalente con paromomicina, miltefosina, fluconazol o ketoconazol.

89 Malaria (paludismo)

1. ETIOLOGÍA

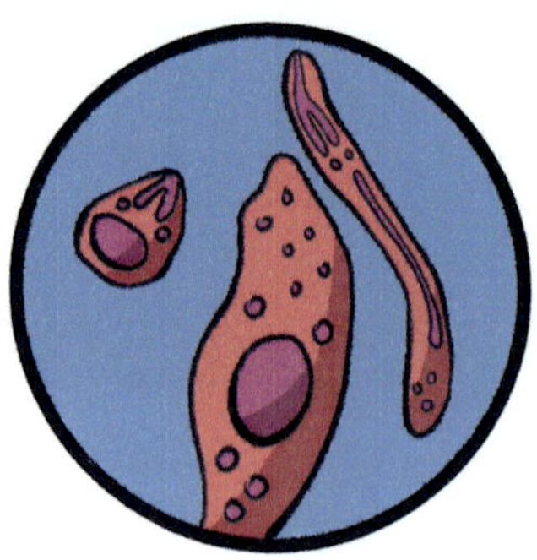

La malaria es una enfermedad parasitaria de alta morbimortalidad producida por *Plasmodium* spp. Las especies que afectan al humano son *P. falciparum, P. vivax, P. ovale* y *P. malariae*. Otras especies, como *P. knowlesi,* pueden también producir enfermedad. Se transmite por la picadura de la hembra del mosquito *Anopheles*.

La enfermedad afecta especialmente a las áreas tropicales, con más frecuencia en época de lluvias. En las áreas hiperendémicas se adquiere inmunidad en la infancia y los adultos están asintomáticos. En los últimos años se ha notificado una mayor incidencia, un incremento en las resistencias a los tratamientos y transmisión local en regiones no endémicas a partir de casos importados.

2. PATOGENIA

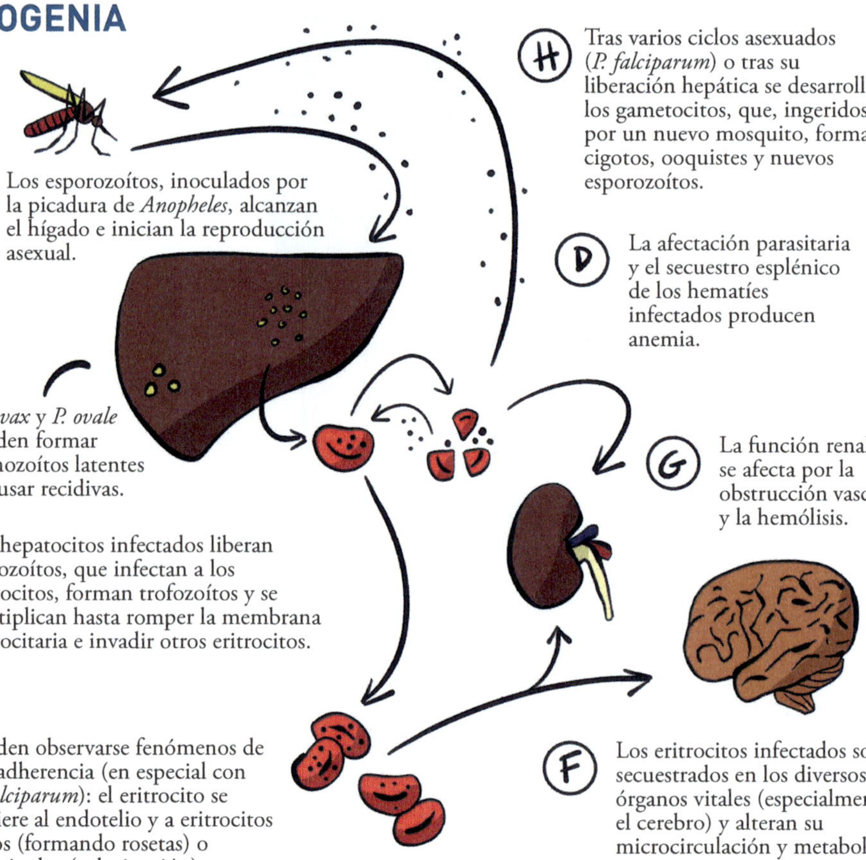

A Los esporozoítos, inoculados por la picadura de *Anopheles*, alcanzan el hígado e inician la reproducción asexual.

C *P. vivax* y *P. ovale* pueden formar hipnozoítos latentes y causar recidivas.

B Los hepatocitos infectados liberan merozoítos, que infectan a los eritrocitos, forman trofozoítos y se multiplican hasta romper la membrana eritrocitaria e invadir otros eritrocitos.

E Pueden observarse fenómenos de citoadherencia (en especial con *P. falciparum*): el eritrocito se adhiere al endotelio y a eritrocitos sanos (formando rosetas) o parasitados (aglutinación).

H Tras varios ciclos asexuados (*P. falciparum*) o tras su liberación hepática se desarrollan los gametocitos, que, ingeridos por un nuevo mosquito, forman cigotos, ooquistes y nuevos esporozoítos.

D La afectación parasitaria y el secuestro esplénico de los hematíes infectados producen anemia.

G La función renal se afecta por la obstrucción vascular y la hemólisis.

F Los eritrocitos infectados son secuestrados en los diversos órganos vitales (especialmente el cerebro) y alteran su microcirculación y metabolismo.

3. CLÍNICA

1 Los primeros síntomas son fiebre, malestar, cefalea, molestias abdominales y mialgias.

2 Las náuseas, vómitos e hipotensión ortostática son frecuentes, igual que la esplenomegalia. Puede haber hepatomegalia leve.

3 La ictericia leve es común en adultos.

4 El coma es un signo característico de la malaria cerebral, un cuadro grave que puede ser gradual o súbito, en ocasiones acompañado de convulsiones.

5 Otros hallazgos asociados a malaria grave son hipoglucemia, acidosis, edema pulmonar no cardiogénico, anemia intensa, insuficiencia renal y disfunción hepática.

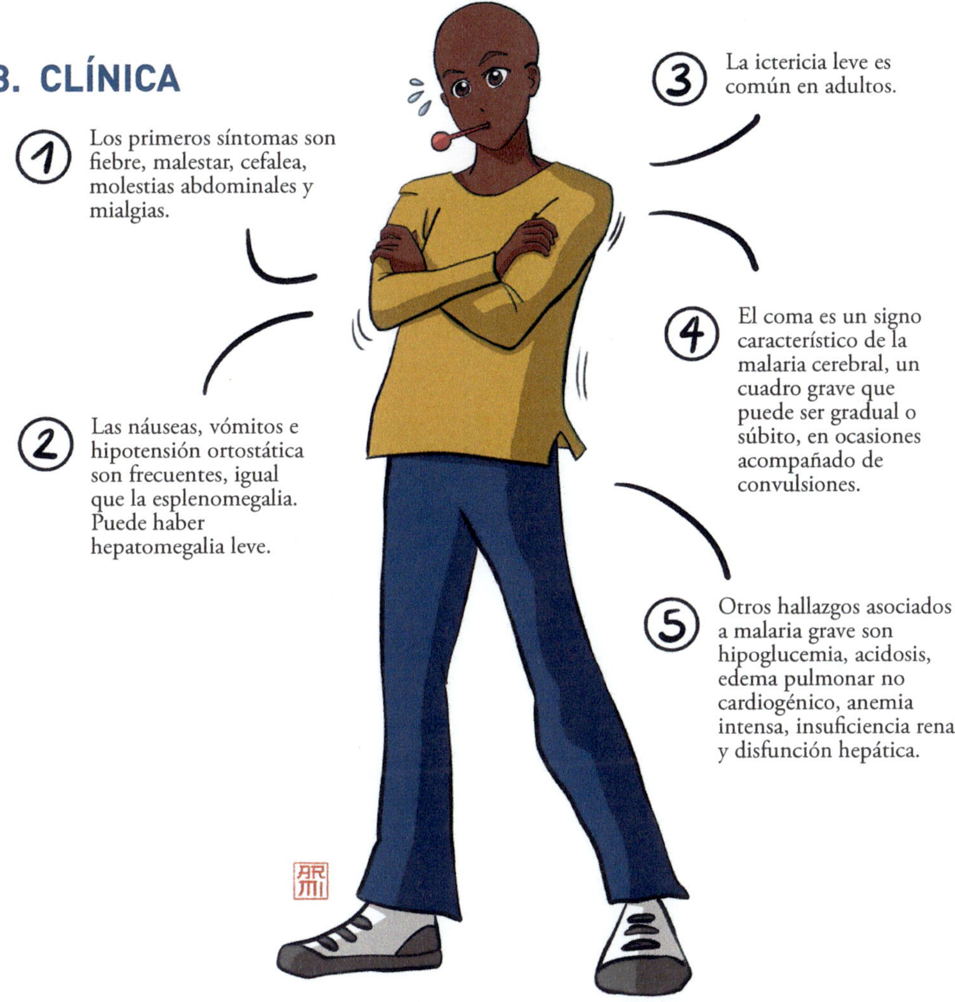

4. DIAGNÓSTICO

- Clínica y epidemiología compatibles.
- Visualización en sangre periférica (gota gruesa y tinción de Giemsa).
- Serología.
- Detección de pigmento en sangre o médula ósea.

5. TRATAMIENTO

- Se pueden administrar diversos tratamientos como atovacuona-proguanil, artemeter-lumefantrina, quinina, hidroxicloroquina, doxiciclina, artesunato o pironaridina. La elección dependerá de la especie causante de la infección, las resistencias y la gravedad del paciente.
- En las fases hepáticas persistentes por *P. vivax* y *P. ovale* se tratan además con primaquina.

90 Oxiuriasis

1. ETIOLOGÍA

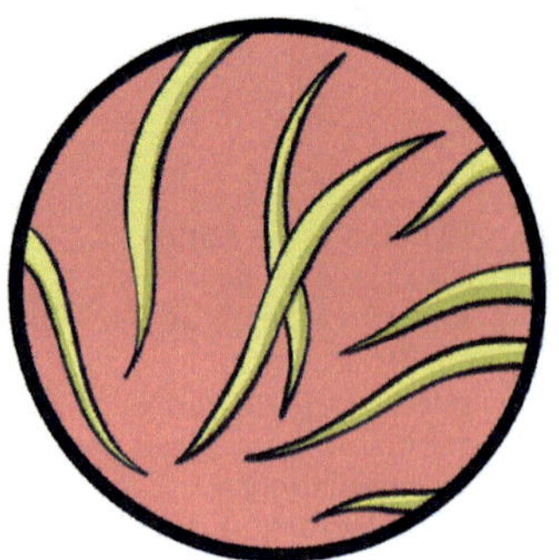

La oxiuriasis es la infestación por *Enterobius vermicularis*, también llamado oxiuro, un nematodo intestinal común en los países templados. Afecta con mayor frecuencia a los niños y a los grupos familiares que viven en espacios reducidos.

2. PATOGENIA

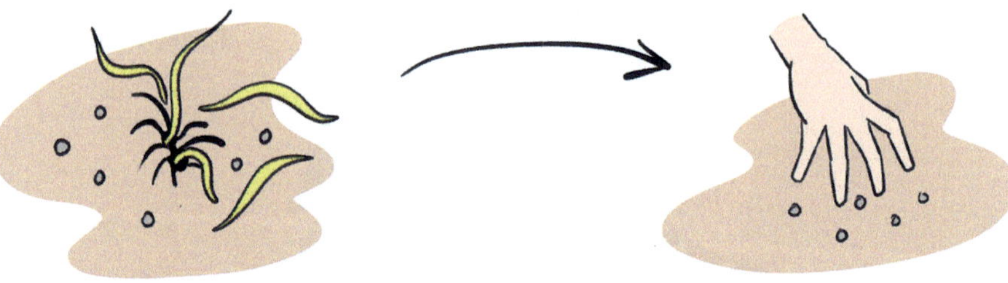

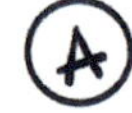

A Las hembras grávidas migran de noche desde el ciego a la zona perianal y allí liberan los huevos.

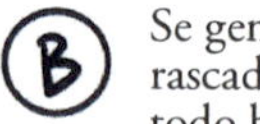

B Se genera un círculo de prurito, rascado y contaminación, sobre todo bajo las uñas de los dedos.

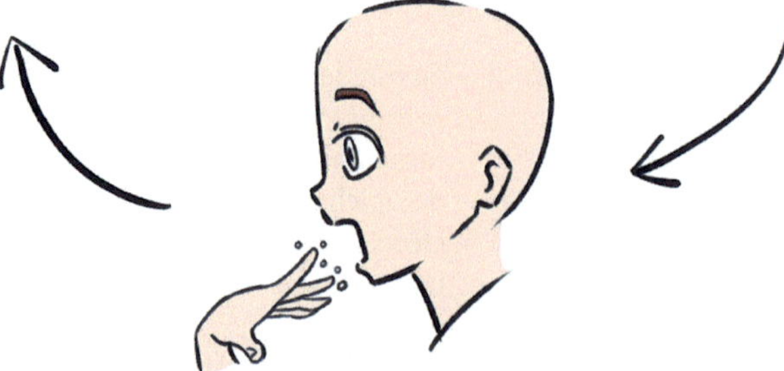

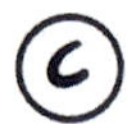

C Los huevos pueden transferirse por vía fecal-oral a otros individuos, autoinfestar al paciente o contaminar las superficies próximas.

3. CLÍNICA

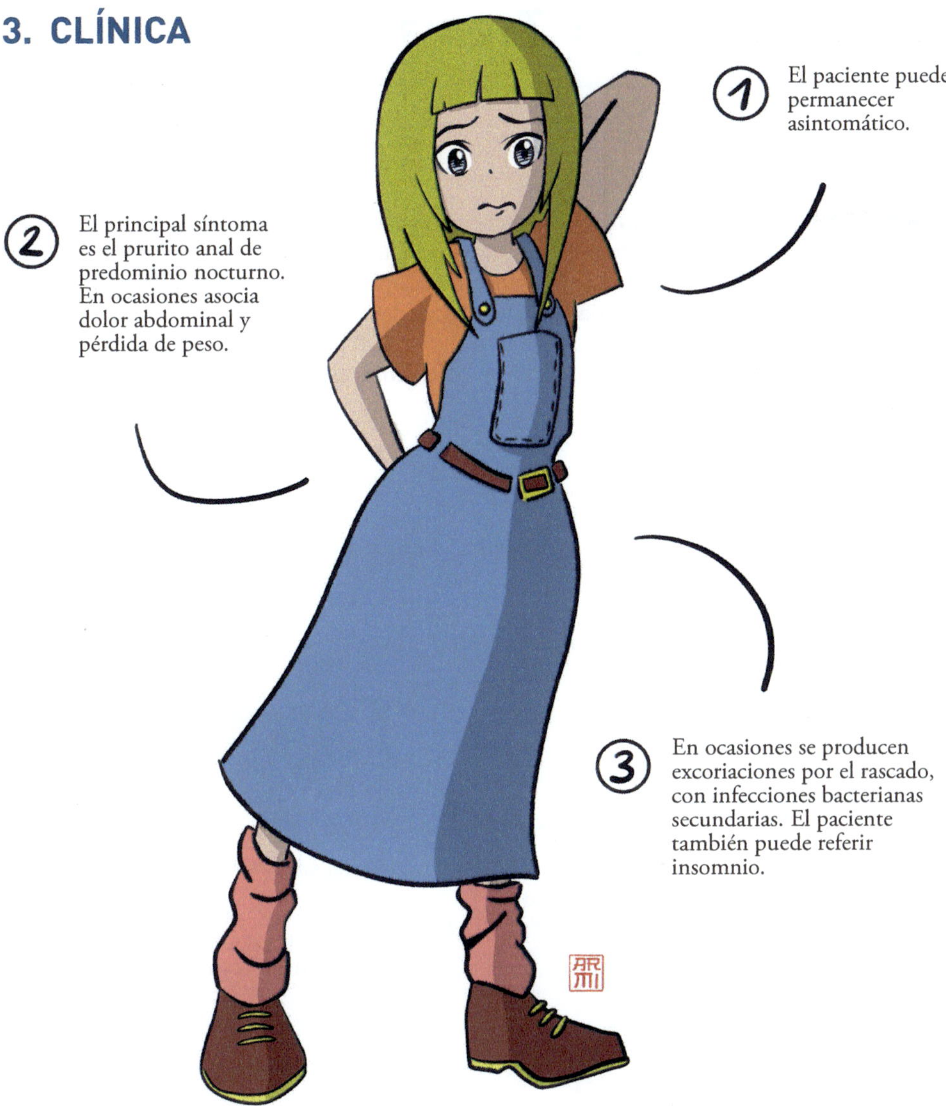

4. DIAGNÓSTICO

- Clínica compatible.
- Test de Graham (los huevos no suelen liberarse en las heces).
- Son raras la eosinofilia y el aumento de IgE.

5. TRATAMIENTO

- Albendazol, mebendazol o pamoato de pirantel.
- Es preciso tratar también a los convivientes para erradicar reservorios.
- Se debe lavar la ropa de cama y la ropa del paciente y convivientes para eliminar los huevos. La higiene de manos disminuye la exposición.

91 Infestación por *Taenia saginata*

1. ETIOLOGÍA

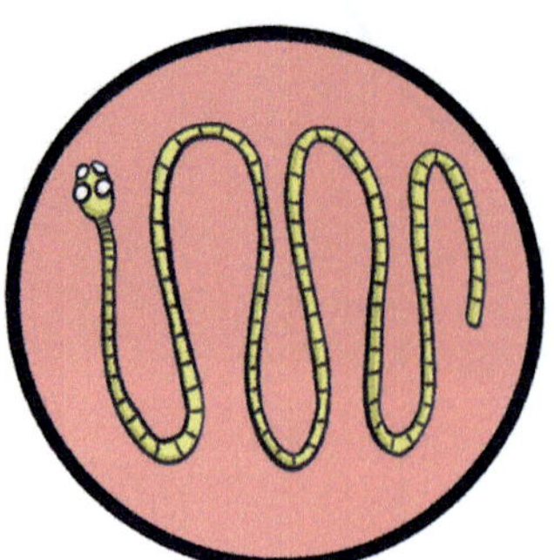

Taenia saginata (tenia del ganado vacuno) es un cestodo presente en países que consumen carne de ternera cruda o poco cocinada, especialmente en África subsahariana y Oriente Medio. Su escólex tiene cuatro ventosas, consta de 1.000-2.000 proglótides y alcanza los 10 metros. El ser humano es el único hospedador definitivo.

2. PATOGENIA

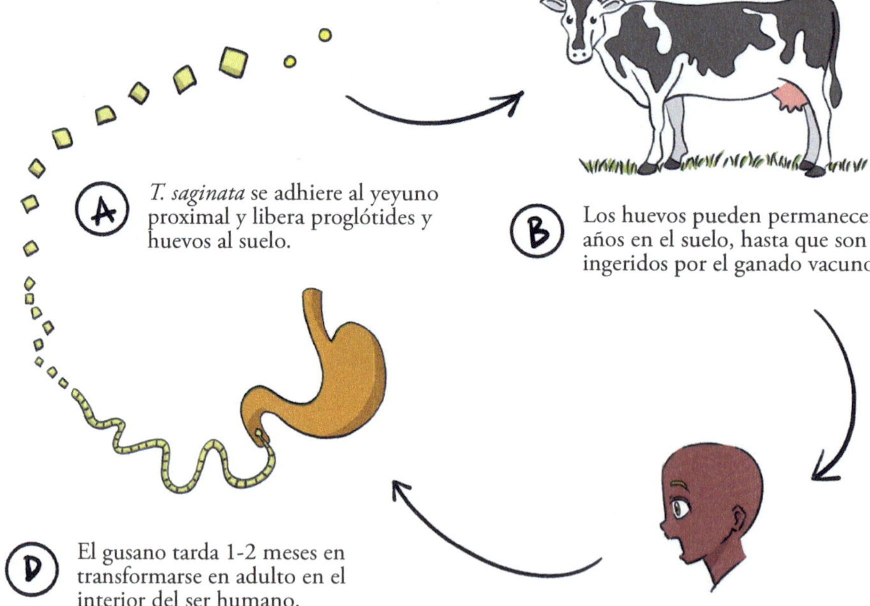

3. CLÍNICA

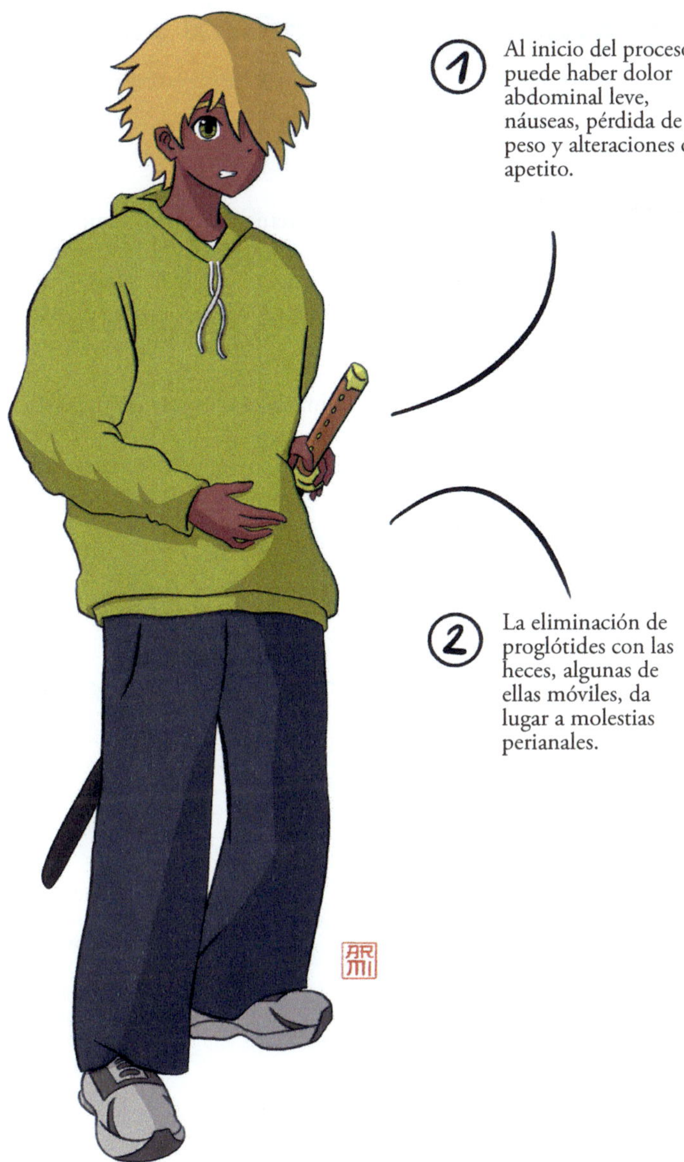

4. DIAGNÓSTICO

- Clínica y sintomatología compatibles.
- Detección de huevos o proglótides en las heces.
- Test de Graham.
- Puede haber eosinofilia y aumento de IgE.

5. TRATAMIENTO

- El tratamiento de elección es praziquantel (alternativa: niclosamida).
- Control de carne y ganado.
- Higiene de manos y control de los residuos fecales.

92 Infestación por *Taenia solium*

1. ETIOLOGÍA

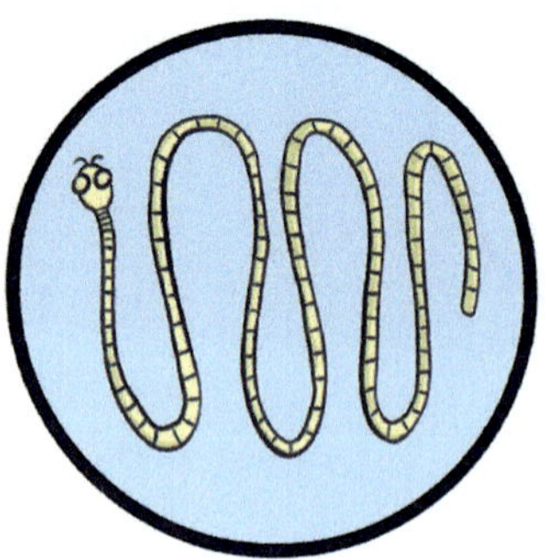

Taenia solium (tenia del cerdo) es un cestodo con un escólex compuesto de dos ganchos y dos ventosas, con más de 1.000 proglótides y llega a alcanzar los 8 metros. El humano es el único hospedador definitivo, siendo otros animales (frecuentemente cerdos) los hospedadores intermedios.

Afecta al humano de dos formas: teniasis adulta del intestino y cisticercosis. Extendida por todo el mundo, es más frecuente en Hispanoamérica, África, sudeste asiático, India y China.

2. PATOGENIA

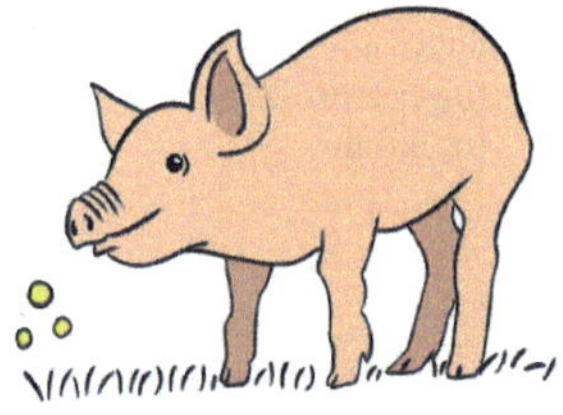

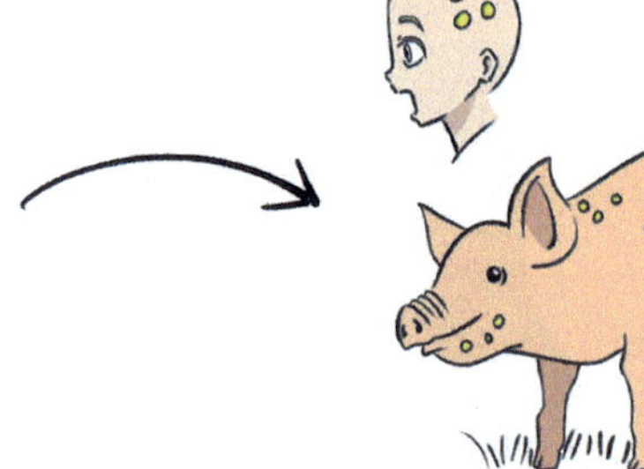

A Los huevos, expulsados con las heces, sobreviven meses en el ambiente y pueden ser ingeridos por humanos y animales (especialmente cerdos).

B Los huevos ingeridos eclosionan en el intestino y *T. solium* atraviesa la pared intestinal y alcanza diversos tejidos, con predilección por el músculo estriado del cuello, la lengua y el tronco. Allí forma cisticercos (hospedadores intermedios).

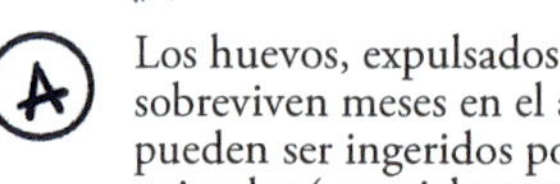

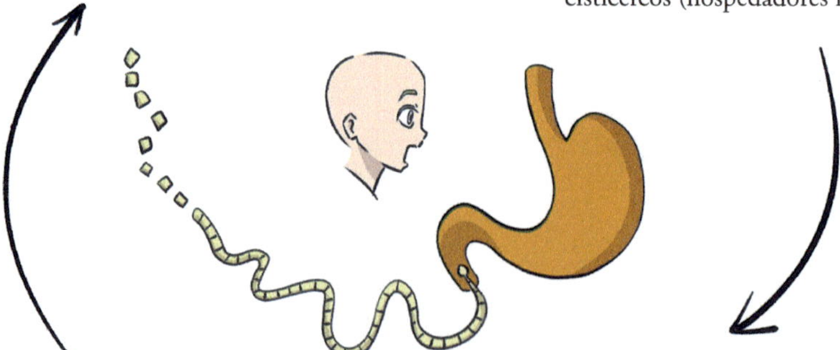

C Cuando el humano ingiere la carne parasitada se produce la parasitación intestinal como hospedador definitivo: *T. solium* se adhiere a la parte superior del yeyuno, siendo característica la expulsión de proglótides con las heces.

3. CLÍNICA

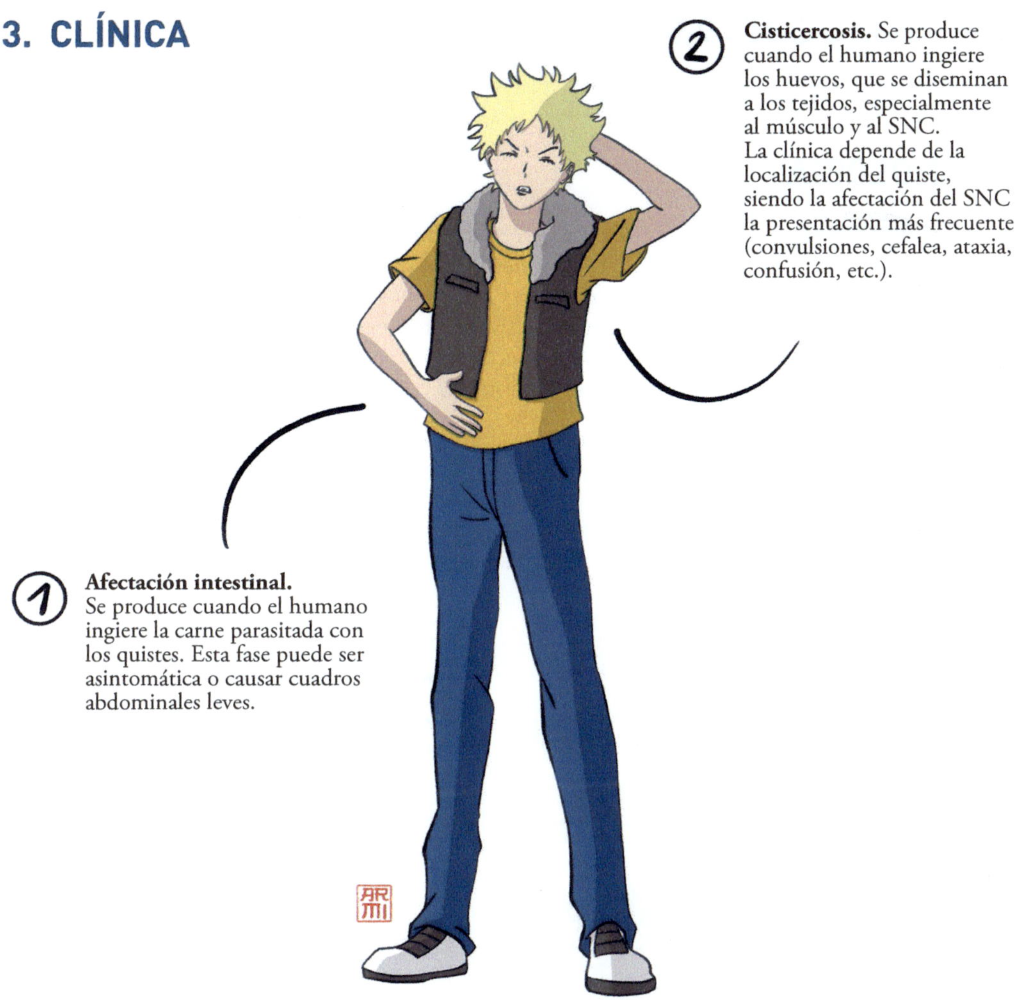

Afectación intestinal.
Se produce cuando el humano
ingiere la carne parasitada con
los quistes. Esta fase puede ser
asintomática o causar cuadros
abdominales leves.

Cisticercosis. Se produce
cuando el humano ingiere
los huevos, que se diseminan
a los tejidos, especialmente
al músculo y al SNC.
La clínica depende de la
localización del quiste,
siendo la afectación del SNC
la presentación más frecuente
(convulsiones, cefalea, ataxia,
confusión, etc.).

4. DIAGNÓSTICO

- Clínica y epidemiología compatibles.
- En la fase intestinal el diagnóstico se basa
  en la detección de huevos o proglótides
  en las heces.
- El diagnóstico de la cisticercosis puede
  requerir la combinación de criterios
  clínicos, histológicos, epidemiológicos-
  microbiológicos (visualización del
  parásito y serología) y de imagen (quistes
  en el SNC y calcificaciones musculares
  «en granos de arroz»).

5. TRATAMIENTO

- El tratamiento de elección en la infección
  intestinal es praziquantel (alternativa:
  niclosamida).
- La cisticercosis puede requerir, además
  de un antihelmíntico (albendazol
  y praziquantel), corticoides,
  anticonvulsivantes e incluso cirugía.
- Es importante el control sanitario de los
  animales.

93 Toxocariasis

1. ETIOLOGÍA

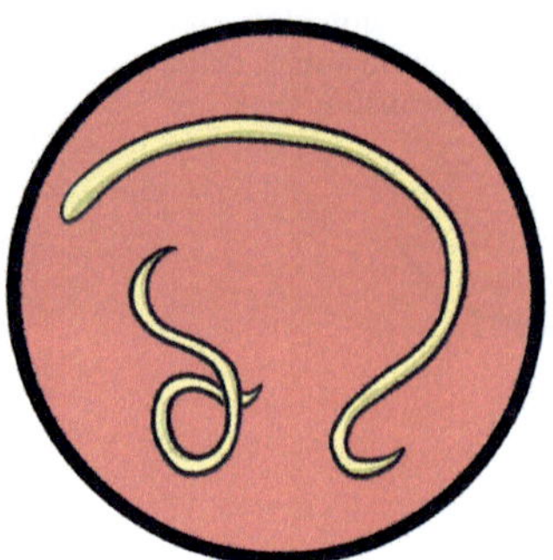

La toxocariasis o larva migratoria visceral se produce fundamentalmente por infestación por el nematodo *Toxocara canis*, y con menos frecuencia *T. cati*, que infestan respectivamente a perros y gatos de todo el mundo. La infección es especialmente frecuente en niños con el hábito de comer tierra.

2. PATOGENIA

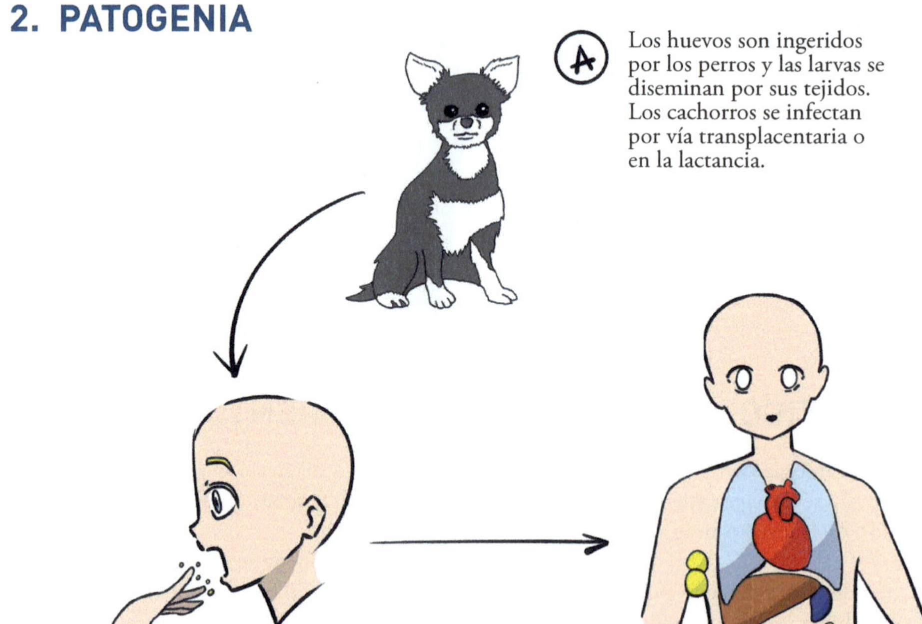

A Los huevos son ingeridos por los perros y las larvas se diseminan por sus tejidos. Los cachorros se infectan por vía transplacentaria o en la lactancia.

B Los humanos se infestan principalmente por la ingesta de los huevos tras manipular la tierra contaminada por las heces de los cachorros.

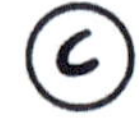

C Los huevos eclosionan y las larvas atraviesan la mucosa intestinal y alcanzan diversos órganos por vía hematógena.

3. CLÍNICA

 Los pacientes suelen estar asintomáticos o presentan tos, fiebre, sibilancias y otros síntomas generales. La hepatomegalia es común. En pocos casos aparecen esplenomegalia o adenopatías. La afectación observable en la Rx de tórax (en menos de la mitad de los pacientes) no suele asociar clínica. Se han descrito manifestaciones cutáneas. No suele haber síntomas neurológicos.

 La afectación ocular se produce por penetración de larvas en el ojo, que da lugar a una masa inflamatoria eosinofílica. Casi todos estos pacientes, en su mayoría niños, presentan pérdida de visión unilateral, y no suele acompañarse de clínica sistémica, eosinofilia ni hepatomegalia.

④ Muchos pacientes con afectación ocular presentan títulos de anticuerpos frente a *T. canis* bajos o negativos, aunque los títulos altos en el humor vítreo y el humor acuoso pueden ser de utilidad para el diagnóstico.

② Es característica la eosinofilia, la hipergammaglobulinemia y los títulos elevados de isohemaglutinina frente a los antígenos de los grupos A y B (por reacción cruzada).

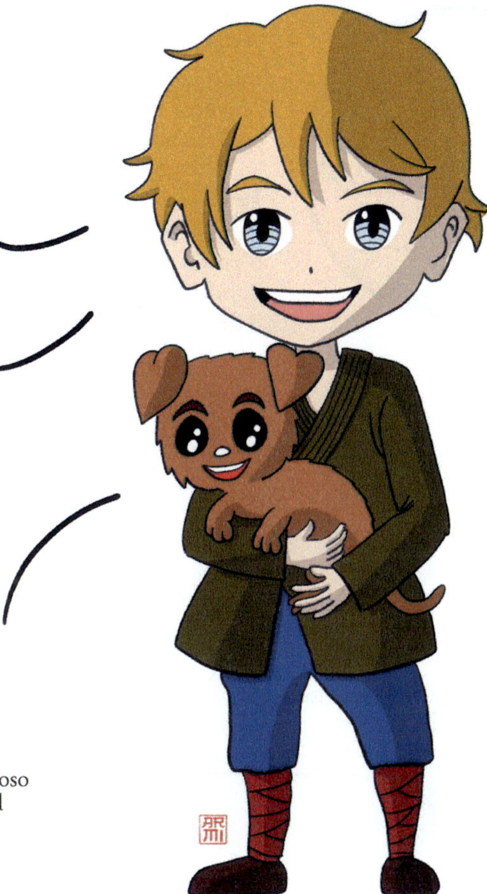

4. DIAGNÓSTICO

- Clínica y epidemiología compatibles.
- Intensa eosinofilia, leucocitosis, hipergammaglobulinemia, etc.
- Estudio serológico.
- Detección de larvas en los tejidos afectados
- El examen de heces no es útil, pues las larvas no producen huevos en el humano (pero es parte del estudio de eosinofilia inexplicada).

5. TRATAMIENTO

- La mayoría de los pacientes se recupera sin tratamiento específico.
- En la afectación moderada o grave se puede valorar administrar albendazol o mebendazol.
- Puede requerirse tratamiento sintomático (corticoides, antihistamínicos…)
- Prevención: medidas de control de los perros y de sus excrementos.

94 Toxoplasmosis

1. ETIOLOGÍA

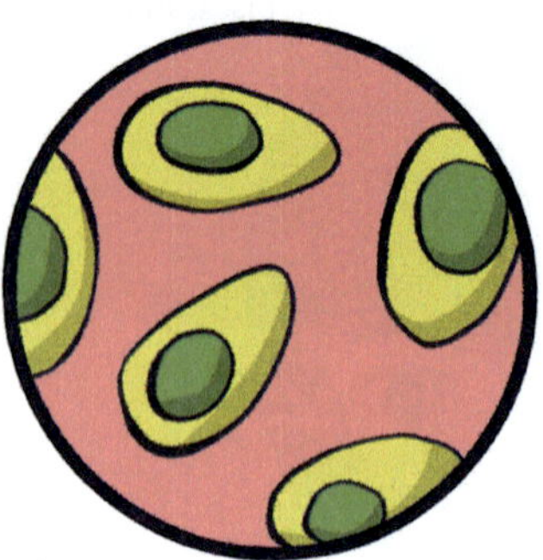

La toxoplasmosis es una zoonosis mundial producida por el parásito intracelular *Toxoplasma gondii*. Suele causar una infección asintomática en inmunocompetentes, aunque puede provocar una enfermedad grave en inmunosuprimidos o si se contrae por vía congénita.

La infección en humanos tiene lugar principalmente por la ingesta de ooquistes transmitidos desde las heces de los gatos o por el consumo de carne poco hecha con quistes tisulares. También puede contraerse a través de la placenta, transfusiones o de órganos trasplantados.

2. PATOGENIA

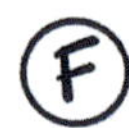

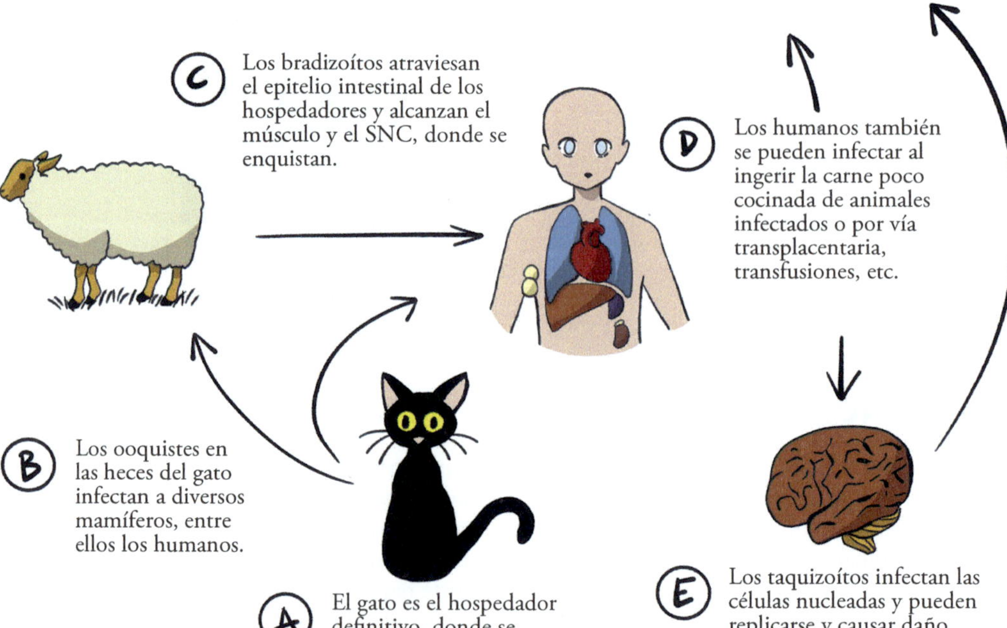

3. CLÍNICA

(1) Inmunocompetentes. La infección aguda suele ser asintomática. La clínica más común es la presencia de adenopatías indoloras (habitualmente cervicales). Puede asociar cefalea, astenia, malestar y fiebre, odinofagia, exantema, mialgias, etc. Son más raras la neumonía, la miocarditis, la encefalopatía, etc.

(2) Inmunodeprimidos. En general, la infección se produce por reactivación (en especial en pacientes con sida o enfermedad hematológica). Se produce fundamentalmente afectación del SNC (fiebre, alteración del estado mental, convulsiones, etc.). La TC craneal muestra lesiones que captan en anillo (más frecuentes en tronco, ganglios basales, pituitaria y unión corticomedular). Es más rara la afectación pulmonar, miocárdica, hepática, etc.

(3) Ocular. Puede aparecer visión borrosa, escotomas, fotofobia, dolor ocular, nistagmo, etc. El fondo de ojo muestra lesiones blanco-amarillentas algodonosas, con márgenes borrosos hiperémicos, cerca del polo posterior de la retina. Progresan a placas blancas con manchas negras. Afecta a inmunocompetentes.

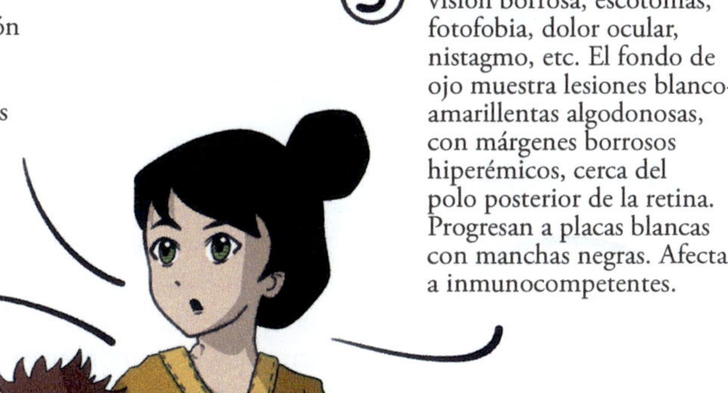

(4) Congénita. Conforme avanza la gestación hay más riesgo de transmisión desde la madre, pero menos gravedad. No suele haber síntomas al nacer, y más tarde puede aparecer coriorretinitis, estrabismo, epilepsia, retraso mental, etc. Con tratamiento, hasta el 70 % se desarrollan sin secuelas.

4. DIAGNÓSTICO

- Clínica y epidemiología compatibles.
- En función de la clínica, pueden ser útiles los hallazgos radiológicos y la exploración ocular.
- Serología.
- PCR, cultivos e histología de las muestras biológicas.

5. TRATAMIENTO

- Los pacientes inmunocompetentes que solo presentan adenopatías no suelen precisar tratamiento.
- Los pacientes inmunosuprimidos o con afectación ocular o congénita deben ser tratados con pirimetamina, sulfadiazina y ácido folínico (se pueden emplear alternativas como clindamicina, TMP-SMX o atovacuona).
- La duración del tratamiento dependerá del cuadro clínico, de la gravedad, y de la situación inmune del paciente.
- Los pacientes muy inmunodeprimidos pueden requerir profilaxis.

95 Tricomoniasis

1. ETIOLOGÍA

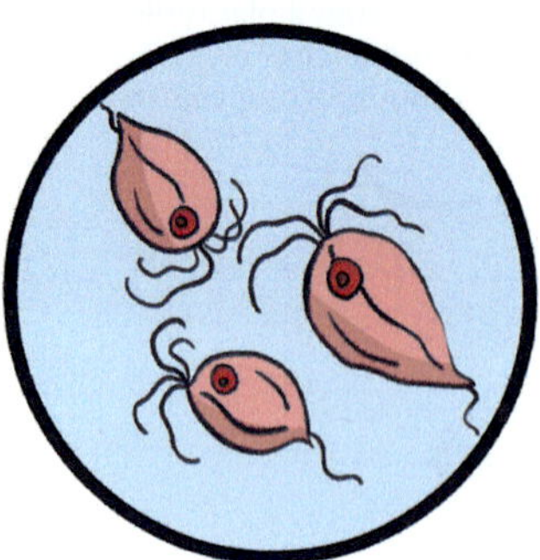

La tricomoniasis está causada por *Trichomonas vaginalis*, un protozoo móvil y piriforme que posee cuatro flagelos libres y uno que recorre el borde exterior de la membrana plasmática formando la membrana ondulante. Se multiplica por escisión binaria en la luz y en la mucosa del aparato urogenital, produciendo microúlceras.

En casi todos los casos, *T. vaginalis* se contrae por contacto sexual, en especial en personas con múltiples parejas sexuales o con otras ITS.

3. DIAGNÓSTICO

- Examen en fresco de secreción vaginal o prostática.
- Tinción directa con anticuerpos inmunofluorescentes.
- TAAN en muestras vaginales endocervicales o de orina.

4. TRATAMIENTO

- El tratamiento de elección es el metronidazol. También puede emplearse tinidazol.
- Se deben tratar los contactos sexuales.

2. CLÍNICA

① Varones. Normalmente la infección es asintomática, aunque es posible que cause uretritis con más frecuencia de lo que se pensaba. Son raras la epididimitis, la prostatitis y las ulceraciones peneanas.

② Mujeres. Pueden presentar secreción vaginal maloliente, en ocasiones espumosa, acompañada de prurito y eritema vaginal o colpitis macular (cuello «en fresa»). Otras molestias son disuria, polaquiuria y dispareunia. En la intensidad de los síntomas influyen los niveles hormonales, la integridad de la flora vaginal y el inóculo de *T. vaginalis* de la vagina.

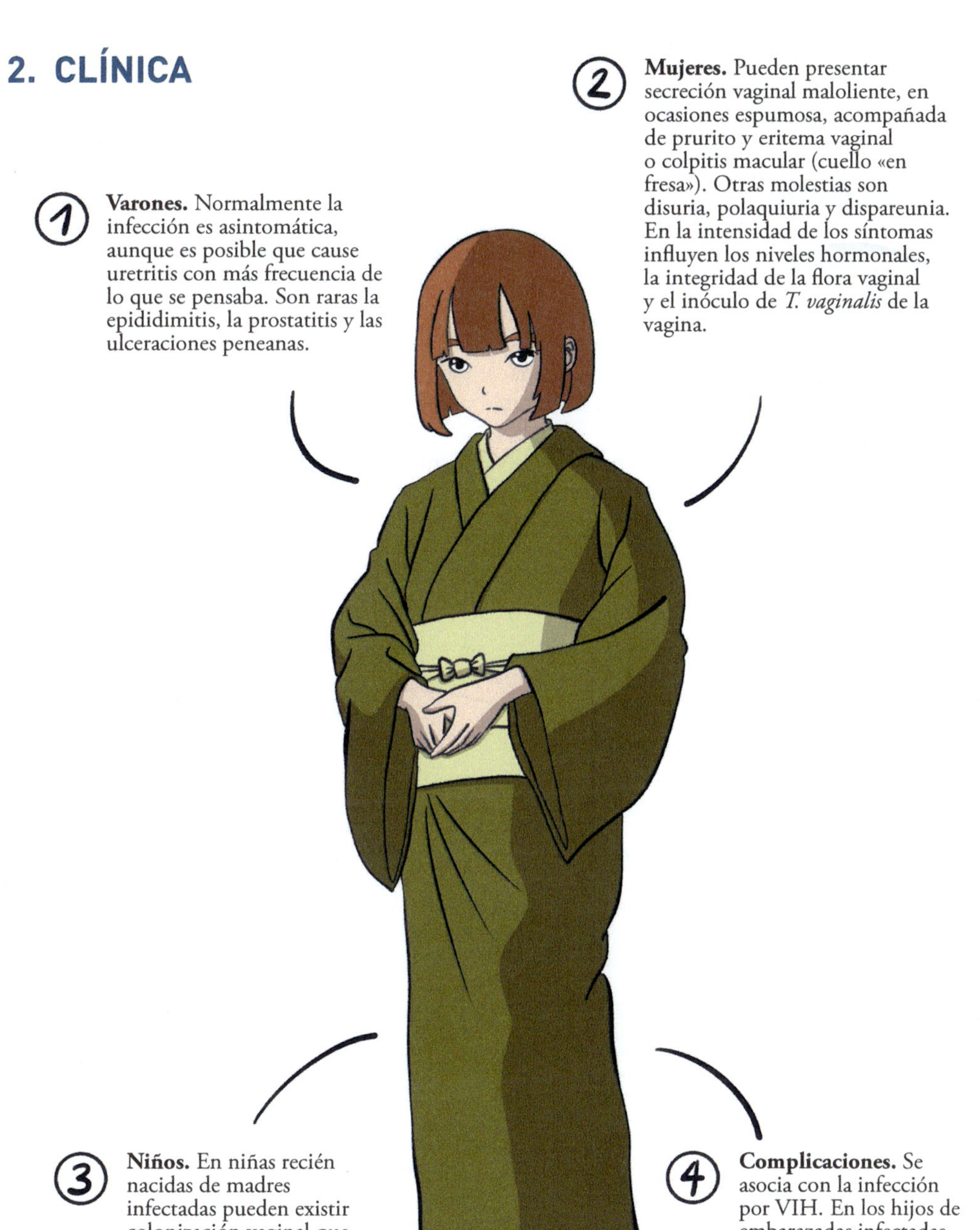

③ Niños. En niñas recién nacidas de madres infectadas pueden existir colonización vaginal que remite cuando el pH vaginal se torna neutro. También se han descrito infecciones respiratorias neonatales. En niños mayores se debe sospechar abuso infantil.

④ Complicaciones. Se asocia con la infección por VIH. En los hijos de embarazadas infectadas *T. vaginalis* se asocia al bajo peso al nacer, RPM y parto pretérmino.

96 Tricuriasis

1. ETIOLOGÍA

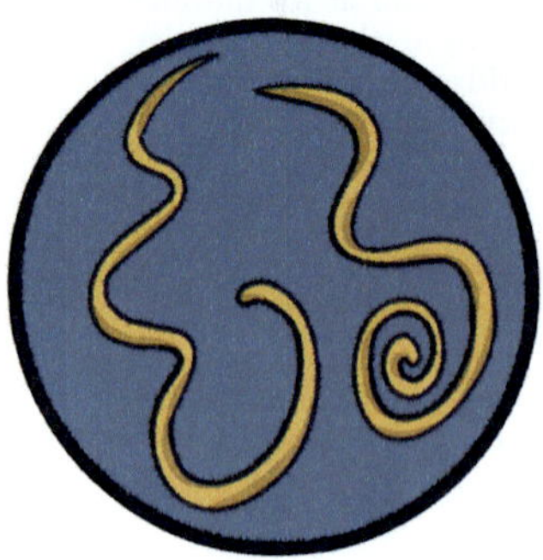

La tricuriasis está producida por *Trichuris trichiura*, un nematodo con forma de látigo muy extendido en el trópico y las áreas subtropicales. Presenta dimorfismo sexual: la hembra tiene el extremo posterior recto y el macho lo tiene en forma de espiral. Los huevos de *T. trichiura* tienen forma de limón.

La prevalencia de la enfermedad y la carga parasitaria son más altas en niños. Es frecuente la coinfestación con otros nematodos intestinales.

2. PATOGENIA

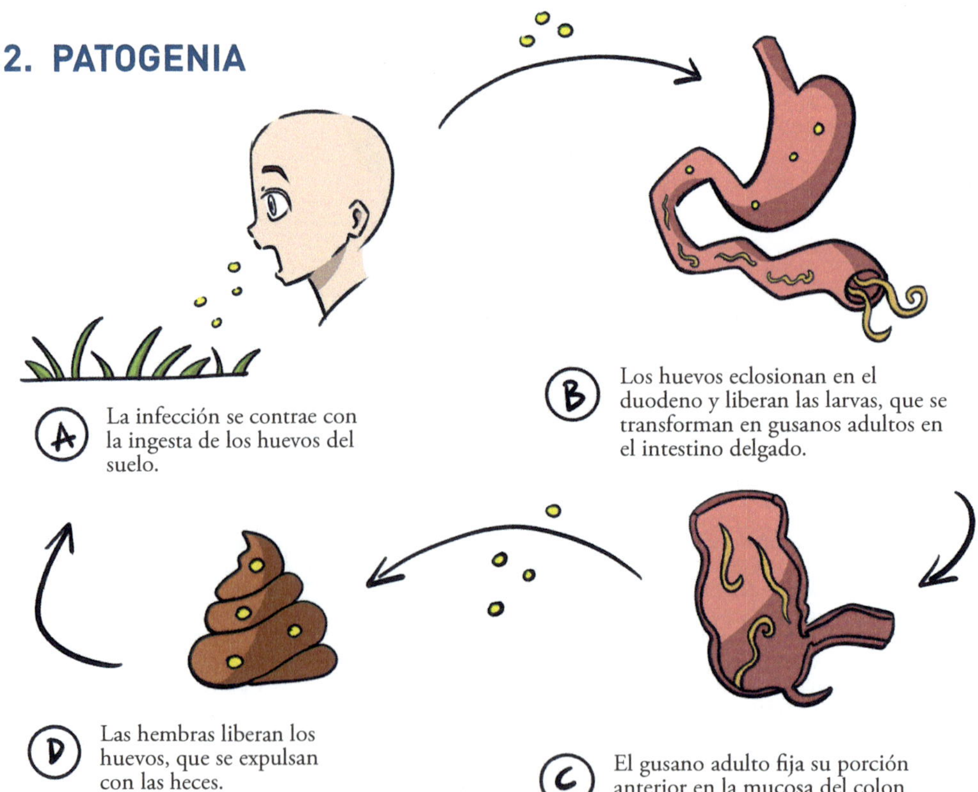

Ⓐ La infección se contrae con la ingesta de los huevos del suelo.

Ⓑ Los huevos eclosionan en el duodeno y liberan las larvas, que se transforman en gusanos adultos en el intestino delgado.

Ⓓ Las hembras liberan los huevos, que se expulsan con las heces.

Ⓒ El gusano adulto fija su porción anterior en la mucosa del colon y el ciego.

3. CLÍNICA

① La mayoría de los pacientes tienen baja carga parasitaria y están asintomáticos o muestran clínica leve.

② La infestación moderada puede tener un efecto inmunomodulador que suprime la inflamación del colon.

③ La infestación masiva puede asociar enfermedad gastrointestinal grave, con inflamación desde el íleon al recto, con aparición de dolor abdominal, diarrea, tenesmo, desnutrición y anemia, clínica similar a la enfermedad inflamatoria intestinal.

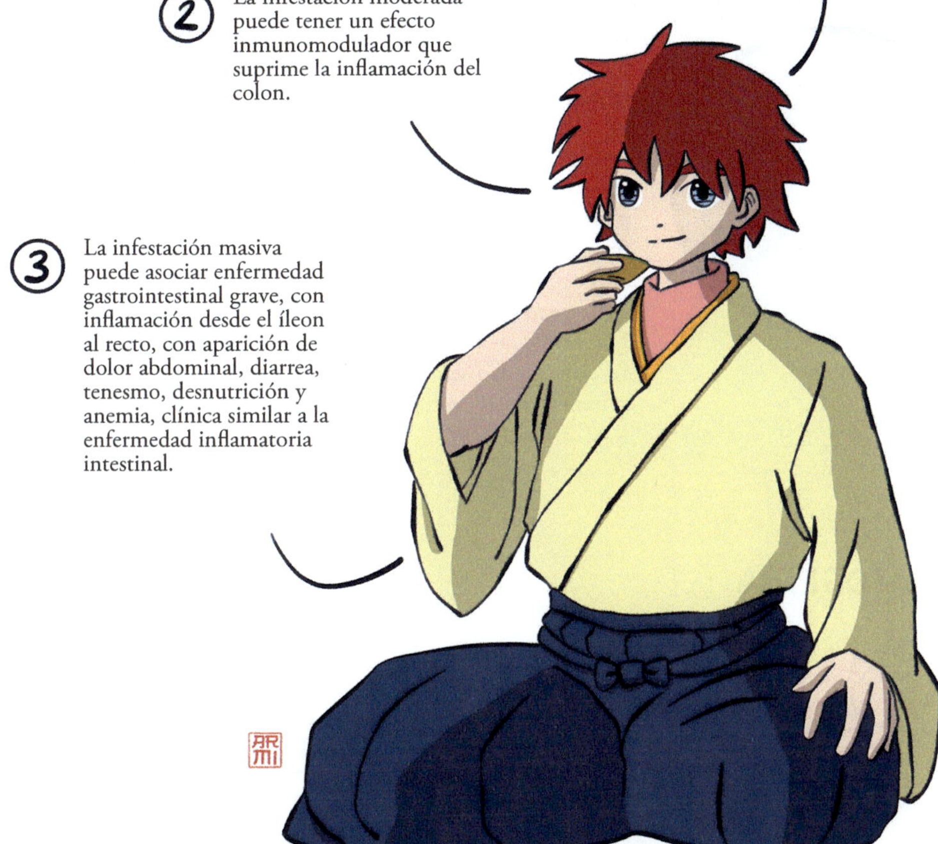

4. DIAGNÓSTICO

- Visualización de los huevos característicos en las heces.
- En ocasiones se observan los gusanos en la rectoscopia.
- El paciente puede presentar eosinofilia.

5. TRATAMIENTO

- Tratamiento de elección: mebendazol.
- Alternativas: albendazol o ivermectina.
- Las infestaciones intensas pueden requerir tratamiento prolongado.

97 Tripanosomiasis africana (enfermedad del sueño)

1. ETIOLOGÍA

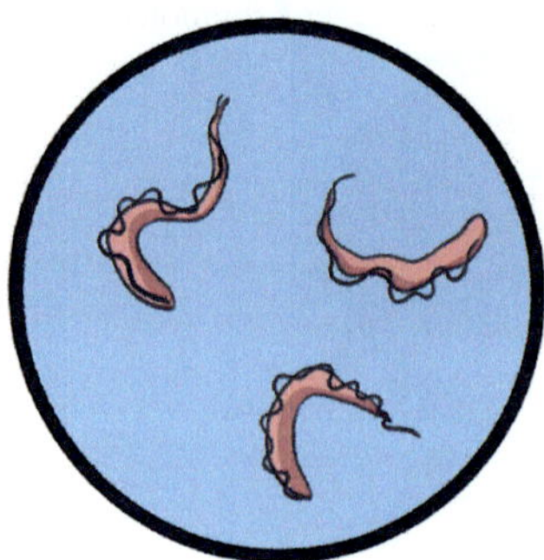

La tripanosomiasis africana o enfermedad del sueño está producida por el protozoo *Trypanosoma brucei*, que se transmite por la picadura de la mosca *Glossina* (*tsé-tsé*). Existen dos subespecies del parásito: *T. brucei gambiense* (que produce tripanosomiasis africana occidental, con reservorio humano y afectación de áreas rurales; puede permanecer latente durante meses) y *T. brucei rhodesiense* (causa tripanosomiasis africana oriental, con reservorio en antílopes y ganado bovino, y mayor afectación de turistas; suele producir clínica en semanas).

La enfermedad se presenta exclusivamente en África subsahariana, con focos endémicos en dos docenas de países.

2. PATOGENIA

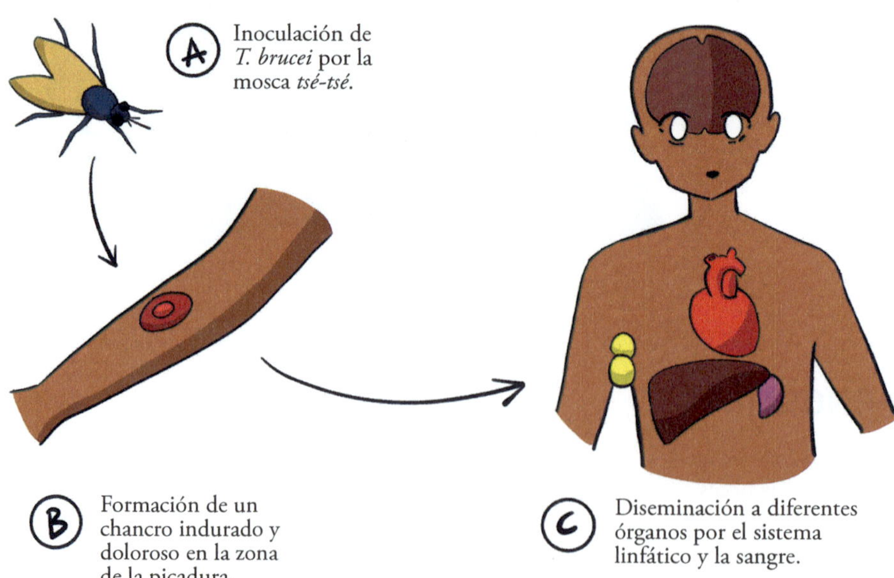

3. CLÍNICA

(1) Fase 1 (hemolinfática).
Tras el chancro, aparece fiebre intermitente. La adenopatía no dolorosa es habitual, especialmente en el área cervical (signo de Winterbottom: adenopatías en el triángulo cervical posterior). Puede observarse hepatoesplenomegalia, edema transitorio en la cara, manos, pies y otras áreas, prurito y una erupción cutánea irregular en el tronco, hombros, nalgas y muslos. Otros hallazgos son malestar, cefalea, debilidad, disminución del peso, artralgias y taquicardia. En la infección por se puede producir la muerte en este período, normalmente por arritmias o insuficiencia cardíaca.

(2) Fase 2 (meningoencefalitis).
Fase subaguda. El paciente presenta irritabilidad, cambios de personalidad y dificultad de concentración. Más tarde, aparece indiferencia y somnolencia, que en ocasiones alterna con inquietud e insomnio. Son frecuentes la cefalea, el extrapiramidalismo y la ataxia. La fase final evoluciona a coma y fallecimiento.

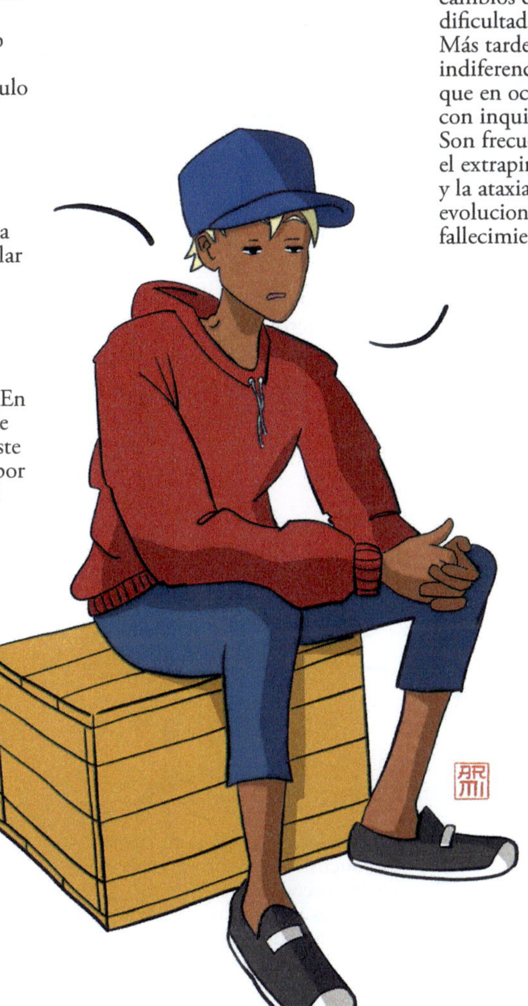

4. DIAGNÓSTICO

- Clínica y epidemiología compatibles.
- Visualización del parásito en el chancro, ganglios, sangre, LCR, médula ósea, etc.
- PCR.
- Serología.

5. TRATAMIENTO

- En la primera fase se puede emplear pentamidina o suramina.
- En la segunda fase se puede utilizar melarsoprol, eflornitina o nifurtimox.
- En ambas fases se puede emplear fexinidazol.

98 Tripanosomiasis americana (enfermedad de Chagas)

1. ETIOLOGÍA

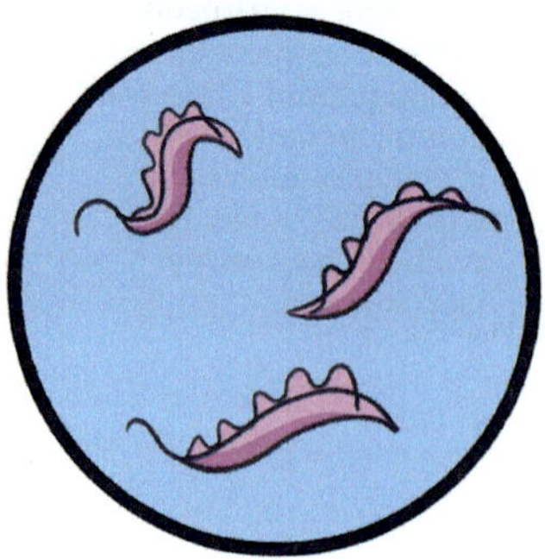

La tripanosomiasis americana o enfermedad de Chagas está causada por *Trypanosoma cruzi*, un protozoo que se transmite a través de los triatomas, artrópodos de amplia distribución por las áreas rurales de Centroamérica y Sudamérica. Estos insectos habitan en las grietas y oquedades de las paredes en las viviendas humildes.

La enfermedad también se puede contraer a través de productos sanguíneos y órganos de donantes infectados, por transmisión vertical, ingesta de alimentos o bebidas contaminadas, o por accidentes de laboratorio.

2. PATOGENIA

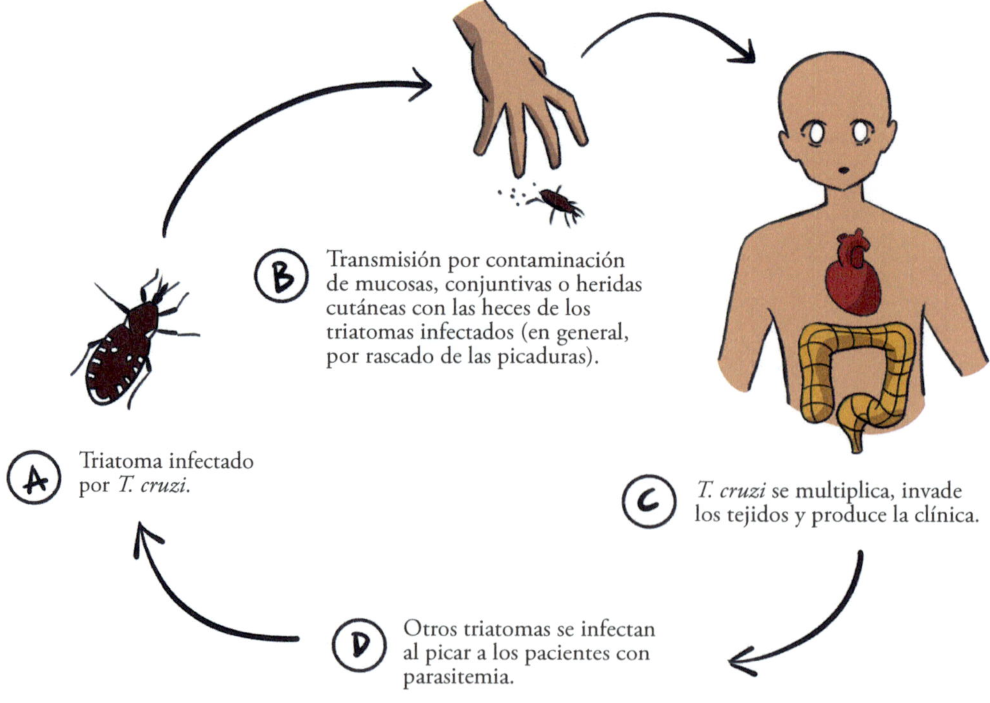

3. CLÍNICA

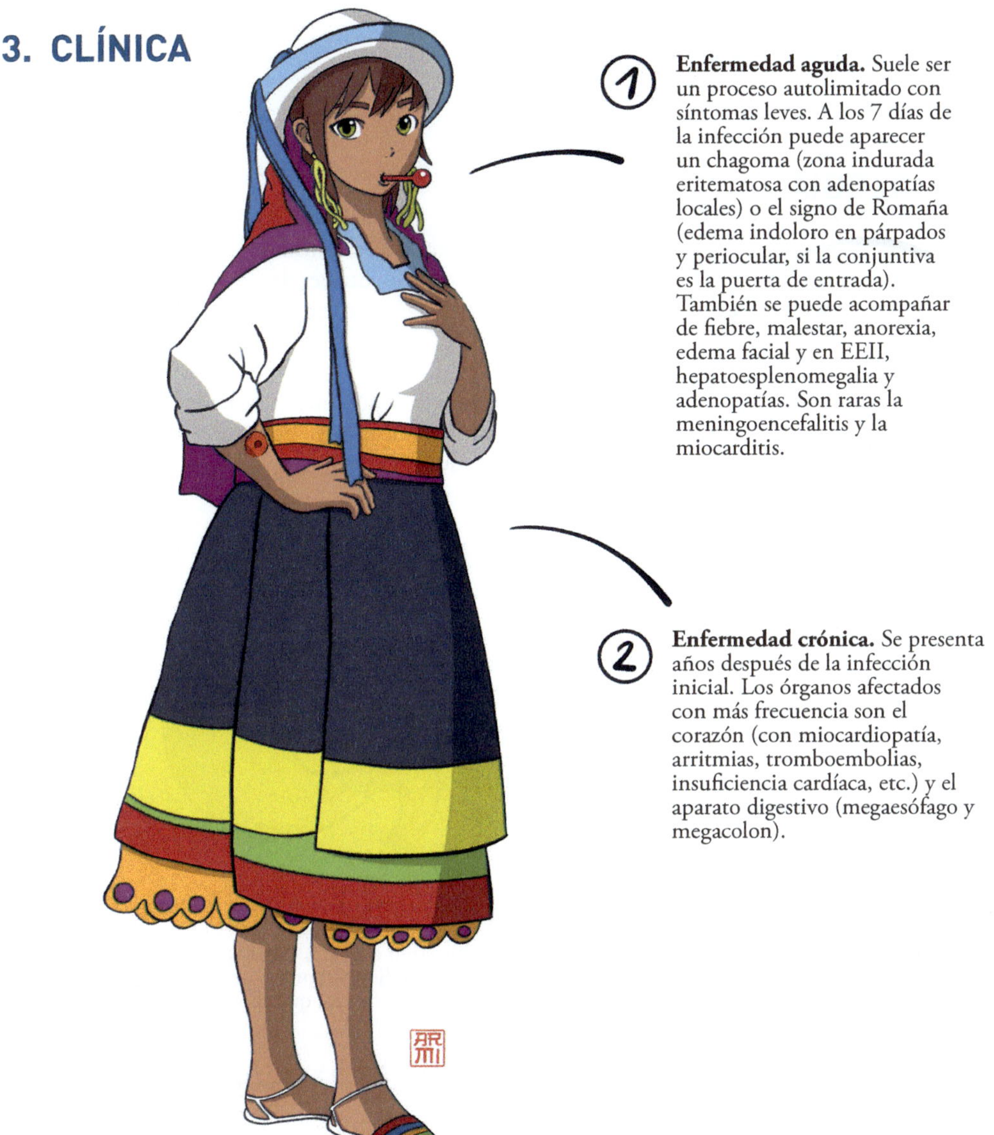

① **Enfermedad aguda.** Suele ser un proceso autolimitado con síntomas leves. A los 7 días de la infección puede aparecer un chagoma (zona indurada eritematosa con adenopatías locales) o el signo de Romaña (edema indoloro en párpados y periocular, si la conjuntiva es la puerta de entrada). También se puede acompañar de fiebre, malestar, anorexia, edema facial y en EEII, hepatoesplenomegalia y adenopatías. Son raras la meningoencefalitis y la miocarditis.

② **Enfermedad crónica.** Se presenta años después de la infección inicial. Los órganos afectados con más frecuencia son el corazón (con miocardiopatía, arritmias, tromboembolias, insuficiencia cardíaca, etc.) y el aparato digestivo (megaesófago y megacolon).

4. DIAGNÓSTICO

- Clínica y epidemiología compatibles.
- Enfermedad aguda o congénita: métodos parasitológicos, típicamente microscopia directa o PCR en sangre.
- Infección crónica: serología.

5. TRATAMIENTO

- El benznidazol es el tratamiento de elección (alternativa: nifurtimox).
- En la mayoría de los países endémicos se ha reducido la transmisión mediante el control vectorial y el cribado serológico.
- Puede requerirse tratamiento específico de la afectación crónica (p. ej., trasplante cardíaco).

99 Triquinosis

1. ETIOLOGÍA

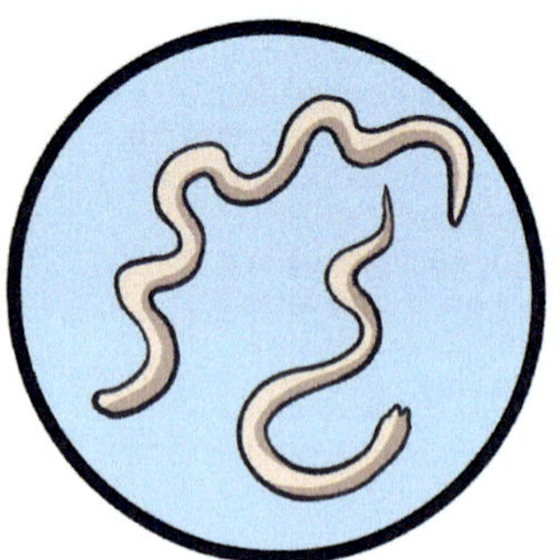

La triquinosis se contrae por el consumo de carne poco cocinada que contiene quistes de *Trichinella*, un nematodo que parasita las células musculares estriadas de diversos mamíferos.

T. spiralis, especie más frecuentemente relacionada con la afectación humana, se distribuye por todo el mundo e infesta a cerdos, roedores y caballos.

2. PATOGENIA

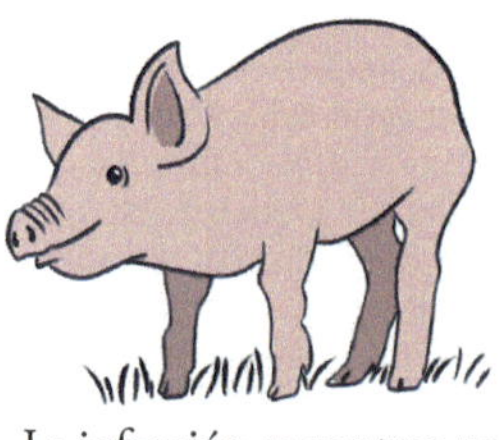

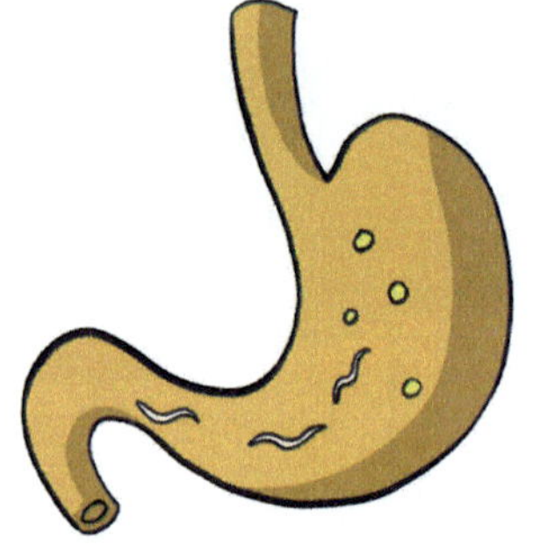

(A) La infección se contrae por la ingesta de carne parasitada por quistes de *Trichinella* (cerdo, jabalí, oso, caballo, etc.).

(B) Fase intestinal. Las larvas se liberan con la digestión del quiste en el estómago y pasan al intestino delgado, donde parasitan las células del epitelio columnar y se convierten en gusanos adultos, que copulan.

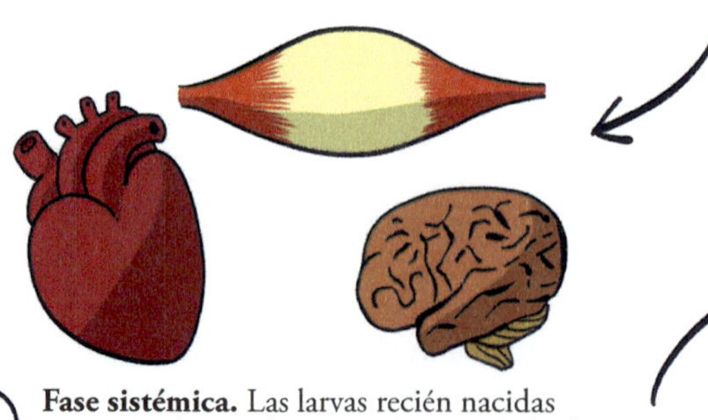

(C) Fase sistémica. Las larvas recién nacidas atraviesan la pared intestinal y por vía linfática y sanguínea alcanzan el músculo estriado, miocardio, cerebro, etc. Allí se enquistan y se convierten en larvas infectivas. Los quistes calcificados son visibles en las radiografías.

(D) La respuesta inmune elimina las larvas, pero no los quistes.

3. CLÍNICA

① **Semana 1: fase intestinal.** Asintomática o leve dolor abdominal, diarrea, náuseas, etc.

② **Semana 2-3: fase sistémica.** Edema facial y periorbitario, fiebre, debilidad, malestar general, mialgias, exantema urticarial, conjuntivitis y hemorragias conjuntivales y subungueales. La debilidad y las mialgias aparecen en primer lugar y son más graves en los músculos extraoculares, maseteros y cervicales.

③ Los pacientes con alta carga parasitaria pueden desarrollar miocarditis, encefalitis o neumonía. En raras ocasiones puede ser mortal.

④ **Desde la semana 4.** Disminución progresiva de los síntomas.

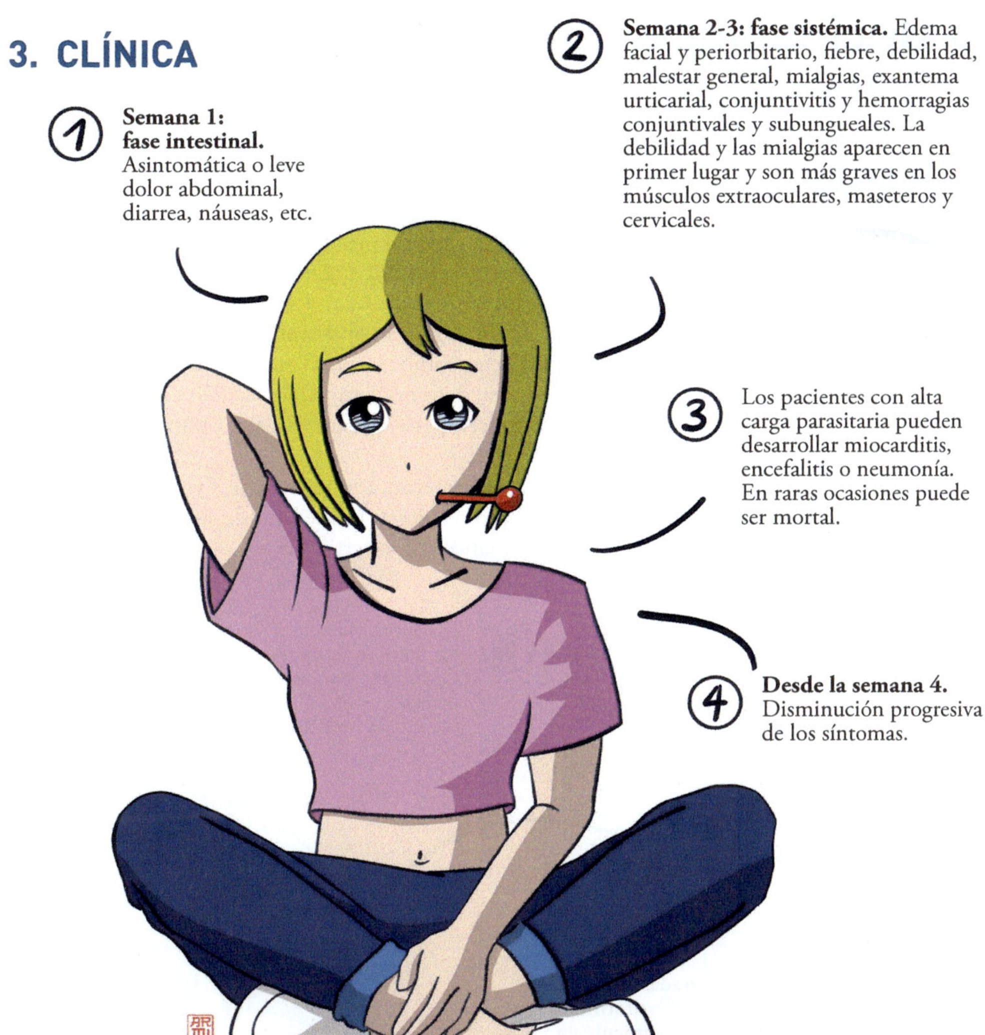

4. DIAGNÓSTICO

- Clínica y epidemiología compatibles.
- Presencia de eosinofilia (máxima en las semanas 2-4) y elevación de IgE y enzimas musculares (CPK, LDH y GOT).
- Serología (diagnóstica desde la semana 3).
- Visualización de los parásitos en la biopsia (especialmente en muestras próximas a las inserciones tendinosas).

5. TRATAMIENTO

- Fase intestinal: antihelmínticos (albendazol o mebendazol).
- Fase sistémica: tratamiento sintomático. La afectación muscular grave puede requerir corticoides.
- Es fundamental el control de la carne de consumo.

100 Uncinariosis

1. ETIOLOGÍA

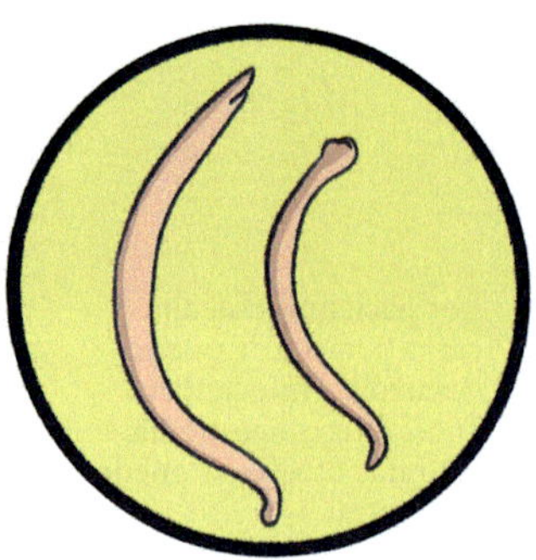

La uncinariosis está causada principalmente por *Ancylostoma duodenale* (más frecuente en el sur de Europa, el norte de África y norte de Asia) y *Necator americanus* (más común en el hemisferio occidental y África ecuatorial). Especies como *A. brasiliense* pueden provocar afectación cutánea, pero no completan su ciclo en el ser humano ni producen patología intestinal o pulmonar.

La uncinariosis suele afectar a niños mayores y a trabajadores adultos en zonas rurales donde se emplean excrementos humanos como fertilizantes.

2. PATOGENIA

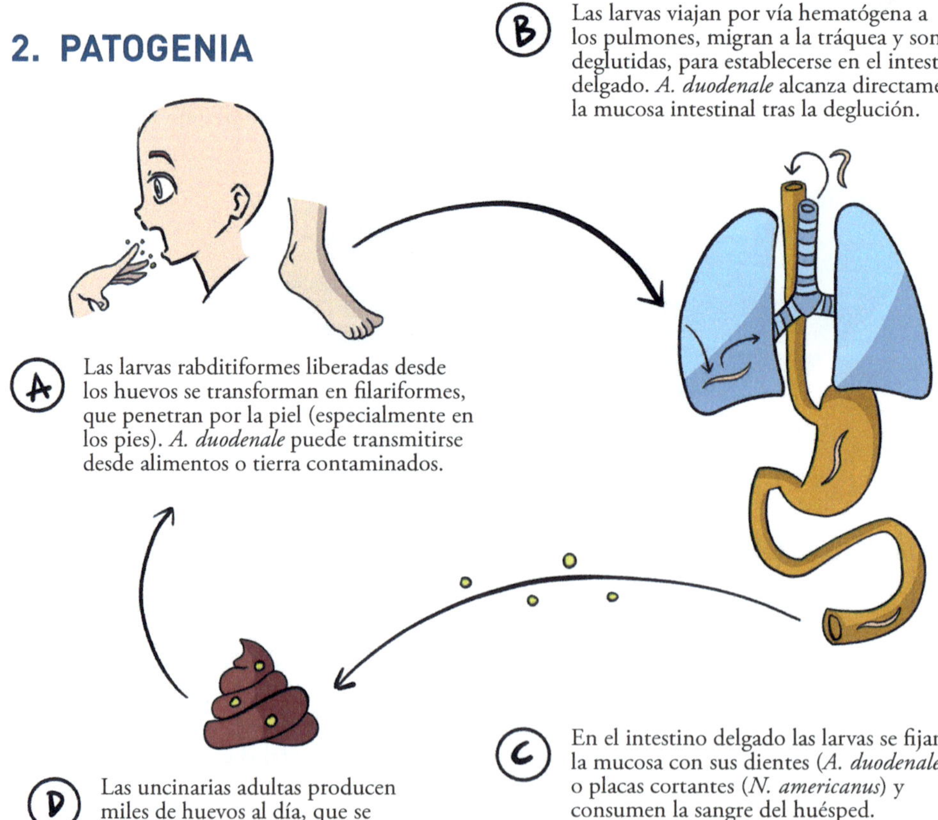

3. CLÍNICA

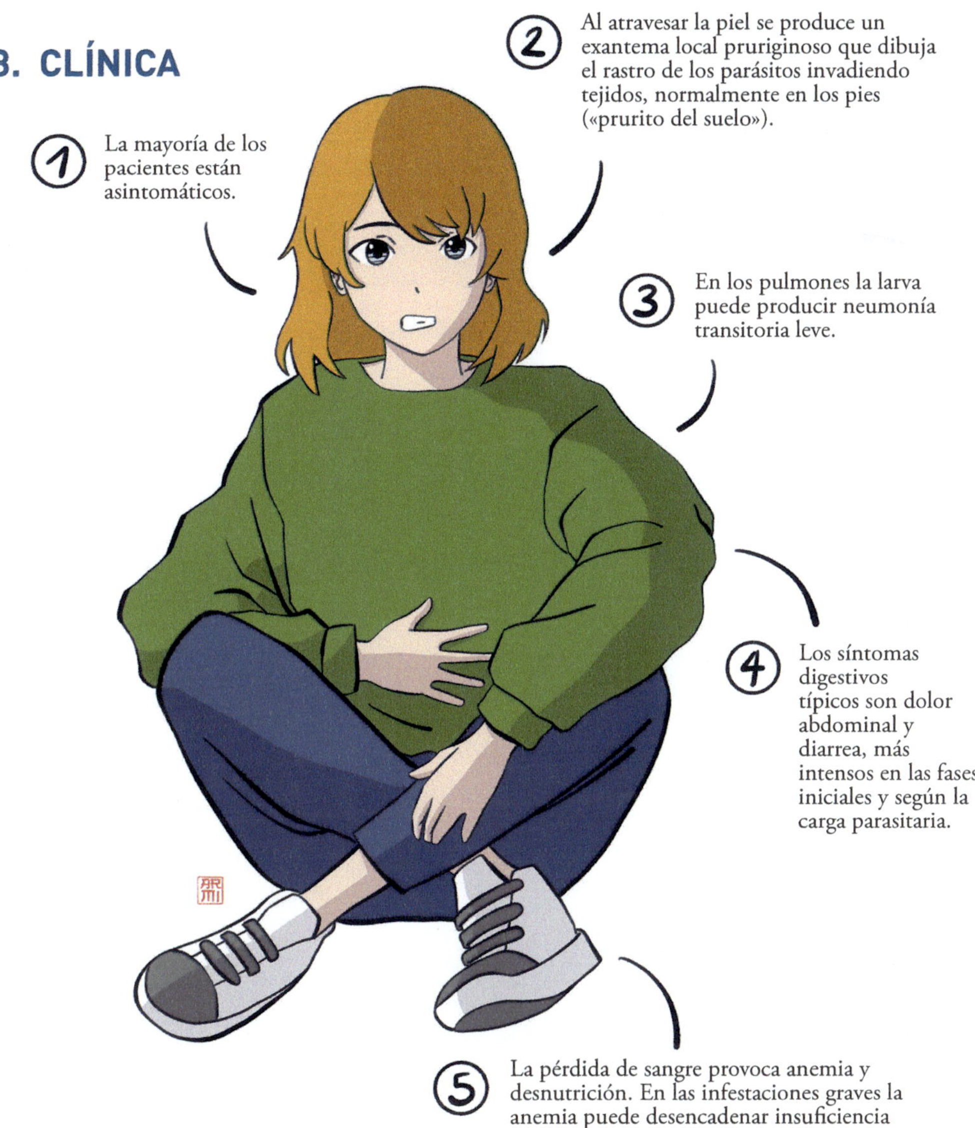

4. DIAGNÓSTICO

- Visualización de los huevos en las heces (no pueden distinguirse ambas especies). Ocasionalmente se observan larvas rabditiformes.
- Eosinofilia, anemia ferropénica e hipoalbuminemia.

5. TRATAMIENTO

- Tratamiento de elección: albendazol.
- Alternativas: mebendazol o pamoato de pirantel.
- Puede ser necesario asociar hierro oral y/o apoyo nutricional.

Bibliografía

Las principales fuentes consultadas para la realización de este libro han sido:
- Bennett JE, Dolin R, Blaser MJ. Mandell, Douglas y Bennett. Enfermedades infecciosas. Principios y práctica. 9ª ed. Madrid: Elsevier; 2020.
- Gilbert DN, Chambers HF, Saag MS, et al. The Sandford Guide to Antimicrobial Therapy 2023. 53ª ed. Sperryville, Virginia: Antimicrobial Therapy, Inc. 2023.
- Loscalzo J, Fauci A, Kasper D, Hauser S, Longo D, Jameson JL. Harrison. Principios de Medicina Interna. 21ª ed. Madrid: McGraw-Hill Education; 2022.
- Mensa J, Soriano, A. Guía de Terapéutica Antimicrobiana 2024. 34ª ed. Barcelona: Antares; 2024.
- World health organization (WHO) [Internet]. Who.int. [cited 2024 Apr 8]. Available from: https://www.who.int/

Además, en cada capítulo se ha empleado bibliografía específica que se detalla a continuación:

INFECCIONES POR BACTERIAS

1. Infección por *Acinetobacter*

- Ferrer R, Soriano A, Cantón R, et al. A systematic review and expert's analysis of risk factors of infections in adults due to carbapenem-resistant Pseudomonas aeruginosa or Acinetobacter baumannii in Spain. Rev Esp Quimioter. 2021;34(4):298-307.
- Tamma PD, Heil EL, Justo JA et al. Infectious Diseases Society of America 2024 Guidance on the Treatment of Antimicrobial-Resistant Gram-Negative Infections. Clin Infect Dis. 2024: ciae403.
- Yassin A, Huralska M, Pogue JM, Dixit D, Sawyer RG, Kaye KS. State of the management of infections caused by multidrug-resistant gram-negative organisms. Clin Infect Dis. 2023;77:e46-e56.

2. Actinomicosis

- Boot M, Archer J, Ali I. The diagnosis and management of pulmonary actinomycosis. J Infect Public Health. 2023;16:490-500.
- Könönen E, Wade WG. Actinomyces and related organisms in human infections. Clin Microbiol Rev. 2015;28:419-42.
- Wong VK, Turmezei TD, Weston VC. Actinomycosis. BMJ. 2011;343:d6099.

3. Anaplasmosis granulocitotrópica humana

- Dumic I, Jevtic D, Veselinovic M, et al. Human granulocytic anaplasmosis. A systematic review of published cases. Microorganisms. 2022;10:1433.
- MacQueen D, Centellas F. Human granulocytic anaplasmosis. Infect Dis Clin North Am. 2022;36:639-54.
- Pace EJ, O'Reilly M. Tickborne diseases: diagnosis and management. Am Fam Physician. 2020;101:530-40.

4. Enfermedad por arañazo de gato

- Johnson A. Ocular complications of cat scratch disease. Br J Ophthalmol. 2020;104:1640-6.
- Koutantou M, Kambas K, Makka S, Fournier PE, Raoult D, Angelakis E. Limitations of serological diagnosis of typical cat scratch disease and recommendations for the diagnostic procedure. Can J Infect Dis Med Microbiol. 2023;2023:4222511.
- Mazur-Melewska K, Mania A, Kemnitz P, Figlerowicz M, Służewski W. Cat-scratch disease: a wide spectrum of clinical pictures. Postepy Dermatol Alergol. 2015;32:216-20.

5. Botulismo

- Berkowitz AL. Tetanus, botulism, and diphtheria. Continuum (Minneap Minn). 2018;24:1459-88.
- Chalk CH, Benstead TJ, Pound JD, Keezer MR. Medical treatment for botulism. Cochrane Database Syst Rev. 2019;4:CD008123.
- Rawson AM, Dempster AW, Humphreys CM, Minton NP. Pathogenicity and virulence of Clostridium botulinum. Virulence. 2023;14:2205251.

6. Brucelosis

- Guo X, Zeng H, Li M, et al. The mechanism of chronic intracellular infection with Brucella spp. Front Cell Infect Microbiol. 2023;13:1129172.
- Qureshi KA, Parvez A, Fahmy NA, et al. Brucellosis: epidemiology, pathogenesis, diagnosis and treatment. A comprehensive review. Ann Med. 2023;55:2295398.
- Yagupsky P, Morata P, Colmenero JD. Laboratory diagnosis of human brucellosis. Clin Microbiol Rev. 2019;33:e00073-19.

7. Infección por *Campylobacter*

- González-Torralba A, García-Esteban C, Alós JI. Enteropatógenos y antibióticos. Enferm Infecc Microbiol Clin. 2018;36:47-54.
- Meisenheimer ES, Epstein C, Thiel D. Acute diarrhea in adults. Am Fam Physician. 2022;106:72-80.
- Shane AL, Mody RK, Crump JA, et al. 2017 Infectious Diseases Society of America Clinical Practice Guidelines for the diagnosis and management of infectious diarrhea. Clin Infect Dis. 2017;65:e45-e80.

8. Infección por *Chlamyidia trachomatis*

- Del Romero J, Moreno Guillén S, Rodríguez-Artalejo F, et al. Sexually transmitted infections in Spain: Current status. Rev Esp Quimioter. 2023;36(5):444-65.
- Geisler WM, Hocking JS, Darville T, Batteiger BE, Brunham RC. Diagnosis and management of uncomplicated Chlamydia trachomatis infections in adolescents and adults: Summary of evidence reviewed for the 2021 Centers for Disease Control and Prevention Sexually Transmitted Infections Treatment Guidelines. Clin Infect Dis. 2022;74:S112-S126.
- Piñeiro L, Galán JC, Vall-Mayans M. Infecciones por *Chlamydia trachomatis* (incluye linfogranuloma venéreo) y *Mycoplasma genitalium*. Enferm Infecc Microbiol Clin. 2019;37:525-34.

9. Infección por *Chlamydophila pneumoniae*

- Aliberti S, De la Cruz CS, Amati F, Sotgiu G, Restrepo MI. Community-acquired pneumonia. Lancet. 2021;398:906-19.
- File TM Jr, Ramirez JA. Community-acquired pneumonia. N Engl J Med. 2023;389:632-41.
- Quiles Machado JA, Aragón Domínguez V, Monsalvo Hernando M, Gómez Durán M. Neumonías bacterianas no neumocócicas (II). Infecciones respiratorias por *Mycoplasma* y *Chlamydia*. Neumonías víricas. Medicine. 2018;12:3186-97.

10. Infección por *Clostridioides difficile*

- Finke J. Clostridioides difficile infection: A focused guideline update from the IDSA. Am Fam Physician. 2022;105:678-9.
- Johnson S, Lavergne V, Skinner AM, et al. Clinical Practice Guideline by the Infectious Diseases Society of America (IDSA) and Society for Healthcare Epidemiology of America (SHEA): 2021 Focused Update Guidelines on management of Clostridioides difficile infection in adults. Clin Infect Dis. 2021;73:755-7.
- Merino E, Salavert M. Treatment of Clostridioides difficile infection: from guidelines to clinical practice. Rev Esp Quimioter. 2022; 35(Suppl. 3):97-101.

11. Cólera

- Chowdhury F, Ross AG, Islam MT, McMillan NAJ, Qadri F. Diagnosis, management, and future control of cholera. Clin Microbiol Rev. 2022;35:e0021121.
- Hraib M, Alaidi S, Jouni S, et al. Cholera: An overview with reference to the Syrian outbreak. Avicenna J Med. 2023;13:199-205.

- Kanungo S, Azman AS, Ramamurthy T, Deen J, Dutta S. Cholera. Lancet. 2022;399:1429-40.

12. Difteria

- Berkowitz AL. Tetanus, botulism, and diphtheria. Continuum (Minneap Minn). 2018;24:1459-88.
- Truelove SA, Keegan LT, Moss WJ, et al. Clinical and epidemiological aspects of diphtheria: A systematic review and pooled analysis. Clin Infect Dis. 2020;71:89-97.
- Wiedermann BL. Diphtheria in the 21st century: New insights and a wake-up call. Clin Infect Dis. 2020;71: 98-9.

13. Donovanosis

- Belda Junior W. Donovanosis. An Bras Dermatol. 2020;95:675-83.
- Cologne KG, Hsieh C. Nonviral sexually transmitted diseases. Clin Colon Rectal Surg. 2019;32:358-63.
- O'Farrell N, Hoosen A, Kingston M. 2018 UK national guideline for the management of donovanosis. Int J STD AIDS. 2018;29:946-8.

14. Infección enterocócica

- Echeverria-Esnal D, Sorli L, Navarrete-Rouco ME, et al. Ampicillin-resistant and vancomycin-susceptible Enterococcus faecium bacteremia: a clinical narrative review. Expert Rev Anti Infect Ther. 2023;21:759-75.
- Herrera-Hidalgo L, Fernández-Rubio B, Luque-Márquez R, López-Cortés LE, Gil-Navarro MV, Alarcón A. Treatment of Enterococcus faecalis infective endocarditis: A continuing challenge. Antibiotics (Basel). 2023;12:704.
- Rogers R, Rice LB. State-of-the-art review: Persistent enterococcal bacteremia. Clin Infect Dis. 2023:ciad612.

15. Infección por *Escherichia coli*

- Pintado V, Ruiz-Garbajosa P, Aguilera-Alonso D, et al. Executive summary of the consensus document of the Spanish Society of Infectious Diseases and Clinical Microbiology (SEIMC) on the diagnosis and antimicrobial treatment of infections due to carbapenem-resistant Gram-negative bacteria. Enferm Infecc Microbiol Clin. 2023;41:360-70.
- Shane AL, Mody RK, Crump JA, et al. 2017 Infectious Diseases Society of America Clinical Practice Guidelines for the diagnosis and management of infectious diarrhea. Clin Infect Dis. 2017;65:e45-e80.
- Tamma PD, Aitken SL, Bonomo RA, Mathers AJ, van Duin D, Clancy CJ. Infectious Diseases Society of America 2022 Guidance on the treatment of extended-spectrum β-lactamase producing Enterobacterales (ESBL-E), carbapenem-resistant Enterobacterales (CRE), and Pseudomonas aeruginosa with difficult-to-treat resistance (DTR-P. aeruginosa). Clin Infect Dis. 2022;75(2):187-212.

16. Infección por otros *Enterobacterales*

- Tamma PD, Heil EL, Justo JA et al. Infectious Diseases Society of America 2024 Guidance on the Treatment of Antimicrobial-Resistant Gram-Negative Infections. Clin Infect Dis. 2024: ciae403.
- Pintado V, Ruiz-Garbajosa P, Aguilera-Alonso D, et al. Executive summary of the consensus document of the Spanish Society of Infectious Diseases and Clinical Microbiology (SEIMC) on the diagnosis and antimicrobial treatment of infections due to carbapenem-resistant Gram-negative bacteria. Enferm Infecc Microbiol Clin. 2023;41:360-70.
- Paul M, Carrara E, Retamar P et al. European Society of Clinical Microbiology and Infectious Diseases (ESCMID) guidelines for the treatment of infections caused by multidrug-resistant Gram-negative bacilli. Clinical Microbiology and Infection. 2022. 28: 521-47.

17. Fiebre botonosa mediterránea

- Blanton LS. The rickettsioses. Infect Dis Clin North Am. 2019;33:213-29.
- De la Fuente J, Estrada-Peña A, Rafael M, et al. Perception of ticks and tick-borne diseases worldwide. Pathogens. 2023;12:1258.

- Spernovasilis N, Markaki I, Papadakis M, Mazonakis N, Ierodiakonou D. Mediterranean spotted fever: Current knowledge and recent advances. Trop Med Infect Dis. 2021;6:172.

18. Fiebre de las trincheras
- Anstead GM. The centenary of the discovery of trench fever, an emerging infectious disease of World War 1. Lancet Infect Dis. 2016;16:e164-72.
- Deng YP, Fu YT, Yao C, et al. Emerging bacterial infectious diseases/pathogens vectored by human lice. Travel Med Infect Dis. 2023;55:102630.
- Ruiz J. Bartonella quintana, past, present, and future of the scourge of World War I. APMIS. 2018;126(11):831-7.

19. Fiebre entérica (tifoidea)
- Jiménez-Morillas F, Gil-Mosquera M, Jorge García-Lamberechts E. Fever in travellers returning from the tropics. Med Clín. 2019;153:205-12.
- Meiring JE, Khanam F, Basnyat B, et al. Typhoid fever. Nat Rev Dis Primers. 2023;9:71.
- Saha T, Arisoyin AE, Bollu B, et al. Enteric fever: Diagnostic challenges and the importance of early intervention. Cureus. 2023;15:e41831.

20. Fiebre Q
- Borawski K, Dunaj J, Pancewicz S, Król M, Czupryna P, Moniuszko-Malinowska A. Coxiella burnetii and Q fever. A review. Przegl Epidemiol. 2020;74:43-8.
- España PP, Uranga A, Cillóniz C, Torres A. Q Fever (Coxiella burnetii). Semin Respir Crit Care Med. 2020;41:509-21.
- Pérez-Arellano JL, Carranza Rodríguez C, Gutierrez C, Bolaños Rivero M. Epidemiology of Q fever in Spain (2018). Rev Esp Quimioter. 2018;31(5):386-405.

21. Infección por *Haemophilus influenzae*
- File TM Jr, Ramirez JA. Community-acquired pneumonia. N Engl J Med. 2023;389:632-41.
- Park JJ, Narayanan S, Tiefenbach J, et al. Estimating the global and regional burden of meningitis in children caused by Haemophilus influenzae type b: A systematic review and meta-analysis. J Glob Health. 2022;12:04014.
- Slack MPE, Cripps AW, Grimwood K, Mackenzie GA, Ulanova M. Invasive Haemophilus influenzae infections after 3 decades of Hib protein conjugate vaccine use. Clin Microbiol Rev. 2021;34:e0002821.

22. Infección por *Helicobacter pylori*
- Crowe SE. Helicobacter pylori infection. N Engl J Med. 2019;380:1158-65.
- Gisbert JP, Alcedo J, Amador J, et al. V Spanish Consensus Conference on Helicobacter pylori infection treatment. Gastroenterol Hepatol. 2022;45:392-417.
- Shah SC, Iyer PG, Moss SF. AGA Clinical Practice Update on the management of refractory Helicobacter pylori infection: Expert review. Gastroenterology. 2021;160:1831-41.

23. Legionelosis
- Aliberti S, De la Cruz CS, Amati F, Sotgiu G, Restrepo MI. Community-acquired pneumonia. Lancet. 2021;398:906-19.
- File TM Jr, Ramirez JA. Community-acquired pneumonia. N Engl J Med. 2023;389:632-41.
- Hernández Gutiérrez J, Novella Mena M, García Sánchez M, Sanz Moreno J. Neumonías bacterianas no neumocócicas (I). Infecciones por *Legionella*. Fiebre Q. Medicine. 2022;13:3203-14.

24. Leptospirosis
- Jiménez-Morillas F, Gil-Mosquera M, Jorge García-Lamberechts E. Fever in travellers returning from the tropics. Med Clín. 2019;153:205-12.
- Pérez-Arellano JL, Górgolas-Hernández-Mora M, Salvador F, et al. Executive summary of imported infectious diseases after returning from foreign travel: Consensus document of the Spanish Society for Infectious Diseases and Clinical Microbiology (SEIMC). Enferm Infecc Microbiol Clin. 2018;36:187-93.

- Samrot AV, Sean TC, Bhavya KS, et al. Leptospiral infection, pathogenesis and its diagnosis. A review. Pathogens. 2021;10:145.

25. Listeriosis
- Hasbun R. Progress and challenges in bacterial meningitis: A review. JAMA. 2022;328:2147-54.
- Huang C, Lu TL, Yang Y. Mortality risk factors related to listeriosis. A meta-analysis. J Infect Public Health. 2023;16:771-83.
- Koopmans MM, Brouwer MC, Vázquez-Boland JA, van de Beek D. Human listeriosis. Clin Microbiol Rev. 2023;36:e0006019.

26. Enfermedad de Lyme
- Lantos PM, Rumbaugh J, Bockenstedt LK, et al. Clinical Practice Guidelines by the Infectious Diseases Society of America (IDSA), American Academy of Neurology (AAN), and American College of Rheumatology (ACR): 2020 Guidelines for the prevention, diagnosis and treatment of Lyme disease. Clin Infect Dis. 2021;72:1-8.
- Oteo JA, Corominas H, Escudero R, et al. Executive summary of the consensus statement of the Spanish Society of Infectious Diseases and Clinical Microbiology (SEIMC), Spanish Society of Neurology (SEN), Spanish Society of Immunology (SEI), Spanish Society of Pediatric Infectology (SEIP), Spanish Society of Rheumatology (SER), and Spanish Academy of Dermatology and Venereology (AEDV), on the diagnosis, treatment and prevention of Lyme borreliosis. Enferm Infecc Microbiol Clin. 2023;41:40-5.
- Williams A, Bevan J, Arnold MJ. Lyme disease: Updated recommendations from the IDSA, AAN, and ACR. Am Fam Physician. 2022;104:652-4.

27. Infección por *Moraxella catarrhalis*
- Aliberti S, De la Cruz CS, Amati F, Sotgiu G, Restrepo MI. Community-acquired pneumonia. Lancet. 2021;398:906-19.
- File TM Jr, Ramirez JA. Community-acquired pneumonia. N Engl J Med. 2023;389:632-41.

- Spoială EL, Stanciu GD, Bild V, Ababei DC, Gavrilovici C. From evidence to clinical guidelines in antibiotic treatment in acute otitis media in children. Antibiotics (Basel). 2021;10:52.

28. Infección por *Mycoplasma pneumoniae*
- File TM Jr, Ramirez JA. Community-acquired pneumonia. N Engl J Med. 2023;389:632-41.
- Gómez Rufo D, García Sánchez E, García Sánchez JE, García Moro M. Clinical implications of the genus Mycoplasma. Rev Esp Quimioter. 2021;34:169-84.
- Miyashita N. Atypical pneumonia: Pathophysiology, diagnosis, and treatment. Respir Investig. 2022;60:56-67.

29. Infección por *Neisseria gonorrhoeae*
- Barberá MJ, Serra-Pladevall J. Infección gonocócica: un problema aún sin resolver. Enferm Infecc Microbiol Clin. 2019;37:458-66.
- Kenyon C, Herrmann B, Hughes G, de Vries HJC. Management of asymptomatic sexually transmitted infections in Europe: towards a differentiated, evidence-based approach. Lancet Reg Health Eur. 2023;34:100743.
- Mitjà O, Suñer C, Giacani L, Vall-Mayans M, Tiplica GS, Ross JDC. Treatment of bacterial sexually transmitted infections in Europe: gonorrhoea, Mycoplasma genitalium, and syphilis. Lancet Reg Health Eur. 2023:34:100737.

30. Infección por *Neisseria meningitidis*
- Abad R, Martinón-Torres F, Santolaya ME, Banzhoff A, González-Inchausti C, Graña MG. From a pathogen's genome to an effective vaccine: the four-component meningococcal serogroup B vaccine. Rev Esp Quimioter. 2019;32(3):208-16.
- Fitzgerald D, Waterer GW. Invasive pneumococcal and meningococcal disease. Infect Dis Clin North Am. 2019;33:1125-41.
- Hasbun R. Progress and challenges in bacterial meningitis: A review. JAMA. 2022;328:2147-54.

31. Nocardiosis

- Duggal SD, Chugh TD. Nocardiosis: A neglected disease. Med Princ Pract. 2020;29:514-23.
- Margalit I, Lebeaux D, Tishler O, et al. How do I manage nocardiosis? Clin Microbiol Infect. 2021;27:550-8.
- Traxler RM, Bell ME, Lasker B, Headd B, Shieh WJ, McQuiston JR. Updated review on Nocardia species: 2006-2021. Clin Microbiol Rev. 2022;35:e0002721.

32. Peste

- Jiménez-Morillas F, Gil-Mosquera M, Jorge García-Lamberechts E. Fever in travellers returning from the tropics. Med Clín. 2019;153:205-12.
- Nelson CA, Fleck-Derderian S, Cooley KM, et al. Antimicrobial treatment of human plague: A systematic review of the literature on individual cases, 1937-2019. Clin Infect Dis. 2020;70:S3-S10.
- Sebbane F, Lemaître N. Antibiotic therapy of plague: A review. Biomolecules. 2021;11:724.

33. Infección por *Pseudomonas aeruginosa*

- Pina-Sánchez M, Rua M, Del Pozo JL. Present and future of resistance in Pseudomonas aeruginosa: implications for treatment. Rev Esp Quimioter. 2023;36 Suppl. 1:54-8.
- Reynolds D, Kollef M. The epidemiology and pathogenesis and treatment of Pseudomonas aeruginosa infections: An update. Drugs. 2021;81:2117-31.
- Tamma PD, Heil EL, Justo JA et al. Infectious Diseases Society of America 2024 Guidance on the Treatment of Antimicrobial-Resistant Gram-Negative Infections. Clin Infect Dis. 2024: ciae403.

34. Psitacosis

- Cui Z, Meng L. Psittacosis pneumonia: diagnosis, treatment and interhuman transmission. Int J Gen Med. 2023;16:1-6.
- File TM Jr, Ramirez JA. Community-acquired pneumonia. N Engl J Med. 2023;389:632-41.

- Quiles Machado JA, Aragón Domínguez V, Monsalvo Hernando M, Gómez Durán M. Neumonías bacterianas no neumocócicas (II). Infecciones respiratorias por *Mycoplasma* y *Chlamydia*. Neumonías víricas. Medicine. 2018;12:3186-97.

35. Salmonelosis no tifoidea

- Fierer J. Invasive non-typhoidal Salmonella (iNTS) infections. Clin Infect Dis. 2022;75:732-8.
- González-Torralba A, García-Esteban C, Alós JI. Enteropatógenos y antibióticos. Enferm Infecc Microbiol Clin. 2018;36:47-54.
- Shane AL, Mody RK, Crump JA, et al. 2017 Infectious Diseases Society of America Clinical Practice Guidelines for the diagnosis and management of infectious diarrhea. Clin Infect Dis. 2017;65:e45-e80.

36. Shigelosis

- González-Torralba A, García-Esteban C, Alós JI. Enteropatógenos y antibióticos. Enferm Infecc Microbiol Clin. 2018;36:47-54.
- Jiménez-Morillas F, Gil-Mosquera M, Jorge García-Lamberechts E. Fever in travellers returning from the tropics. Med Clín. 2019;153:205-12.
- Shane AL, Mody RK, Crump JA, et al. 2017 Infectious Diseases Society of America Clinical Practice Guidelines for the diagnosis and management of infectious diarrhea. Clin Infect Dis. 2017;65:e45-e80.

37. Sífilis

- Arando Lasagabaster M, Otero Guerra L. Sífilis. Enferm Infecc Microbiol Clin. 2019;37:398-404.
- Hamill MM, Ghanem KG, Tuddenham S. State-of-the-art review: Neurosyphilis. Clin Infect Dis. 2023:ciad437.
- Peeling RW, Mabey D, Chen XS, Garcia PJ. Syphilis. Lancet. 2023;402:336-46.

38. Infecciones por *Staphylococcus aureus*

- López-Cortés LE, Gálvez-Acebal J, Rodríguez-Baño J. Therapy of Staphylococcus

aureus bacteremia: Evidences and challenges. Enferm Infecc Microbiol Clin. 2020;38:489-97.
- Minter DJ, Appa A, Chambers HF, Doernberg SB. Executive summary: State-of-the-art review: Contemporary management of Staphylococcus aureus bacteremia: Controversies in clinical practice. Clin Infect Dis. 2023;77:1489-91.
- Van der Vaart TW, Prins JM, Soetekouw R, et al. Prediction rules for ruling out endocarditis in patients with Staphylococcus aureus bacteremia. Clin Infect Dis. 2022;74:1442-9.

39. Infección por *Stenotrophomonas maltophilia*
- Liu J, Xiang Y, Zhang Y. Stenotrophomonas maltophilia: An urgent threat with increasing antibiotic resistance. Curr Microbiol. 2023;81:6.
- Pranita D, Tamma PD, Aitken SL, et al. Infectious Diseases Society of America Guidance on the treatment of AmpC β-lactamase-producing Enterobacterales, carbapenem-resistant Acinetobacter baumannii, and Stenotrophomonas maltophilia infections. Clin Infect Dis. 2022;74:2089-114.
- Tamma PD, Heil EL, Justo JA et al. Infectious Diseases Society of America 2024 Guidance on the Treatment of Antimicrobial-Resistant Gram-Negative Infections. Clin Infect Dis. 2024: ciae403.

40. Infección por *Streptococcus agalactiae*
- Alotaibi NM, Alroqi S, Alharbi A, et al. Clinical Characteristics and treatment strategies for group B Streptococcus (GBS) infection in pediatrics: a systematic review. Medicina (Kaunas). 2023;59:1279.
- Karampatsas K, Davies H, Mynarek M, Andrews N, Heath PT, Le Doare K. Clinical risk factors associated with late-onset invasive group B Streptococcal disease: systematic review and meta-analyses. Clin Infect Dis. 2022;75:1255-64.
- Mei JY, Silverman NS. Group B Streptococcus in pregnancy. Obstet Gynecol Clin North Am. 2023;50:375-87.

41. Infección por *Streptococcus pneumoniae*
- File TM Jr, Ramirez JA. Community-acquired pneumonia. N Engl J Med. 2023;389:632-41.
- Fitzgerald D, Waterer GW. Invasive pneumococcal and meningococcal disease. Infect Dis Clin North Am. 2019;33:1125-41.
- Marimon JM, Ardanuy C. Epidemiology of pneumococcal diseases in Spain after the introduction of pneumococcal conjugate vaccines. Enferm Infecc Microbiol Clin. 2021;39:142-50.

42. Infección por *Streptococcus pyogenes*
- Avire NJ, Whiley H, Ross K. A Review of Streptococcus pyogenes: Public health risk factors, prevention and control. Pathogens. 2021;10:248.
- Brouwer S, Rivera-Hernandez T, Curren BF, et al. Pathogenesis, epidemiology and control of Group A Streptococcus infection. Nat Rev Microbiol. 2023;2:431-47.
- Ramos Amador JT, Berzosa Sánchez A, Illán Ramos M. Group A Streptococcus invasive infection in children: Epidemiologic changes and implications. Rev Esp Quimioter. 2023;36 Suppl. 1: 33-6.

43. Tétanos
- Berkowitz AL. Tetanus, botulism, and diphtheria. Continuum (Minneap Minn). 2018;24:1459-88.
- González GR, Leiva J, Rubio M, Fernández-Alonso M. Tetanus and botulism. Medicine. 2018;12:3000-9.
- Megighian A, Pirazzini M, Fabris F, Rossetto O, Montecucco C. Tetanus and tetanus neurotoxin: From peripheral uptake to central nervous tissue targets. J Neurochem. 2021;158:1244-53.

44. Tifus epidémico
- Blanton LS. The rickettsioses. Infect Dis Clin North Am. 2019;33:213-29.
- Deng YP, Fu YT, Yao C, et al. Emerging bacterial infectious diseases/pathogens vectored by human lice. Travel Med Infect Dis. 2023;55:102630.

- Vázquez-Espinosa E, Laganà C, Vazquez F. John Donne, Spanish Doctors and the epidemic typhus: fleas or lice? Rev Esp Quimioter. 2020;33(2):87-93.

45. Tosferina

- Craig R, Kunkel E, Crowcroft NS, et al. Asymptomatic infection and transmission of Pertussis in households: a systematic review. Clin Infect Dis. 2020;70:152-61.
- González-López JJ, Álvarez Aldeán J, Álvarez García FJ, Campins M, Garcés-Sánchez M, Gil-Prieto R et al. Epidemiology, prevention and control of pertussis in Spain: New vaccination strategies for lifelong protection. Enferm Infecc Microbiol Clin. 2022;40:195-203.
- Kline J, Smith EA, Zavala A. Pertussis: Common questions and answers. Am Fam Physician. 2021;104:186-92.

46. Tularemia

- Degabriel M, Valeva S, Boisset S, Henry T. Pathogenicity and virulence of Francisella tularensis. Virulence. 2023;14:2274638.
- Hernández Gutiérrez J, Novella Mena M, García Sánchez M, Sanz Moreno J. Neumonías bacterianas no neumocócicas (I). Infecciones por *Legionella*. Fiebre Q. Medicine. 2022;13:3203-14.
- Pace EJ, O'Reilly M. Tickborne diseases: Diagnosis and management. Am Fam Physician. 2020;101:530-40.

47. Enfermedad de Whipple

- Boumaza A, Ben Azzouz E, Arrindell J, Lepidi H, Mezouar S, Desnues B. Whipple's disease and Tropheryma whipplei infections: from bench to bedside. Lancet Infect Dis. 2022;22:e280-e291.
- Cappellini A, Minerba P, Maimaris S, Biagi F. Whipple's disease: A rare disease that can be spotted by many doctors. Eur J Intern Med. 2024;121:25-29.
- Viegas AF, Lopes AM, Venade G, Rodrigues P, Tavares J. Why is Whipple's disease still a challenging diagnosis? A case report and brief review of literature. Cureus. 2023;15(1):e34029.

48. Yersiniosis

- González-Torralba A, García-Esteban C, Alós JI. Enteropatógenos y antibióticos. Enferm Infecc Microbiol Clin. 2018;36:47-54.
- Meisenheimer ES, Epstein C, Thiel D. Acute diarrhea in adults. Am Fam Physician. 2022;106:72-80.
- Shane AL, Mody RK, Crump JA, et al. 2017 Infectious Diseases Society of America Clinical Practice Guidelines for the diagnosis and management of infectious diarrhea. Clin Infect Dis. 2017;65:e45-e80.

INFECCIONES POR MICOBACTERIAS

49. Lepra

- Dewi DAR, Djatmiko CBP, Rachmawati I, Arkania N, Wiliantari NM, Nadhira F. Immunopathogenesis of type 1 and type 2 leprosy reaction: An update review. Cureus. 2023;15:e49155.
- Gilmore A, Roller J, Dyer JA. Leprosy (Hansen's disease): An update and review. Mo Med. 2023;120:39-44.
- Le PH, Philippeaux S, Mccollins T, et al. Pathogenesis, clinical considerations, and treatments: A narrative review on leprosy. Cureus. 2023;15:e49954.

50. Micobacterias atípicas

- Daley CL, Iaccarino JM, Lange C, et al. Treatment of nontuberculous mycobacterial pulmonary disease: An official ATS/ERS/ESCMID/IDSA clinical practice guideline. Clin Infect Dis. 2020;71:905-13.
- Esteban J, Navas E. Tratamiento de las infecciones producidas por micobacterias no tuberculosas. Enferm Infecc Microbiol Clin. 2018;36:586-92.
- Shane AL, Mody RK, Crump JA, et al. 2017 Infectious Diseases Society of America Clinical Practice Guidelines for the diagnosis and management of infectious diarrhea. Clin Infect Dis. 2017;65:e45-e80.

51. Tuberculosis

- Kontsevaya I, Cabibbe AM, Cirillo DM, et al. Update on the diagnosis of tuberculosis. Clin Microbiol Infect. 2023;23:S1198-743X(23)00340-3.

- Pascual-Pareja JF, Carrillo-Gómez R, Hontañón-Antoñana V, Martínez-Prieto M. Tratamiento de la enfermedad tuberculosa pulmonar y extrapulmonar. Enferm Infecc Microbiol Clin. 2018;36:507-16.
- Vanino E, Granozzi B, Akkerman OW, et al. Update of drug-resistant tuberculosis treatment guidelines: A turning point. Int J Infect Dis. 2023:130 Suppl 1:S12-S15.

INFECCIONES POR VIRUS

52. Infección por calicivirus
- Jagirdhar GSK, Pulakurthi YS, Chigurupati HD, Surani S. Gastrointestinal tract and viral pathogens. World J Virol. 2023;12:136-50.
- Shah MP, Hall AJ. Norovirus illnesses in children and adolescents. Infect Dis Clin North Am. 2018;32:103-18.
- Shane AL, Mody RK, Crump JA, et al. 2017 Infectious Diseases Society of America Clinical Practice Guidelines for the diagnosis and management of infectious diarrhea. Clin Infect Dis. 2017;65:e45-e80.

53. Infección por el virus del chikungunya
- Bartholomeeusen K, Daniel M, LaBeaud DA, et al. Chikungunya fever. Nat Rev Dis Primers. 2023;9:17.
- Vairo F, Haider N, Kock R, Ntoumi F, Ippolito G, Zumla A. Chikungunya. Infect Dis Clin North Am. 2019;33:1003-25.
- Villamil-Gómez W, Restom Merlano J, Bonilla-Aldana K, Salas-Matta LA, Rodríguez-Morales AJ. Arbovirosis endemoepidémicas. Endemic epidemic arthropod-borne viruses. Medicine (Barcelona). 2022;13:3398-414.

54. Infección por citomegalovirus
- Koval CE. Prevention and treatment of cytomegalovirus infections in solid organ transplant recipients. Infect Dis Clin North Am. 2018;32:581-97.
- Razonable RR. Cytomegalovirus in solid organ transplant recipients: Clinical updates, challenges and future directions. Curr Pharm Des. 2020;26:3497-506.
- Razonable RR, Humar A. Cytomegalovirus in solid organ transplant recipients. Guidelines of the American Society of Transplantation Infectious Diseases Community of Practice. Clin Transplant. 2019;33:e13512.

55. COVID-19
- Del Rio C, Malani PN. COVID-19 in the Fall of 2023. Forgotten but not gone. JAMA. 2023;330:1517-8.
- Mustafa SS, Stern RA, Patel PC, Chu DK. COVID-19 treatments: Then and now. J Allergy Clin Immunol Pract. 2023;11:3321-33.
- Polatoğlu I, Oncu-Oner T, Dalman I, Ozdogan S. COVID-19 in early 2023: Structure, replication mechanism, variants of SARS-CoV-2, diagnostic tests, and vaccine & drug development studies. MedComm (2020). 2023;4:e228.

56. Fiebre hemorrágica de Crimea-Congo
- De la Calle-Prieto F, Martín-Quirós A, Trigo E, M et al. Manejo terapéutico de la fiebre hemorrágica de Crimea-Congo. Enferm Infecc Microbiol Clin. 2018;36:517-22.
- Jiménez-Morillas F, Gil-Mosquera M, Jorge García-Lamberechts E. Fever in travellers returning from the tropics. Med Clín. 2019;153:205-12.
- Shahhosseini N, Wong G, Babuadze G, et al. Crimean-Congo hemorrhagic fever virus in Asia, Africa and Europe. Microorganisms. 2021;9:1907.

57. Dengue
- Pérez-Arellano JL, Górgolas-Hernández-Mora M, Salvador F, et al. Executive summary of imported infectious diseases after returning from foreign travel: Consensus document of the Spanish Society for Infectious Diseases and Clinical Microbiology (SEIMC). Enferm Infecc Microbiol Clin. 2018;36:187-93.
- Rodriguez-Morales AJ, León-Figueroa DA, Sah R, Villamil-Gomez WE. Arboviral diseases and monkeypox. An epidemiological overlapping differential diagnosis? Rev Cuerpo Med. 2022;15:323-4.

- Villamil-Gómez W, Restom Merlano J, Bonilla-Aldana K, Salas-Matta LA, Rodríguez-Morales AJ. Arbovirosis endemoepidémicas. Medicine (Barcelona). 2022;13:3398-414.

58. Infección por los virus del Ébola y Marburg

- Clément C, Adhikari NKJ, Lamontagne F. Evidence-based clinical management of Ebola virus disease and epidemic viral hemorrhagic fevers. Infect Dis Clin North Am. 2019;33:247-64.
- Feldmann H, Sprecher A, Geisbert TW. Ebola. N Engl J Med. 2020;382:1832-42.
- Nicastri E, Kobinger G, Vairo F, et al. Ebola virus disease. Infect Dis Clin North Am. 2019;33:953-76.

59. Infección por enterovirus

- Alhazmi A, Nekoua MP, Mercier A, et al. Combating coxsackievirus B infections. Rev Med Virol. 2023;33:e2406.
- Mbani CJ, Nekoua MP, Moukassa D, Hober D. The fight against poliovirus is not over. Microorganisms. 2023;11:1323.
- Zhu P, Ji W, Li D, et al. Current status of hand-foot-and-mouth disease. J Biomed Sci. 2023;30:15.

60. Infección por el virus de Epstein-Barr

- Huang W, Bai L, Tang H. Epstein-Barr virus infection: the micro and macro worlds. Virol J. 2023;20:220.
- Leung AKC, Lam JM, Barankin B. Infectious mononucleosis: An updated review. Curr Pediatr Rev. 2024;20:305-22.
- Yu H, Robertson ES. Epstein-Barr virus history and pathogenesis. Viruses. 2023;15:714.

61. Gripe

- López-Medrano F, Alfayate S, Carratalà J, et al. Executive summary. Diagnosis, treatment and prophylaxis of influenza virus infection. Consensus statement of the Spanish Society of Infectious Diseases and Clinical Microbiology (SEIMC), the Spanish Society of Pediatric Infectious Diseases (SEIP), the Spanish Association of Vaccinology (AEV), the Spanish Society of Family and Community Medicine (SEMFYC) and the Spanish Society of Preventive Medicine, Public Health and Health Management (SEMP-SPGS). Enferm Infecc Microbiol Clin. 2023;41:111-22.
- Maleki F, Welch V, Lopez SMC, et al. Understanding the global burden of Influenza in adults aged 18-64 years: A systematic literature review from 2012 to 2022. Adv Ther. 2023;40: 4166-88.
- Meseko C, Sanicas M, Asha K, Sulaiman L, Kumar B. Antiviral options and therapeutics against influenza: history, latest developments and future prospects. Front Cell Infect Microbiol. 2023;13:1269344.

62. Infección por el virus del herpes simple

- Johnston C. Diagnosis and management of genital herpes: Key questions and review of the evidence for the 2021 Centers for Disease Control and Prevention Sexually Transmitted Infections Treatment Guidelines. Clin Infect Dis. 2022;74:S134-S143.
- Pacheco GA, Gálvez NMS, Soto JA, Andrade CA, Kalergis AM. Bacterial and viral coinfections with the human respiratory syncytial virus. Microorganisms. 2021;9:1293.
- Zhu S, Viejo-Borbolla A. Pathogenesis and virulence of herpes simplex virus. Virulence. 2021;12:2670-702.

63. Infección por el parvovirus B19

- Neely G, Cabrera R, Hojman L. Parvovirus B19: A DNA virus associated with multiple cutaneous manifestations. Rev Chilena Infectol. 2018:518-30.
- Jacquot R, Gerfaud-Valentin M, Mekki Y, Billaud G, Jamilloux Y, Sève P. Parvovirus B19 infections in adults. Rev Med Interne. 2022;43:713-26.
- Algwaiz G, Alharbi A, Alsehaim K, Alahmari A, El Fakih R, Aljurf M. Hematologic manifestations of Parvovirus B19 infection. Hematol Oncol Stem Cell Ther. 2023;16:316-22.

64. Rabia

- Jiménez-Morillas F, Gil-Mosquera M, Jorge García-Lamberechts E. Fever in travellers returning from the tropics. Med Clín. 2019;153:205-12.
- Ortiz DD, Lezcano FO. Dog and cat bites: Rapid evidence review. Am Fam Physician. 2023;108: 501-5.
- Rahman T, Sobur A, Islam S, et al. Zoonotic diseases: Etiology, impact, and control. Microorganisms. 2020;8:1405.

65. Infección por el virus respiratorio sincitial

- File TM Jr, Ramirez JA. Community-acquired pneumonia. N Engl J Med. 2023;389:632-41.
- Ludlow M. Respiratory syncytial virus infection in the modern era. Curr Opin Infect Dis. 2023;36:155-63.
- Quiles Machado JA, Aragón Domínguez V, Monsalvo Hernando M, Gómez Durán M. Neumonías bacterianas no neumocócicas (II). Infecciones respiratorias por *Mycoplasma* y *Chlamydia*. Neumonías víricas. Medicine. 2018;12:3186-97.

66. Infección por rinovirus

- Aliberti S, De la Cruz CS, Amati F, Sotgiu G, Restrepo MI. Community-acquired pneumonia. Lancet. 2021;398:906-19.
- File TM Jr, Ramirez JA. Community-acquired pneumonia. N Engl J Med. 2023;389:632-41.
- Quiles Machado JA, Aragón Domínguez V, Monsalvo Hernando M, Gómez Durán M. Neumonías bacterianas no neumocócicas (II). Infecciones respiratorias por *Mycoplasma* y *Chlamydia*. Neumonías víricas. Medicine. 2018;12:3186-97.

67. Infección por rotavirus

- Jagirdhar GSK, Pulakurthi YS, Chigurupati HD, Surani S. Gastrointestinal tract and viral pathogens. World J Virol. 2023;12:136-50.
- Jiang L, Tang A, Song L, Tong Y, Fan H. Advances in the development of antivirals for rotavirus infection. Front Immunol. 2023;14:1041149.

- Shane AL, Mody RK, Crump JA, et al. 2017 Infectious Diseases Society of America Clinical Practice Guidelines for the diagnosis and management of infectious diarrhea. Clin Infect Dis. 2017;65:e45-e80.

68. Sarampión

- Blutinger E, Schmitz G, Kang C, et al. Measles: Contemporary considerations for the emergency physician. J Am Coll Emerg Physicians Open. 2023;4:e13032.
- Hübschen JM, Gouandjika-Vasilache I, Dina J. Measles. Lancet. 2022;399:678-90.
- Strebel PM, Orenstein WA. Measles. N Engl J Med. 2019;381:349-57.

69. Infección por el virus de la varicela-zóster

- Asada H. Recent topics in the management of herpes zoster. J Dermatol. 2023;50:305-10.
- Molero García JM, Moreno Guillén S, Rodríguez-Artalejo F, et al. Status of herpes zoster and herpes zoster vaccines in 2023: A position paper. Rev Esp Quimioter. 2023;36(3):223-35.
- Patil A, Goldust M, Wollina U. Herpes zoster: A review of clinical manifestations and management. Viruses. 2022;14:192.

70. Infección por el VIH

- Fábregas Ruano MT, Martín Peral P, Collado Pérez MC, Corrales Cuevas M. Indications and preventative treatment for opportunistic infections in patients with human immunodeficiency virus infection. Medicine. 2022;13:3366-70.
- Riera M, Von Wichmann MA, Camino X, et al. Executive summary of the consensus document of the HIV quality of care indicators. GESIDA updated. Enferm Infecc Microbiol Clin. 2022;40:35-8.
- Saag MS. HIV Infection. Screening, diagnosis, and treatment. N Engl J Med. 2021;384:2131-43.

71. Infección por el virus del Zika

- Duval P, Aschan-Leygonie C, Valiente Moro C. A review of knowledge, attitudes and practices regarding mosquitoes and mosquito-borne infectious diseases in

nonendemic regions. Front Public Health. 2023;11:1239874.
- Musso D, Ko AI, Baud D. Zika virus infection. After the pandemic. N Engl J Med. 2019;381:1444-57.
- Villamil-Gómez W, Restom Merlano J, Bonilla-Aldana K, Salas-Matta LA, Rodríguez-Morales AJ. Endemic epidemic arthropod-borne viruses. Medicine (Barcelona). 2022;13:3398-414.

INFECCIONES POR HONGOS

72. Aspergilosis
- Barac A, Vujovic A, Drazic A, et al. Diagnosis of chronic pulmonary aspergillosis: Clinical, radiological or laboratory? Fungi (Basel). 2023;9:1084.
- Evans TJ, Lawal A, Kosmidis C, Denning DW. Chronic pulmonary aspergillosis: Clinical presentation and management. Semin Respir Crit Care Med. 2024;45(1):88-101.
- García-Vidal C, Alastruey-Izquierdo A, Aguilar-Guisado M, et al. Executive summary of clinical practice guideline for the management of invasive diseases caused by Aspergillus: 2018 Update by the GEMICOMED-SEIMC/REIPI. Enferm Infecc Microbiol Clin. 2019;37:535-41.

73. Candidiasis
- McCarty TP, White CM, Pappas PG. Candidemia and invasive candidiasis. Infect Dis Clin North Am. 2021;35:389-413.
- Oñate Gutiérrez JM. Mycosis in immunocompromised patients. Medicine (Barcelona). 2022;13:3415-25.
- Pappas PG, Kauffman CA, Andes DR, et al. Clinical practice guideline for the management of candidiasis: 2016 update by the Infectious Diseases Society of America. Clin Infect Dis. 2016;62:e1-50.

74. Criptococosis
- Gushiken AC, Saharia KK, Baddley JW. Cryptococcosis. Infect Dis Clin North Am. 2021;35:493-514.
- Person AK, Crabtree-Ramirez B, Kim A, et al. Cryptococcal meningitis and clinical outcomes in persons with human immunodeficiency virus: A global view. Clin Infect Dis. 2023;76:2116-25.
- Tugume L, Ssebambulidde K, Kasibante J, et al. Cryptococcal meningitis. Nat Rev Dis Primers. 2023;9:62.

75. Histoplasmosis
- Araúz AB, Papineni P. Histoplasmosis. Infect Dis Clin North Am. 2021;35:471-91.
- Galgiani JN, Kauffman CA. Coccidioidomycosis and histoplasmosis in immunocompetent persons. N Engl J Med. 2024;390:536-47.
- Torres JR. Endemic pulmonary mycoses in Latin America. Medicine (Barcelona). 2022;13:3381-91.

76. Mucormicosis
- Alqarihi A, Kontoyiannis DP, Ibrahim AS. Mucormycosis in 2023: an update on pathogenesis and management. Front Cell Infect Microbiol. 2023;13:1254919.
- Dailey Garnes NJM, Kontoyiannis DP. Mucormycosis: update on clinical presentation, diagnosis, and treatment. Curr Opin Infect Dis. 2023;36:427-35.
- Steinbrink JM, Miceli MH. Mucormycosis. Infect Dis Clin North Am. 2021;35:435-52.

77. Infección por *Pneumocystis jirovecii*
- File TM Jr, Ramirez JA. Community-acquired pneumonia. N Engl J Med. 2023;389:632-41.
- Oñate Gutiérrez JM. Mycosis in immunocompromised patients. Medicine (Barcelona). 2022;13:3415-25.
- Trubin PA, Azar MM. Current concepts in the diagnosis and management of Pneumocystis pneumonia in solid organ transplantation. Infect Dis Clin North Am. 2023;37:617-40.

INFECCIONES POR PARÁSITOS

78. Amebiasis
- Hernández Gutiérrez C, Novella Mena M, Alonso Menchén D, Moza Moríñigo H.

Febrile illnesses caused by parasites. Medicine (Barcelona). 2022;13:3457-67.
- Jiménez-Morillas F, Gil-Mosquera M, Jorge García-Lamberechts E. Fever in travellers returning from the tropics. Med Clín. 2019;153:205-12.
- Mohapatra S, Singh DP, Alcid D, Pitchumoni CS. Beyond O&P Times Three. Am J Gastroenterol. 2018;113:805-18.

79. Anisakiosis
- Aibinu IE, Smooker PM, Lopata AL. Anisakis nematodes in fish and shellfish. From infection to allergies. Int J Parasitol Parasites Wildl. 2019;9:384-93.
- Shamsi S, Barton DP. A critical review of anisakidosis cases occurring globally. Parasitol Res. 2023;122:1733-45.
- Vanhooren M, Stoefs A, Van den Broucke S, Van Esbroeck M, Demuyser T, Kindt S. Intestinal helminthic infections: a narrative review to guide the hepatogastroenterologist. Acta Gastroenterol Belg. 2023;86:460-73.

80. Ascaridiasis
- Bharti B, Bharti S, Khurana S. Worm infestation: Diagnosis, treatment and prevention. Indian J Pediatr. 2018;85:1017-24.
- Mohapatra S, Singh DP, Alcid D, Pitchumoni CS. Beyond O&P Times Three. Am J Gastroenterol. 2018;113:805-18.
- Vanhooren M, Stoefs A, Van den Broucke S, Van Esbroeck M, Demuyser T, Kindt S. Intestinal helminthic infections: a narrative review to guide the hepatogastroenterologist. Acta Gastroenterol Belg. 2023;86:460-73.

81. Babesiosis
- Krause PJ, Auwaerter PG, Bannuru RR, et al. Clinical Practice Guidelines by the Infectious Diseases Society of America (IDSA): 2020 Guideline on diagnosis and management of babesiosis. Clin Infect Dis. 2021;72:185-9.
- Pace EJ, O'Reilly M. Tickborne diseases: Diagnosis and management. Am Fam Physician. 2020;101:530-40.
- Waked R, Krause PJ. Human babesiosis. Infect Dis Clin North Am. 2022;36:655-70.

82. Criptosporidiosis
- Jiménez-Morillas F, Gil-Mosquera M, Jorge García-Lamberechts E. Fever in travellers returning from the tropics. Med Clín. 2019;153:205-12.
- Mohapatra S, Singh DP, Alcid D, Pitchumoni CS. Beyond O&P Times Three. Am J Gastroenterol. 2018;113:805-18.
- Pyzocha N, Cuda A. Common intestinal parasites. Am Fam Physician. 2023;108:487-93.

83. Estrongiloidiasis
- Jiménez-Morillas F, Gil-Mosquera M, Jorge García-Lamberechts E. Fever in travellers returning from the tropics. Med Clín. 2019;153:205-12.
- Krolewiecki A, Nutman TB. Strongyloidiasis. Infect Dis Clin North Am. 2019;33:135-51.
- Mohapatra S, Singh DP, Alcid D, Pitchumoni CS. Beyond O&P Times Three. Am J Gastroenterol. 2018;113:805-18.

84. Esquistosomiasis
- Bocanegra C, Álvarez-Martínez MJ, Arsuaga Vicente M, et al. Executive summary consensus statement of imported diseases group (GEPI) of the Spanish Society of Infectious Diseases and Clinical Microbiology (SEIMC) and the Spanish Society of Tropical Medicine and International Health (SETMSI), on the diagnostic and treatment of imported schistosomiasis. Enferm Infecc Microbiol Clin. 2023;41:505-12.
- Jiménez-Morillas F, Gil-Mosquera M, Jorge García-Lamberechts E. Fever in travellers returning from the tropics. Med Clín. 2019;153:205-12.
- Salas-Coronas J, Pérez Pérez A, Roure S, et al. Documento de consenso para el manejo de la esquistosomiasis en atención primaria. Aten Primaria. 2022;54:102408.

85. Infección por *Fasciola hepatica*
- Caravedo MA, Cabada MM. Human fascioliasis: Current epidemiological status and strategies for diagnosis, treatment, and control. Rcs Rep Trop Med. 2020;11:149-58.

- Mas-Coma S, Valero MA, Bargues MD. Fascioliasis. Adv Exp Med Biol. 2019;1154:71-103.
- Vanhooren M, Stoefs A, Van den Broucke S, Van Esbroeck M, Demuyser T, Kindt S. Intestinal helminthic infections: a narrative review to guide the hepatogastroenterologist. Acta Gastroenterol Belg. 2023;86:460-73.

86. Giardiasis

- Jiménez-Morillas F, Gil-Mosquera M, Jorge García-Lamberechts E. Fever in travellers returning from the tropics. Med Clín. 2019;153:205-12.
- Mohapatra S, Singh DP, Alcid D, Pitchumoni CS. Beyond O&P Times Three. Am J Gastroenterol. 2018;113:805-18.
- Pyzocha N, Cuda A. Common intestinal parasites. Am Fam Physician. 2023;108:487-93.

87. Hidatidosis

- Alvi MA, Ali RMA, Khan S, et al. Past and present of diagnosis of echinococcosis: A review (1999-2021). Acta Trop. 2023;243:106925.
- Belhassen-García M, Balboa Arregui O, Calabuig-Muñoz E, et al. Executive Summary of the Consensus Statement of the Spanish Society of Infectious Diseases and Clinical Microbiology (SEIMC), the Spanish Society of Tropical Medicine and International Health (SEMTSI), the Spanish Association of Surgeons (AEC), the Spanish Society of Pneumology and Thoracic Surgery (SEPAR), the Spanish Society of Thoracic Surgery (SECT), the Spanish Society of Vascular and Interventional Radiology (SERVEI), and the Spanish Society of Paediatric Infectious Diseases (SEIP), on the Management of Cystic Echinococcosis. Enferm Infecc Microbiol Clin. 2020;38:283-8.
- Chiodini PL. Medical management of cystic echinococcosis. Curr Opin Infect Dis. 2023;36:303-7.

88. Leishmaniasis

- Aronson N, Herwaldt BL, Libman M, et al. Diagnosis and treatment of leishmaniasis: Clinical practice guidelines by the Infectious Diseases Society of America (IDSA) and the American Society of Tropical Medicine and Hygiene (ASTMH). Clin Infect Dis. 2016;63:e202-e264.
- Hernández Gutiérrez C, Novella Mena M, Alonso Menchén D, Moza Moríñigo H. Febrile illnesses caused by parasites. Medicine (Barcelona). 2022;13:3457-67.
- Van Griensven J, Diro E. Visceral leishmaniasis. Infect Dis Clin North Am. 2019;33:79-99.

89. Malaria (paludismo)

- Jiménez-Morillas F, Gil-Mosquera M, Jorge García-Lamberechts E. Fever in travellers returning from the tropics. Med Clín. 2019;153:205-12.
- Plewes K, Leopold SJ, Kingston HWF, Dondorp A. Malaria. Infect Dis Clin North Am. 2019;33:39-60.
- Shahbodaghi SD, Rathjen NA. Malaria: Prevention, diagnosis, and treatment. Am Fam Physician. 2022;106:270-8.

90. Oxiuriasis

- Bharti B, Bharti S, Khurana S. Worm infestation: Diagnosis, treatment and prevention. Indian J Pediatr. 2018;85:1017-24.
- Pyzocha N, Cuda A. Common intestinal parasites. Am Fam Physician. 2023;108:487-93.
- Wendt S, Trawinski H, Schubert S, Rodloff AC, Mössner J, Lübbert C. The diagnosis and treatment of pinworm infection. Dtsch Arztebl Int. 2019;116:213-9.

91. Infestación por *Taenia saginata*

- Mohapatra S, Singh DP, Alcid D, Pitchumoni CS. Beyond O&P Times Three. Am J Gastroenterol. 2018;113:805-18.
- Symeonidou I, Arsenopoulos K, Tzilves D, Soba B, Gabriël S, Papadopoulos E. Human taeniasis/cysticercosis: a potentially emerging parasitic disease in Europe. Ann Gastroenterol. 2018;31:406-12.
- Vanhooren M, Stoefs A, Van den Broucke S, Van Esbroeck M, Demuyser T, Kindt S. Intestinal helminthic infections: a narrative review to guide the hepatogas-

troenterologist. Acta Gastroenterol Belg. 2023;86:460-73.

92. Infestación por *Taenia solium*

- Coyle CM. Neurocysticerosis. Infect Dis Clin North Am. 2019;33:153-68.
- Mohapatra S, Singh DP, Alcid D, Pitchumoni CS. Beyond O&P Times Three. Am J Gastroenterol. 2018;113:805-18.
- White AC Jr, Coyle CM, Rajshekhar V, et al. Diagnosis and treatment of neurocysticercosis: 2017 Clinical Practice Guidelines by the Infectious Diseases Society of America (IDSA) and the American Society of Tropical Medicine and Hygiene (ASTMH). Am J Trop Med Hyg. 2018;98:945-66.

93. Toxocariasis

- Ma G, Holland CV, Wang T, et al. Human toxocariasis. Lancet Infect Dis. 2018;18:e14-e24.
- Selek MB, Karagoz E, Baylan O. Toxocariasis: a review. Med Sci. 2016;5:1063-7.
- Vanhooren M, Stoefs A, Van den Broucke S, Van Esbroeck M, Demuyser T, Kindt S. Intestinal helminthic infections: a narrative review to guide the hepatogastroenterologist. Acta Gastroenterol Belg. 2023;86:460-73.

94. Toxoplasmosis

- Aerts R, Mehra V, Groll AH, et al. Guidelines for the management of Toxoplasma gondii infection and disease in patients with haematological malignancies and after haematopoietic stem-cell transplantation: Guidelines from the 9th European Conference on Infections in Leukaemia, 2022. Lancet Infect Dis. 2023:S1473-3099(23)00495-4.
- Bodilsen J, D'Alessandris QG, Humphreys H, et al. European society of Clinical Microbiology and Infectious Diseases guidelines on diagnosis and treatment of brain abscess in children and adults. Clin Microbiol Infect. 2024;30:66-89.
- Hernández Gutiérrez C, Novella Mena M, Alonso Menchén D, Moza Moríñigo H. Febrile illnesses caused by parasites. Medicine (Barcelona). 2022;13:3457-67.

95. Tricomoniasis

- Kissinger PJ, Gaydos CA, Seña AC, et al. Diagnosis and management of Trichomonas vaginalis: Summary of evidence reviewed for the 2021 Centers for Disease Control and Prevention Sexually Transmitted Infections Treatment Guidelines. Clin Infect Dis. 2022;74:S152-S161.
- Van Gerwen OT, Camino AF, Sharma J, Kissinger PJ, Muzny CA. Epidemiology, natural history, diagnosis, and treatment of Trichomonas vaginalis in men. Clin Infect Dis. 2021;73:1119-24.
- Van Gerwen OT, Opsteen SA, Graves KJ, Muzny CA. Trichomoniasis. Infect Dis Clin North Am. 2023;37:245-65.

96. Tricuriasis

- Bharti B, Bharti S, Khurana S. Worm infestation: Diagnosis, treatment and prevention. Indian J Pediatr. 2018;85:1017-24.
- Mohapatra S, Singh DP, Alcid D, Pitchumoni CS. Beyond O&P Times Three. Am J Gastroenterol. 2018;113:805-18.
- Vanhooren M, Stoefs A, Van den Broucke S, Van Esbroeck M, Demuyser T, Kindt S. Intestinal helminthic infections: a narrative review to guide the hepatogastroenterologist. Acta Gastroenterol Belg. 2023;86:460-73.

97. Tripanosomiasis africana (enfermedad del sueño)

- Bottieau E, Clerinx J. Human African trypanosomiasis. Infect Dis Clin North Am. 2019;33:61-77.
- Jamabo M, Mahlalela M, Edkins AL, Boshoff A. Tackling sleeping sickness: Current and promising therapeutics and treatment strategies. Int J Mol Sci. 2023;24:12529.
- Pays E, Radwanska M, Magez S. The pathogenesis of African trypanosomiasis. Annu Rev Pathol. 2023;18:19-45.

98. Tripanosomiasis americana (enfermedad de Chagas)

- Molina I, Salvador F, Sánchez-Montalvá A. Actualización en enfermedad de Chagas. Enferm Infecc Microbiol Clin. 2016;34:132-8.

- Organización Panamericana de la Salud. Síntesis de evidencia: Guía para el diagnóstico y el tratamiento de la enfermedad de Chagas. Rev Panam Salud Publica. 2020;44:e28.
- Pérez-Molina JA, Crespillo-Andújar C, Bosch-Nicolau P, Molina I. Trypanocidal treatment of Chagas disease. Enferm Infecc Microbiol Clin. 2021;39:458-70.

99. Triquinosis
- Hernández Gutiérrez C, Novella Mena M, Alonso Menchén D, Moza Moríñigo H. Febrile illnesses caused by parasites. Medicine (Barcelona). 2022;13:3457-67.
- Pyzocha N, Cuda A. Common intestinal parasites. Am Fam Physician. 2023;108:487-93.

- Vanhooren M, Stoefs A, Van den Broucke S, Van Esbroeck M, Demuyser T, Kindt S. Intestinal helminthic infections: a narrative review to guide the hepatogastroenterologist. Acta Gastroenterol Belg. 2023;86:460-73.

100. Uncinariosis
- Bharti B, Bharti S, Khurana S. Worm infestation: Diagnosis, treatment and prevention. Indian J Pediatr. 2018;85:1017-24.
- Clements ACA, Addis Alene K. Global distribution of human hookworm species and differences in their morbidity effects: A systematic review. Lancet Microbe. 2022;3:e72-e79.
- Mohapatra S, Singh DP, Alcid D, Pitchumoni CS. Beyond O&P Times Three. Am J Gastroenterol. 2018;113:805-18.